Drück mal Pause

Richard Staudner

Drück mal Pause

Wenn die Welt Kopf steht:
Schluss mit Stress und
Überforderung!

EIN PRAKTISCHER LEITFADEN,
UM IN KRISENZEITEN
GESUND ZU BLEIBEN.

Drück mal Pause

HAFTUNGSAUSSCHLUSS:
Die Informationen in diesem Buch dienen nur zu allgemeinen Informationszwecken. Der Autor übernimmt keine Verantwortung für Fehler oder Auslassungen in den Inhalten dieses Buches. Der Autor haftet nicht für Verluste oder Schäden jeglicher Art, die durch die Nutzung dieser Informationen entstehen.

Für die Neugierigen,

die bereit sind, die Grenzen
ihrer mentalen und körperlichen
Gesundheit zu erweitern!

Immer up-to-date bleiben

Tauchen Sie ein in die Welt des Biohackings und heben Sie Ihr Leben auf ein neues Niveau. Auf meiner Website finden Sie wertvolle Informationen zu Gesundheitsprävention, Leistungsoptimierung und Langlebigkeit. Bleiben Sie inspiriert – besuchen Sie regelmäßig meine Website und entdecken Sie interessante Artikel in meinem Blog und Podcast für tiefgehende Einblicke.

Wenn Sie als Erste:r über Themen wie Stressmanagement, Biohacking, Gesundheitsprävention und Langlebigkeit informiert sein möchten und praktische Tipps sowie die neuesten wissenschaftlichen Erkenntnisse direkt erhalten wollen, dann empfehle ich Ihnen, sich für meinen Newsletter anzumelden. In regelmäßigen Abständen erhalten Sie hilfreiche Artikel und Informationen zu Veröffentlichungen und Events rund um Ihre Gesundheit. Scannen Sie den QR-Code, um keine wichtigen Neuigkeiten zu verpassen.

WEBSITE
www.richardstaudner.at

NEWSLETTER
www.richardstaudner.at/
newsletter

Inhaltsverzeichnis

TEIL 1: WENN DIE WELT KOPF STEHT

TEIL 3: NUTZE DEN TAG

Vorwort
von em. Univ.Prof.Dr. Siegfried Meryn

Mentale Stärke in herausfordernden Zeiten

In einer Welt, die zunehmend von Krisen und Unsicherheiten geprägt ist, wird die Bedeutung eines effektiven Stressmanagements immer deutlicher. Die letzten Jahre haben uns alle vor große Herausforderungen gestellt. Die Pandemie, geopolitische Konflikte, die Energiekrise und die Inflation – all diese Faktoren haben unser tägliches Leben und unsere mentale Gesundheit stark belastet. Die Auswirkungen sind weitreichend und manifestieren sich in einem Anstieg von Depressionen, Angststörungen und Burnout.

Stress ist nicht nur ein subjektives Empfinden; er hat reale, messbare Auswirkungen auf unsere Gesundheit. Chronischer Stress kann das Immunsystem schwächen, zu Herz-Kreislauf-Erkrankungen führen und die kognitive Leistungsfähigkeit beeinträchtigen. Des Weiteren betreffen die Auswirkungen mentaler Belastung Menschen aller Altersgruppen – von Kindern, die mit schulischem Druck und sozialen Medien kämpfen, über Erwachsene, die beruflichen und familiären Verpflichtungen nachkommen müssen, bis hin zu älteren Personen, die oft mit Einsamkeit konfrontiert sind.

Eine offene Kommunikation über mentale Gesundheit ist der erste Schritt zur Bewältigung. Es sollte kein Tabu sein, über Stress, Ängste und Depressionen zu sprechen. Indem wir das Bewusstsein für diese Themen schärfen und sie in den öffentlichen Diskurs bringen, können wir das Stigma, das oft mit mentaler Gesundheit verbunden ist, verringern. Familien, Freunde und Gemeinschaften sollten sich gegenseitig unterstützen und ermutigen, über ihre Sorgen und Belastungen zu sprechen. Die gesellschaftliche Akzeptanz und Unterstützung sind entscheidend, um individuelle und kollektive Resilienz zu fördern.

Es ist wichtig, dass wir uns regelmäßig Zeit nehmen, um auf unsere mentale Gesundheit zu achten. Praktiken wie Achtsamkeitsübungen, eine gesunde Ernährung und ausreichender Schlaf sind nicht nur kurzfristige Lösungen, sondern langfristige Strategien, um das seelische Wohlbefinden zu erhalten. Jeder von uns sollte sich bewusst machen, wie wertvoll es ist, innezuhalten und auf die Signale unseres Körpers zu hören. Dieses Buch bietet wertvolle Einblicke und praktische Ratschläge, wie wir den Herausforderungen des modernen Lebens begegnen und unsere Resilienz stärken können. Es ist eine Einladung, innezuhalten, durchzuatmen und aktiv etwas für das eigene Wohlbefinden zu tun.

em. Univ.Prof.Dr. Siegfried Meryn
Facharzt für Innere Medizin
Gründer Future Health Lab

www.meryn.at

Warum dieses Buch?

Es gibt Momente in unserem Leben, die unauslöschlich in unserem Gedächtnis verankert sind, und die uns helfen, die Chronologie unseres Lebens nachzuvollziehen. Wer alt genug ist, erinnert sich genau, was er am 11. September 2001 getan hat, obwohl mehr als zwei Jahrzehnte vergangen sind. Solch erschütternde Ereignisse von gigantischem Ausmaß prägen nicht nur unsere Erinnerungen an das Geschehene, sondern auch die Umstände, unter denen wir davon erfuhren. Unabhängig davon, wie direkt wir betroffen waren, bleiben sie in unserem Bewusstsein verhaftet.

Falls Sie sich jetzt denken, dass Sie zu jung sind, um sich an den 11. September zu erinnern, wird Ihnen das Jahr 2020 sicherlich ein Begriff sein. Ein bis dahin unbekanntes Virus, Covid-19, brachte die Welt zum Stillstand. Betriebe, Schulen und Handelshäuser mussten schließen. Menschen sahen sich durch Lockdowns, Quarantäneverordnungen und Regeln zum Sozialverhalten gezwungen, weitgehend in ihren eigenen vier Wänden zu bleiben.

Zwei Jahre lang versetzte eine Pandemie die Menschen weltweit in Angst und Schrecken. Die globalen Auswirkungen waren vielfältig und weitreichend. Es war nicht nur das Gesundheitssystem, das an seine Grenzen stieß – auch die Menschen wurden bis an ihr natürliches Limit gefordert. Doch nicht nur das Immunsystem war betroffen. Unsere mentale Gesundheit stand unter einem enormen, dauerhaften Belastungstest. Die Isolation und die Angst vor Covid-19, kombiniert mit dem erhöhten Stress durch wirtschaftliche Unsicherheiten, brachten viele Menschen psychologisch an ihre Grenzen – und leider auch viele darüber hinaus. Erkrankungen wie Burnout, Depression und Angststörungen, die bis zu diesem Zeitpunkt eher im Schatten standen, verzeichneten einen enormen Anstieg in unserer Gesellschaft.

Doch eine noch größere Bewährungsprobe sollte uns allen bevorstehen. Kaum schien das Schlimmste der Corona-Pandemie überstanden, überschlugen sich die Schlagzeilen mit weiteren beunruhigenden Nachrichten.

Ein Krieg brach in Europa aus, erschreckend nah an unserer eigenen Haustür. Die Weltmacht Russland greift ihr Nachbarland die Ukraine an. Doch damit nicht genug: Die Welt geriet in eine Energiekrise, die globalen Märkte waren im Umbruch, und das Leben wurde spürbar teurer. Wer geglaubt hatte, dass Krieg in der heutigen Zeit eine Seltenheit sei, wurde durch die jüngsten Ereignisse am Gaza-Streifen eines Besseren belehrt. Die Klimakrise, von vielen schon vergessen, sei hier als Dauerbrenner aber auch noch erwähnt. Stress und Angst wurden zu ständigen Begleitern vieler Menschen. Als ob die alltäglichen Belastungen wie Arbeitsdruck, Kinderbetreuung, persönliche, kleinere und größere soziale Herausforderungen und auch Krankheit nicht schon ausreichen würden.

Meine persönliche Krise

Während die Pandemie die Welt in Atem hielt, verbrachte ich mehrere Wochen an der Seite meines Sohnes Philip, der in einem Wiener Kinderspital um sein Leben kämpfte. Die Prognosen waren düster, doch Philip bewies, wie so oft, dass er ein echter Kämpfer ist. Leider hat er aufgrund einer genetischen Anomalie in diesem Kampf schon viele Jahre Übung. Nichtsdestotrotz haben diese Zeit auf einer Intensivstation und die Rehabilitation danach in der gesamten Familie, aber besonders bei uns Eltern, tiefe Wunden hinterlassen. Nach vielen beruflichen und privaten Kämpfen, gegen wirtschaftliche Probleme oder Krankheit in der Familie, war ich mit 40 Lebensjahren kurz vor meinem mentalen Ende. Es war ein schwerer Kampf für mich, um die tiefe Traurigkeit und den Schmerz zu überwinden. Ich kann heute sagen, dass ich aus diesen Tiefschlägen lernen durfte und zu einem vollkommen anderen Menschen wurde. Meinem Sohn geht es heute gut und ich empfinde großes Glück und Zufriedenheit in meinem Leben. Aber dieser Weg war schwer und steinig. Das Wissen um die Biochemie des Körpers, die Wirkung von Stress und die praktischen Möglichkeiten der Selbsttherapie haben meinen Alltag bereichert und mich aus meiner persönlichen Krise geführt. Den größten Teil dieser Ansätze finden Sie in diesem Buch.

Wie soll dieses Buch helfen?

Es ist höchste Zeit, die physischen und psychischen Belastungen, denen wir durch solche Stressfaktoren ausgesetzt sind, ernsthaft zu adressieren. Ob sie nun durch eine Pandemie, Kriegsereignisse oder durch die täglichen Herausforderungen unseres Berufs- und Privatlebens entstehen – die gesundheitlichen Langzeitfolgen dürfen wir nicht unterschätzen.

Dieses Buch zielt darauf ab, sowohl die akuten als auch die langfristigen Auswirkungen von Stress und Angst zu beleuchten. Es soll den Leser:innen helfen, ihre eigenen Belastungen besser zu verstehen und zu interpretieren. Dabei geht es nicht nur darum, die Herausforderungen, denen wir gegenüberstehen, aufzuzeigen, sondern auch die biologischen Prozesse zu erläutern, die dabei eine Rolle spielen. Was genau geschieht in unserem Körper und unserem Gehirn, wenn wir unter Dauerstress stehen? Darüber hinaus zielt es darauf ab, ein fundiertes Verständnis der wissenschaftlich und medizinisch anerkannten gesundheitlichen Folgen zu vermitteln, die entstehen können, wenn wir der eigenen mentalen Gesundheit nicht die notwendige Beachtung schenken.

Viel entscheidender jedoch ist es, Wege aus diesem Dilemma aufzuzeigen – und genau das ist der Hauptzweck dieses Buches. Ich möchte Ihnen durch drei verschiedene Strategien eine Reihe von Praktiken und Methoden näherbringen. Diese sollen nicht nur dazu dienen, Ihre aktuelle Situation zu verbessern, sondern auch präventiv wirken, um problematische Lagen in der Zukunft von vornherein zu vermeiden.

1. Strategie: der natürliche Weg

Die erste Strategie, die ich vorstelle, ist die Natur selbst. Sie bietet zahlreiche Lösungsansätze, die unser Körper und Geist – dank unserer evolutionären Prägung – bereitwillig aufnimmt. Die positive Wirkung der Natur auf unsere Gesundheit ist durch eine Vielzahl wissenschaftlicher Studien belegt und bestätigt worden. In diesem natürlichen Ansatz liegt eine enorme Chance, unseren Gesundheitszustand signifikant zu verbessern.

2. Strategie: der achtsame Weg

Wer sich weniger in der Welt der Naturwissenschaften zu Hause fühlt und stattdessen spirituelle Ansätze bevorzugt, wird in der zweiten Strategie fündig. Das ‚Hacken‘ unseres Geistes und das Beleuchten des Problems auf einer spirituellen Ebene kann ein wertvoller Schritt sein. Für viele mag es eine neue Erfahrung sein, sich intensiv mit der eigenen Seele und dem Inneren auseinanderzusetzen. Doch auch in diesem Bereich bestätigen eine Vielzahl an Studien, dass Methoden wie Atemtechniken, Meditation und moderne Entspannungstechniken effektiv unsere innere Balance wiederherstellen und uns vor den Folgeerkrankungen von Stress und Angstzuständen schützen können.

3. Strategie: der moderne Weg

Für moderne Biohacker, Technikbegeisterte und selbsternannte Transhumanisten bietet die dritte Strategie eine zukunftsweisende Möglichkeit, mentalen Dysbalancen zu begegnen. Dieser Ansatz nutzt die neuesten technologischen Entwicklungen, um die mentale Gesundheit zu unterstützen. Wie können digitale Hilfsmittel wie Smartphone-Apps, Tracker oder digitale Klänge Körper und Geist unterstützen. Wir werden untersuchen, was wirklich sinnvoll ist und was eher als Unsinn abgetan werden kann, und wie diese Werkzeuge effektiv in unseren Alltag integriert werden können. Lernen Sie, wie unglaublich effektiv Bewegung und Sport für uns sein kann. Erfahren Sie aus der modernen Schlafforschung, wie wichtig unsere Nachtruhe ist und wie Sie diese einfach optimieren können. Als kleines Special finden Sie als letztes Kapitel einen Ratgeber, der Sie durch den unübersichtlichen Dschungel der Nahrungsergänzungsmittel für Entspannung und Leistungssteigerung führt.

Legen wir den Fokus auf Heilung

Wie Sie sehen können, bietet das Thema Stress und Angst sowie dessen Auswirkungen Raum für eine tiefgründige Betrachtung – aber in diesem Buch stets mit dem Fokus auf Heilung. Die medizinischen Aspekte sind dabei unerlässlich und dürfen niemals außer Acht gelassen werden. Denn wie wir wissen, kann unser Körper den Geist krank machen, aber auch unser Geist den Körper. Diesen Kreislauf gilt es zu durchbrechen!

Ich wünsche Ihnen beim Lesen dieses Buches nicht nur Vergnügen, sondern auch wertvolle Erkenntnisse für Ihre persönliche Weiterentwicklung.

Zu diesem Zweck finden Sie am Ende vieler Kapitel Bonusmaterial in Form von zusätzlichen praktischen Anregungen und Informationen:

— AUF DEN PUNKT GEBRACHT: Hier fasse ich für Sie das Wichtigste aus dem vorangegangenen Kapitel zusammen und bringe für Sie die wichtigsten Informationen *auf den Punkt.*

— IMPULS-BOXEN: Hier finden Sie praktische und leicht im Alltag anwendbare Tipps, beispielsweise wie Sie rasch Entspannung finden, Körper und Geist in Form halten und Ihre Gesundheit fördern.

— INTERVIEWS: Autoren, Entertainer und Leistungssportler haben mir in spannenden Interviews Rede und Antwort gestanden und Einblicke in ihre persönlichen Strategien gegen Alltagsstress für dieses Buch gegeben.

— PRAXISGUIDE: Am Ende des Buches finden Sie 15 schnelle Wege zur Gelassenheit. Hier habe ich meine persönlichen Favoriten für Sie gesammelt.

Das Bonusmaterial ist in eine graue Box gestellt und so für Sie leicht zu erkennen.

Vergessen Sie nicht, Sie haben nur eine Gesundheit, und es liegt weitgehend in Ihren Händen, diese zu bewahren und zu pflegen. Werden sie Pilot im Cockpit ihrer Gesundheit!

Richard Staudner

Wien, den 04.04.2024

TEIL 1

WENN DIE WELT KOPF STEHT

Stress und Angst in Zeiten der Krise

In einem Zeitalter, in dem Stress die Norm und Entspannung die Ausnahme geworden ist, stehen wir Menschen vor einer wachsenden Flut mentaler Herausforderungen. Eine Krise jagt die nächste – erst stürzte uns die Pandemie in globale Unsicherheit, dann führte der Krieg in der Ukraine zu geopolitischen Unruhen. Die Inflation und die immer weiter steigenden Kosten für Energie sind nur weitere Höhepunkte in einer immer intensiver werdenden Sequenz von Belastungen, die unseren Alltag durchdringen. 56 % der Deutschen geben an, unter diesem Druck enorm zu leiden.

Diese Spannungen hinterlassen tiefe Spuren in unserer psychischen Landschaft. Fast 50 % der Österreicher und Deutschen geben an, dass sie nach der Pandemie mehr oder sogar viel mehr Stress verspüren. Auch der Leistungsdruck ist gestiegen. Vielleicht als Folge der Verluste durch wirtschaftliche Einschränkungen in der Corona-Zeit. Über 50 % der Befragten in Deutschland sehen den beruflichen Druck persönlich als schwerwiegendes Problem.

Unsere mentale Gesundheit leidet erheblich unter diesen Bedingungen. In der Isolation der pandemiebedingten Lockdowns im Winter 2021 stieg in Österreich beispielsweise der Anteil der Menschen mit Depressionen von 6 % auf 25 % drastisch an. Die Zunahme von Angststörungen mag auf den ersten Blick weniger dramatisch wirken, doch der Anstieg von 3,6 % auf 6,3 % stellt einen signifikanten und bedenklichen Trend dar. Im deutschsprachigen Raum ist die Angst vor einem konventionellen oder gar nuklearen Krieg eine der Hauptsorgen von Jung und Alt. Die Folgen? Eine weitere Steigerung der Fälle von Depressionen und Angststörungen.

Die Kosten für alltägliche Güter haben stark zugenommen und in einigen Segmenten setzt sich dieser Trend noch immer fort. Durch die Inflation schießen Mieten in die Höhe und selbst etwas so Grundlegendes wie ein Familienurlaub wird zu einem finanziellen Luxus. Die Energiekosten explodieren und wertvolle Anlagen, wie Immobilien, verlieren gravierend an Wert. Die Lage als instabil zu bezeichnen, wäre eine Untertreibung.

Über all diesen Problemen thront seit Jahrzehnten die Klimakrise – eine schier unfassbare, globale Problematik, die uns ständig daran erinnert, dass wir nie frei von Sorgen sind. Die Ungewissheit darüber, wie unser Planet in den nächsten Jahren reagieren wird, fügt eine weitere Ebene der Unsicherheit hinzu.

In dieser Gesamtschau steht eines fest: Wir haben mehr Grund zur Sorge, als uns lieb ist. Die Herausforderungen unserer Zeit fordern von uns, einen Weg zu finden, wie wir trotz der ständigen Belastung unser mentales Gleichgewicht bewahren können.

Und genau darum geht es in diesem Buch: den persönlichen Pause-Knopf zu finden und auch regelmäßig zu drücken. Dieses Buch soll nicht nur Verständnis schaffen für das Thema Stress und seine psychischen und physischen Auswirkungen auf uns Menschen. Es ist ein praktischer, realitätsnaher Leitfaden, der helfen soll, mit den täglichen Herausforderungen des Lebens umzugehen.

Das Tempo des Alltags

Geboren im Januar 1980, bin ich am Übergang der Generation X zu den sogenannten Millennials. In Sachen Pflichtbewusstsein, sowohl beruflich als auch persönlich, bin ich ein klassischer Vertreter dieser Altersgruppe. Die Arbeit hat bei mir stets Vorrang – ein Credo, das mir schon früh eingeimpft wurde: Erst die Arbeit, dann das Vergnügen. Kennen Sie diese Aussage? Sind Sie vielleicht auch ein fast noch X und beinahe Millennial? Dann kennen Sie sicher auch unseren Nickname: Generation Burnout.

Wir sind die Generation, die Aufgaben widerspruchslos erfüllt und das Privatleben zugunsten der Arbeit zurückstellt. Die Familie? Sie spielt leider oft nur die zweite Geige.

Ich muss gestehen, ich bin kein großer Fan von Generationenporträts. Aber in diesem Bild finde ich mich wieder. Mein Vater, meine Vorgesetzten, mein Umfeld – sie haben dieses Arbeitsethos tief in mein Unterbewusstsein geprägt. Erst in meinen Dreißigern bekam ich eine bessere Vorstellung, dass ich vielleicht auf dem falschen Weg bin. Aber das hat mich nicht davon abgehalten, weitere zehn Jahre auf diesem Pfad weiterzugehen.

Wir Millennials verspüren einen ständigen Drang zu arbeiten und sind fest davon überzeugt, dass dies der richtige Weg ist. Alltagsaufgaben wie ein Postbesuch oder das Vereinbaren eines Arzttermins werden als Zeiträuber empfunden und sowohl bewusst als auch unbewusst verdrängt. Oft versäumen wir es einfach, kleine, alltägliche Dinge zu erledigen. Die Autorin Anne Helen Petersen bezeichnet dieses Phänomen als „Erledigungs-Paralyse". Unsere persönliche To-Do-Liste wächst immer weiter, während wir uns bemühen, die Arbeitsaufgaben täglich abzuarbeiten. Der ständige berufliche Stress führt dazu, dass wir in unserem Privatleben permanent Prokrastination betreiben. Freunde treffen? Ein anderes Mal. Wäsche aufhängen? Morgen. Selbst ein freier Tag löst Unbehagen aus.

Erkennen Sie sich in dieser Beschreibung wieder? Oder gehören Sie vielleicht zu einer anderen Generation? Keine Sorge, jede Generation hat ihre eigenen Herausforderungen. Eines ist jedoch allen gemeinsam: Stress betrifft uns alle, nur eben in unterschiedlichen Ausprägungen. Wie empfinden Sie das Tempo Ihres Alltags? Raubt Ihnen die Hektik des modernen Lebens den Atem?

Wieder ein ganz normaler Tag, das E-Mail-Postfach meldet sich im Minutentakt, der Kalender ist voll mit Meetings und pünktlich Schluss machen, geht sich wieder einmal nicht aus. Aber das Unterbewusstsein sagt uns still und leise „gut so". Pflichtbewusst wie immer.

Wir sind in einem ständigen Wettlauf gegen die Uhr, stets bemüht, mehr und schneller zu erledigen. Dabei tragen wir jedoch die Kosten nicht nur in Form von Stress und Erschöpfung, sondern auch in Form von gesundheitlichen Problemen, die durch dauerhaften Stress verursacht werden.

Dies ist nicht nur eine persönliche Belastung, sondern hat auch Auswirkungen auf das größere Bild. Fast 5 % des Bruttoinlandsprodukts (BIP) werden durch die Folgen von mentalen Erkrankungen verbraucht, was die enorme wirtschaftliche Belastung verdeutlicht. Es geht nicht nur um unser individuelles Wohlbefinden, sondern auch um die Stabilität der Gesellschaft und Wirtschaft.

Wir sind hiermit jedoch nicht allein gelassen. Auch unsere Regierung ist in der Pflicht, Unterstützung zu leisten und Maßnahmen zu ergreifen, um diesen Trend umzukehren. Doch obwohl der Bedarf an psychologischer Betreuung offensichtlich ist, mangelt es an genügend Ressourcen, um eine ausreichende Versorgung sicherzustellen. Sowohl innerhalb als auch außerhalb des Arbeitsplatzes fehlt es an ausreichender psychologischer Unterstützung.

Im Hinblick auf unsere Einstellung zur Arbeit beginnt das Blatt sich allmählich zu wenden. Das Arbeitsleben von morgen sieht anders aus. Es ist flexibel, passt sich an die individuellen Bedürfnisse an und ermöglicht ein besseres Gleichgewicht zwischen Beruf und Privatleben. Die Konzepte von flexiblem Arbeiten, Homeoffice, Workation (Arbeit und Urlaub kombiniert) und eine Reduzierung der Arbeitszeit sind nicht mehr nur Träumereien, sondern realistische Szenarien, die dazu beitragen können, die Belastungen des heutigen Arbeitslebens zu mildern. Mittlerweile bezahlen manche Unternehmen Therapiekosten für ihre Mitarbeiter:innen. Denn sie haben erkannt, dass ein zufriedener Mensch produktiver ist.

Es geht dabei nicht nur um das Halten der Balance zwischen Arbeit und Privatleben, sondern auch um das Verschmelzen dieser beiden Lebensbereiche. Der Begriff „Work-Life-Blending" gewinnt an Bedeutung und bezeichnet das nahtlose Integrieren von Arbeit und Freizeit, um ein Gleichgewicht zu erreichen, das sich an unseren individuellen Bedürfnissen und Prioritäten orientiert.

In dieser schnelllebigen Welt können diese neuen Modelle einen Unterschied machen, indem sie uns erlauben, das Tempo des Alltags zu drosseln und den Druck zu reduzieren. Es ist eine Einladung, aus dem ewigen Hamsterrad auszusteigen und ein Leben zu führen, das der eigenen Gesundheit eine höhere Bedeutung zukommen lässt. Doch dazu braucht es mehr Eigeninitiative, aber auch einen Paradigmenwechsel in Unternehmen, Institutionen und unserer Regierung. Es ist an der Zeit, dass wir die Dringlichkeit dieser Situation erkennen und zusammenarbeiten, um nachhaltige Lösungen zu finden.

{{{ IMPULS-BOX }}}

Haben Sie sich jemals gefragt, wie gesund Ihr Umgang mit Arbeitsbelastungen ist? Was erhält vorrangig Ihre Aufmerksamkeit, wenn Sie unsicher sind – das Pflichtbewusstsein gegenüber der Arbeit oder die Sorge um das eigene Wohlbefinden?

Sorgen Sie für eine ruhige und ungestörte Umgebung und widmen Sie sich 5 Minuten lang einer Reflexionsübung. Denken Sie nach: Was stand in den letzten Monaten im Mittelpunkt – Ihre beruflichen Verpflichtungen oder Ihre persönlichen Vergnügungen? Sehen Sie eine gesunde Balance? Möchten Sie daran etwas verändern?

Junge Menschen unter Dauerbelastung

Ich verbrachte meine Kindheit und Jugend in Wien, einer sagen wir einmal kleinen Metropole. Vor 30 bis 40 Jahren versprühte diese Stadt noch charmanten Kleinstadtcharakter. Meine größten Sorgen kreisten um schulische Herausforderungen, die ersten romantischen Beziehungen und meinen Freizeitaktivitäten. Das heutige Bild ist ein anderes. Die Prüfungsangst und der Liebeskummer von einst sind nur noch Nebenschauplätze in der Landschaft jugendlicher Sorgen.

UNICEF-Daten offenbaren alarmierende Fakten: 2021 litten 16,3 % der Kinder und Jugendlichen in Europa unter Stress, Angst und Depressionen. Diese mentalen Leiden bei Jugendlichen erreichen erschreckende Ausmaße. Hinzu kommen finanzielle Ängste. Laut dem Beratungsunternehmen Deloitte fühlen sich fast 50 % der Generation Z (geboren ab etwa 1995) besorgt über ihre finanzielle Zukunft, während nahezu 40 % Angst vor psychischen Erkrankungen haben. Mindestens ein Drittel dieser Generation fühlt sich durch den Arbeitsdruck überlastet.

Im Vergleich dazu steht die vorherige Generation, die Millennials, etwas stabiler da. Die Angst um dieselben Themen ist etwas geringer. Diese Gruppe hatte mehr Zeit, mental zu wachsen und Resilienz zu entwickeln, da sie nicht in einer Ära großer Krisen und radikal veränderter Kommunikationsweisen aufwuchs.

Die technologischen Veränderungen und der leichte, schnelle Zugang zu Nachrichten und Informationen stellen sicherlich eine erhebliche Belastung für junge Menschen dar. Während meine Generationen in den 1990er Jahren nur eine Handvoll Fernsehprogramme zur Auswahl hatten und wir kaum Interesse an den Abendnachrichten zeigten. Der Balkan-Krieg fand praktisch vor unserer Haustür statt, doch hatten wir keine sozialen Medien, um alles in Echtzeit mitzuverfolgen. Durch Twitter, Instagram und Co kann man heute in fast jedem Alter rund um die Uhr das Kriegsgeschehen und andere Krisen mitverfolgen. Das ist eine unglaublich unterschätzte Belastung für einen jungen Menschen in der Blüte seiner Entwicklung.

Statistische Daten aus dem Jahr 2022 verdeutlichen, dass 87 % der österreichischen Jugend Angst vor Krieg haben. Themen wie der Klimawandel, eine weitere Pandemie, der Wohnungsmarkt und Rassismus sind weitere Aspekte, die den jungen Teil der österreichischen Bevölkerung beunruhigen.

Besonders große Angst hat die Jugend heutzutage vor der eigenen finanziellen Zukunft. Laut dem deutschen Jugendforscher Simon Schnetzer haben junge Menschen auch nicht das Gefühl, dass einmal eine bessere Phase kommt. In einer Lebensphase, die bereits von bedeutenden Entscheidungen wie dem Auszug aus dem Elternhaus oder der Wahl des Studiengangs bzw. der Berufswahl geprägt ist, verschärft die globale Instabilität die Situation zusätzlich. Perspektivlosigkeit und Furcht vor dem, was die Zukunft bringen mag, stellen eine enorme psychische Herausforderung dar.

Der United Nations Children's Fund (UNICEF) zeigt in seinen Daten von 2021 auf, dass Suizid bei Jugendlichen die zweithäufigste Todesursache nach Verkehrsunfällen ist. Aktuelle Krisen und jugendspezifische Probleme wie Cybermobbing tragen erheblich zu dieser traurigen Entwicklung bei. Das sind unfassbare Daten.

Dies unterstreicht die Wichtigkeit, den Kindern und Jugendlichen die Werkzeuge an die Hand zu geben, mit Stress und den Belastungen des Alltags umgehen zu können. Nicht nur wir Erwachsenen, sondern auch unsere Kinder müssen die Fähigkeit entwickeln, im hektischen Alltag den Pause-Knopf zu drücken. Unsere gemeinsame Herausforderung besteht darin, trotz der Schwierigkeiten, denen wir gegenüberstehen, Wege zu finden, unser inneres Gleichgewicht zu bewahren und zu fördern. Das Alter spielt dabei eine untergeordnete Rolle.

Stress verstehen

In einer Welt, in der Schnelligkeit zentral ist und unser Leben stark von Verpflichtungen und Terminen bestimmt wird, erscheint Stress als allgegenwärtiger Begleiter. Überall sind Stressfaktoren verborgen, und unser Alltag wird durch eine Flut von Sorgen und Problemen belastet, die an uns zehren. Es ist wie ein Labyrinth, in dem wir uns verlieren können, wenn wir nicht aufpassen. Aber das Labyrinth hat auch immer einen Ausgang. Um diesen zu finden, müssen wir uns zunächst damit beschäftigen, wie das Labyrinth überhaupt aufgebaut ist – wir müssen verstehen, wie Stress in uns entsteht, wie er funktioniert und was er in unserem Körper auslöst.

In Stresssituationen könnte man meinen, unsere Körperbiochemie spielt verrückt. Eigentlich sind dies aber nur die natürlichen Reaktionen unseres Körpers, die darauf abzielen, uns zu schützen. Doch die fein abgestimmten Mechanismen, die in der Wildnis funktionierten, scheinen mit den komplexen Herausforderungen unserer modernen Zeit nicht immer klarzukommen.

Daher werden wir uns jetzt auf eine spannende Reise begeben, um die Mechanismen des Stresses zu erkunden. Indem wir die biochemischen Abläufe in unserem Körper unter Stress verstehen, können wir Strategien entwickeln, um mit den Herausforderungen der heutigen Zeit besser umzugehen und vielleicht sogar Ruhe inmitten des Sturms zu finden.

Stress ist ein Begriff, der ursprünglich aus der Physik stammt, wo er eine Belastung beschreibt, die auf beispielsweise Teile einer Maschine wirkt. Bleibt der Stress kontrolliert und in einem vernünftigen Rahmen, passiert auch nichts. Nimmt der Stress überhand, wird das System überlastet und es kann zu Verformungen kommen. Wie beispielsweise die mechanische Verformung zweier Zahnräder in einer Maschine, wenn man ihr zu viel abverlangt.

In Menschen kann bei sehr hohem akuten oder langanhaltenden chronischen Stress Ähnliches passieren. Unter Belastung setzen biochemische Reaktionen ein, Hormone und Enzyme werden freigesetzt, eine Kaskade völlig natürlicher Reaktionen startet. Doch passiert dies zu häufig oder hält zu lange an, nimmt man oft Schaden. Die Außenwirkung ist weniger dramatisch als bei einer Maschine. Es gibt selten Explosionen und es fliegen auch keine Maschinenteile durch die Gegend. Aber auch Menschen verformen sich, psychisch und sogar physiologisch, also auf Zellebene. Sie werden krank.

Im Gegensatz zu einer Maschine sind die Reaktionen der Menschen auf Stress sehr individuell. Derselbe Stressor kann bei einer Person nur ein Schulterzucken hervorrufen, während eine andere nervös wird und eine dritte sogar eine Panikattacke erlebt. Diese individuellen Unterschiede machen das Thema Stress so faszinierend und gleichzeitig so komplex. Es macht es aber auch oft schwer, insbesondere von außen zu erkennen, wer jetzt wie intensiv unter Stress leidet.

Stellen Sie sich vor, Sie befinden sich in einem Zustand der Entspannung und werden plötzlich mit Stress konfrontiert. Was geschieht jetzt? Welche inneren Prozesse werden aktiviert, um Schutz zu bieten? Um diese Fragen zu klären, tauchen wir noch tiefer in die Materie ein.

Vor Tausenden von Jahren, als unsere Vorfahren noch den weiten und gefährlichen Savannen Afrikas ausgeliefert waren, prägte der tägliche Überlebenskampf die Entwicklung eines ausgeklügelten Systems des Körpers, das bis heute zu den wichtigsten Verteidigungsmechanismen gehört. Dieses System ist das autonome Nervensystem (ANS), das oft als das verborgene Orchester des Körpers bezeichnet wird. Es steuert jene essenziellen Prozesse, die uns am Leben erhalten und im Hintergrund unserer Wahrnehmung ablaufen – beispielsweise die Atmung, den Herzschlag und die Verdauung. Wir müssen weder daran denken, den nächsten Atemzug zu initiieren, noch unser Herz erinnern, zu schlagen und zu pumpen.

Das ANS ist in zwei Hauptteile gegliedert: das sympathische Nervensystem und das parasympathische Nervensystem, die als die Yin und Yang des Körpers gesehen werden können. Sie sind sowohl Gegenspieler als auch Partner, arbeiten gemeinsam, um unser inneres Gleichgewicht – die Homöostase – zu bewahren.

Beginnen wir mit dem sympathischen Nervensystem. Denken Sie an das Aufeinandertreffen unserer Vorfahren mit einem gefährlichen Raubtier. In dieser hochriskanten Situation erfüllt das sympathische Nervensystem seine Aufgabe als die „Kampf-oder-Flucht" Steuerung des Körpers. Es agiert als persönlicher Superheld, der die Sinne schärft, die Muskelkraft verstärkt und den Körper auf Hochtouren bringt, um entweder dem Feind entgegenzutreten oder so schnell wie möglich zu fliehen. Es beschleunigt den Herzschlag, weitet die Bronchien und Pupillen und hemmt die Verdauung, um alle verfügbaren Ressourcen auf das Überleben zu konzentrieren.

Das parasympathische Nervensystem, der friedliche Diplomat, übernimmt die Kontrolle nach stressigen Konfrontationen, leitet den Körper sanft in einen Zustand der Ruhe und Regeneration und priorisiert dabei entspannende Körperfunktionen wie die Verlangsamung des Herzschlags und die Förderung der Verdauung. In diesem Prozess der Erholung und Stressbewältigung spielt der Vagusnerv eine Schlüsselrolle. Als zentrales Element des parasympathischen Systems wirkt er als beruhigender Bote, der Entspannungssignale sendet, Entzündungsreaktionen hemmt und die Immunantwort stärkt, um die Gesundheit langfristig zu unterstützen und zu erhalten.

Obwohl wir heutzutage nicht mehr den Bedrohungen unserer Vorfahren, wie einem Säbelzahntiger, ausgesetzt sind, bleibt die Bedeutung des sympathischen und parasympathischen Nervensystems weiterhin von größter Bedeutung. Moderner Alltagsstress führt häufig zu einer Überaktivität des sympathischen Nervensystems und hält uns in einem Zustand erhöhter Alarmbereitschaft. Wir fühlen uns dann angespannt und nervös. Beide Systeme sind auch heute noch essenzielle Bestandteile evolutionär geprägter Überlebensmechanismen, doch der moderne Lebensalltag übt einen zu starken negativen Einfluss auf sie aus.

Eine gesunde Balance zwischen Aktivierung und Entspannung hat hier eine zentrale Bedeutung. Chronischer Stress, der das sympathische Nervensystem über längere Zeit aktiv hält, kann ernsthafte Gesundheitsprobleme nach sich ziehen. Es ist daher essenziell, das eigene Stressniveau bewusst zu erkennen und die Bedeutung von Ruhephasen sowie Entspannungstechniken zu schätzen, die das parasympathische Nervensystem fördern. Diese sollten gezielt in unseren beschleunigten Alltag eingebaut werden. Dazu später mehr.

Das Verständnis dieser beiden Teile des autonomen Nervensystems ermöglicht uns eine neue Perspektive auf Stress und dessen Bewältigung. Es zeigt uns, dass wir evolutionär mit einer bemerkenswerten Fähigkeit ausgestattet sind, auf Herausforderungen zu reagieren, aber auch daran erinnert werden müssen, wie wichtig es ist, uns Zeit zur Ruhe und Regeneration zu nehmen. Schaffen wir es, dieses natürliche Konzept in Balance zu halten, bleiben wir gesund.

In der modernen Welt wird das empfindliche Gleichgewicht unserer inneren Dynamik allzu oft gestört. Zu regelmäßig und zu intensiv sind wir Stress ausgesetzt, während Phasen der Ruhe entweder ignoriert werden oder schlicht und einfach fehlen. Ob es der durchdringende Verkehr ist, der konstante Druck vom Arbeitsumfeld, die Herausforderungen der Kindererziehung, offene Rechnungen, erhöhte Preise im Supermarkt oder viele andere kleine und große Belastungen – sie alle halten uns kontinuierlich in einem Zustand der Anspannung. So entsteht chronischer Stress.

Doch chronischer Stress ist nicht das, was die Natur für den Menschen vorgesehen hat. In der Tat wurden wir im Laufe der Evolution oft sehr intensiven Stresssituationen ausgesetzt. Doch in den grauen Zeitaltern ging es primär um das reine Überleben. Die Beschaffung von Nahrung, Schutz vor wilden Tieren und den Wetterbedingungen standen im Vordergrund. Supermärkte, Schmerzmittel oder Heizsysteme waren in dieser rohen und primitiven Welt unbekannt.

Die moderne Welt setzt uns einer stetigen Belastung aus, die scheinbar niemals pausiert. Ein Smartphone, das durch die ständige Präsenz in den sozialen Medien unaufhörlich suggeriert, dass andere Menschen erfolgreicher und zufriedener sind. Gespräche, einst fließend und ganzheitlich, sind jetzt fragmentiert in endlosen Textnachrichten, die wir als effiziente Kommunikation bezeichnen. Zudem hinterlassen wir auf *Social Media* eine digitale Spur, dokumentieren bewusst jeden unserer Schritte und akzeptieren im Gegenzug eine unaufhaltsame Werbeflut. Bedauerlicherweise operiert dieses System gleichzeitig neben einem dicht gefüllten Terminkalender und zusätzlich zu den grundlegenden Belastungen, die wir bereits in Bezug auf unsere Gesundheit, Familie und Finanzen zu tragen haben.

All diese Faktoren stellen unsere durch die Evolution geformten Systeme auf eine ernsthafte Probe und führen uns oft an den Rand unserer Fähigkeiten. Wir geraten in einen Zustand der chronischen Überlastung. Dieser Moment äußert sich beispielsweise, wenn Studierende während der Prüfungsphase auf Abführmittel angewiesen sind, um ihre natürlichen Bedürfnisse zu erfüllen, oder wenn jemand aufgrund kontinuierlichem Berufsstresses überdurchschnittlich häufig erkrankt. Ein weiteres Beispiel für die Auswirkungen von Stress auf unsere Gesundheit ist das Phänomen der „Freizeitkrankheit", bei dem Menschen direkt zu Beginn des Urlaubs krank werden, was die Bedeutung einer ausgewogenen Stressbewältigung unterstreicht.

Überlastungszustände sind besonders problematisch, da sie laut Studien mit einer Vielzahl körperlicher und psychischer Beschwerden verknüpft sind. Dazu zählen Herzkreislauferkrankungen, wie Schlaganfälle, Erschöpfungssyndrome wie Burnout, psychische Erkrankungen wie Depressionen und Angststörungen, eine Abnahme der geistigen und körperlichen Leistungsfähigkeit im Alter, verschlechterte Verläufe bei Diabetes und viele weitere Gesundheitsprobleme.

Die Behandlung der genannten Auswirkungen mit Medikamenten kann die sogenannte pharmakologische allostatische Last erhöhen, was potenziell kontraproduktiv sein kann, da Medikamente neben ihrer Hauptwirkung auch Nebenwirkungen haben. Ein bekannter medizinischer Grundsatz unterstreicht diese Tatsache: „Alles, was eine Wirkung hat, hat auch Nebenwirkungen. Hat etwas keine Nebenwirkungen, hat es auch keine Wirkung."

Eine effektivere Strategie besteht darin, das Problem an seiner Wurzel anzugehen, was einen interdisziplinären medizinischen Ansatz und eine Lebensstiländerung erfordert.

Eine Anpassung des Lebensstils sollte eigentlich an erster Stelle stehen. Wer 24/7 unter Druck steht, sei es durch Arbeit, Haushalt oder psychische Belastung, sollte hier aufmerksam weiterlesen. Die individuellen Grenzen der Belastbarkeit sind vollkommen unterschiedlich. Jeder Mensch verfügt über ein vollkommen individuelles Maß an Resilienz.

Resilienz ist ein multidisziplinäres Konzept, das in vielen Bereichen wie Psychologie, Soziologie, Ökologie und auch Biologie Anwendung findet.

In Biologie und Ökologie definiert Resilienz die Kapazität eines Systems, sich nach einer Störung entweder in seinen ursprünglichen Zustand zurückzufinden oder sich anzupassen und weiterzuentwickeln. Ein Beispiel hierfür ist die Reaktion Ihres Cortisolspiegels, also Ihrer Stresshormone, auf Stressoren. Tatsächlich wird dieses System durch den Alltag geschult: Was als Teenager belastete, mag im Erwachsenenalter bedeutungslos sein. Dabei spielen Genetik sowie vorkindliche und frühkindliche Erfahrungen eine entscheidende Rolle. Die moderne Wissenschaft der Epigenetik zeigt, dass sogar die Erfahrungen und der Lebensstil der Großeltern Einfluss auf die Stressreaktionen haben können. Zellen vererben Informationen und speichern Erlebtes nachhaltig.

In der Psychologie bezeichnet Resilienz die Fähigkeit, Krisen zu bewältigen und sie durch persönliche und sozial vermittelte Ressourcen zu meistern und als Anlass für Entwicklungen zu nutzen. Es geht um die Widerstandsfähigkeit eines Individuums gegenüber Stress, Trauma oder anderen negativen Lebensereignissen. Es beschreibt auch mentales Wachstum.

Insofern kann man sagen, dass Resilienz sowohl ein psychologisches als auch ein biologisches Konzept ist, abhängig vom Kontext, in dem es verwendet wird.

Stress macht krank

Stress ist nicht nur eine Last, die wir alle kennen, sondern auch ein Phänomen, dessen tiefgründige und intensive Auswirkungen wir begreifen sollten. Insbesondere die Folgen chronischen Stresses werden allzu oft unterschätzt. Chronischer Stress führt zu einer bedenklichen Reduktion der parasympathischen Aktivität. Wie eine unsichtbare Hand, die permanent auf der Alarmglocke ruht, hält er unseren Körper in einem fortwährenden Zustand von Kampf oder Flucht. Unser ausgleichendes Nervensystem, der Parasympathikus, kann in diesem Zustand seine essenzielle Aufgabe, uns zu beruhigen und das Gleichgewicht wiederherzustellen, nicht adäquat erfüllen.

Eine Studie aus dem Jahr 2019 zeichnet hierbei ein eindrückliches Bild. Sie legt nahe, dass dieses Ungleichgewicht zu einer Fülle mentaler und psychologischer Probleme und Folgeerkrankungen führen kann: ständige Unruhe, Panik, Angst und zwanghaftes Grübeln, Depressionen und Angststörungen. Schlimmer noch, es kann im Extremfall sogar in Richtung von Impulskontrollstörungen, Psychosen und sogar zum Missbrauch von Substanzen wie Drogen und Medikamenten führen. Wenn man sich die Endresultate dieser Entwicklung genauer ansieht, ergibt sich ein besorgniserregendes Bild. Laut WHO Europa haben Menschen mit psychischen Störungen eine deutlich geringere Lebenserwartung im Vergleich zur durchschnittlichen Bevölkerung.

Zudem haben psychische Erkrankungen erhebliche wirtschaftliche Auswirkungen. Nach Angaben der OECD verdienen Betroffene durchschnittlich 15 % weniger und sind deutlich häufiger arbeitslos. Psychische Störungen rangieren als dritthäufigste Ursache der allgemeinen Krankheitslast und erzeugen somit einen beträchtlichen volkswirtschaftlichen Schaden.

Trotz dieser deutlichen Auswirkungen werden Menschen mit Depressionen und anderen mentalen Erkrankungen oft belächelt und sogar stigmatisiert. Es fehlt an Verständnis seitens der mental gesunden Bevölkerung. Dennoch sind die medizinischen Konsequenzen von Stress nicht zu leugnen. Studien veranschaulichen den direkten Zusammenhang zwischen Stress und biologischer Alterung, gemessen an kognitiven und physischen Funktionen wie der Sehstärke. Chronischer Stress schädigt zudem die Telomere, jene essenziellen Schutzstrukturen der Chromosomen, die als zuverlässige Indikatoren des biologischen Alters gelten. Darüber hinaus besteht ein beunruhigender Zusammenhang zwischen Stress und dem Auftreten von Krebserkrankungen, insbesondere Brust- und Eierstockkrebs.

Wie Stress dem Herzen schadet

Auch der Zusammenhang zwischen Stress und Herzerkrankungen zeigt sich in Studien. Die Forschungsgruppe beleuchtete 2018 aufschlussreich, wie chronischer Stress konkret das Herzkreislaufsystem beeinträchtigt. Sie identifizierten, dass Stressfaktoren wie finanzielle Sorgen, soziale Isolation, Traumata und berufsbedingter Druck nicht nur psychische Belastungen darstellen, sondern auch direkte physische Auswirkungen auf das Herzkreislaufsystem haben. Diese Einflüsse führen zu einer Reihe von Problemen, unter anderem zur Entwicklung und Verschlimmerung von Herzkreislauferkrankung.

2006 lieferte die Studie zweier Forscher eine bemerkenswerte Einsicht in die Auswirkungen von psychosozialem Stress auf das Herzkreislaufsystem. Interessanterweise ist festgestellt worden, dass psychosozialer Stress für etwa 30 % des Risikos eines akuten Myokardinfarkts verantwortlich ist. Dieser Befund hebt hervor, wie tiefgreifend psychologische und soziale Belastungen unser körperliches Wohlbefinden beeinflussen können, indem sie das Risiko für schwerwiegende Erkrankungen wie Herzinfarkte und koronare Herzkrankheiten signifikant erhöhen.

Das gesteigerte Risiko für Herzinfarkte und Schlaganfälle resultiert aus einer Kombination von problematischen Lebensstilfaktoren, wie ungesunder Ernährung und Bewegungsmangel, sowie aus biologischen Reaktionen, einschließlich Entzündungsprozessen und hormonellen Dysregulationen, die das Herzkreislaufsystem unmittelbar beeinflussen.

Ebenso wichtig ist das Ergebnis eines Forschungsteams, das 2016 aufzeigte, wie Stress auf zellulärer Ebene wirkt. Stress kann zu Schäden an den Endothelzellen führen, die eine wesentliche Rolle in der Funktionsfähigkeit des Herzkreislaufsystems spielen. Solche Schäden an Endothelzellen sind ein Schlüsselfaktor bei der Entwicklung von Herzkreislauferkrankungen.

Darüber hinaus weisen viele Ergebnisse darauf hin, dass Stress nicht nur das Herzkreislaufsystem direkt betrifft, sondern auch indirekt andere ernsthafte Erkrankungen beeinflussen kann, wie die Verschlimmerung von rheumatoider Arthritis und systemischem Lupus erythematodes, wie ein Forscherpaar 2003 feststellte.

Diese Erkenntnisse bieten wertvolle Einblicke in die komplexen Wechselwirkungen zwischen Stress, psychischer Gesundheit und Herzkreislauferkrankungen. Sie verdeutlichen die vielschichtigen Wege, auf denen Stress die Gesundheit beeinträchtigt, und unterstreichen die Notwendigkeit, psychosoziale Faktoren sowohl in der Gesundheitsvorsorge und Behandlung von Erkrankungen intensiver zu berücksichtigen. Vor allem das Herzkreislaufsystem würde davon enorm profitieren.

Der Mensch hört nicht beim Nabel auf

Chronischer Stress kann tiefgreifende Auswirkungen auf unser Verdauungssystem haben. Unter dem Einfluss dieser anhaltenden Belastung kann das Verdauungssystem überfordert werden. Dies kann zu einer Vielzahl von Symptomen führen, darunter Unwohlsein, eine verlangsamte Verdauungsfunktion, Bauchschmerzen und Unregelmäßigkeiten beim Stuhlgang, einschließlich Veränderungen in der Stuhlkonsistenz. Langfristig kann dies auch zu ernsteren Komplikationen führen, wie entzündlichen Darmerkrankungen, die weitreichende gesundheitliche Folgen nach sich ziehen können.

Forschungsergebnisse zeigen, dass Stress einen direkten Einfluss auf die Bewegungen des Darms hat. Stress verursacht Änderungen in der Art und Weise, wie die glatte Muskulatur auf Neurotransmitter wie Acetylcholin reagiert. Dies könnte die Geschwindigkeit und Effizienz beeinflussen, mit der der Nahrungsbrei durch den Verdauungstrakt transportiert wird. Als Konsequenz können Symptome wie Bauchschmerzen, Verstopfung und Durchfall auftreten, die auf diese stressbedingten Veränderungen in der Darmmotilität zurückzuführen sind.

In Studien wurde auch entdeckt, dass Stress Entzündungsreaktionen im Darm hervorruft. Diese Entzündungen können die Gesundheit des Darms beeinträchtigen und sind mit einer Reihe von Verdauungsbeschwerden und Erkrankungen verbunden. Dazu gehören das Reizdarmsyndrom, die gastroösophageale Refluxkrankheit und andere verwandte Erkrankungen. Diese Ergebnisse unterstreichen, dass die Auswirkungen von Stress über psychologische Aspekte hinausgehen und entscheidende Einflüsse auf körperliche Prozesse haben, insbesondere auf das Verdauungssystem.

Muskeln hassen Stress

Der Darm versorgt den Körper und besonders die Muskulatur. Eine Verschlechterung der Nährstoffversorgung der Muskulatur, kombiniert mit erhöhter Muskelspannung, kann Rückenprobleme verschärfen. Diese Situation wird noch problematischer, wenn Menschen viel Zeit im Sitzen verbringen, was oft zum Verlust von Muskulatur führt. Diese Muskeln sind jedoch essenziell, um die Wirbelsäule zu stützen und vor Rückenschmerzen zu schützen. Die Kombination dieser Faktoren kann das Risiko für Rückenprobleme deutlich erhöhen. Im Praxisteil dieses Buches werden wir das Sitzen als problematischen Aspekt unseres Alltags intensiv untersuchen und Strategien entwickeln, um mehr Bewegung in den täglichen Ablauf zu integrieren.

Ohren anlegen, Stress kommt!

Wir haben die Diskussion über die Auswirkungen von Stress noch nicht ganz abgeschlossen. Werfen wir ein Auge auf unsere Ohren. Dauerhafter Stress kann laut Dr. Uso Walter erhebliche negative Auswirkungen auf unser Innenohr haben, wie er in seinem Buch „Zu viel um die Ohren" anschaulich beschreibt. Laut dem HNO-Spezialisten Walter können die empfindlichen äußeren und inneren Haarzellen im Innenohr durch mikroskopische Durchblutungsstörungen, Veränderungen der Fließeigenschaften des Blutes oder Störungen des Zellstoffwechsels, die bei Stress vermehrt auftreten, leicht beeinträchtigt werden. Dies kann nicht nur eine altersbedingte Schwerhörigkeit beschleunigen, sondern auch zu akuten Hörstörungen wie Hörsturz oder Tinnitus führen. Ein Hörsturz, oft ein Symptom extremer Stressphasen, ist ein dringender Weckruf für den Körper, den Stress zu mindern und einen ausgleichenden Lebensstil anzunehmen. Die Bedeutung unserer Ohren als Sinnesorgan wird uns erst bewusst, wenn sie nicht mehr einwandfrei funktionieren. Tinnitus, Lagerungsschwindel und ähnliche Probleme haben immense Auswirkungen auf unseren Alltag und unsere Leistungsfähigkeit.

Die Verwendung von Medikamenten bei diesen Symptomen und Erkrankungen ist oft nur eine oberflächliche Lösung. Sie können die Symptome lindern, aber sie adressieren nicht die tieferliegenden Ursachen. Diese Problematik wird in der öffentlichen Wahrnehmung, im Gesundheitssystem, auf politischer Ebene und sogar in unserem eigenen Verständnis von Gesundheit noch zu wenig beachtet. Doch in Wirklichkeit spielen wir selbst eine zentrale Rolle in diesem Geschehen. Durch bewusste Selbstreflexion, gezielte Entscheidungen und Änderungen in unserem Lebensstil, vor allem durch das aktive Verringern von Alltagsstress, haben wir die Möglichkeit, die Kontrolle zurückzugewinnen. Wir können nicht nur unsere mentale Gesundheit stärken und schützen, sondern auch aktiv zu ihrer Wiederherstellung beitragen. Selbst bei unseren Ohren.

Stress macht müde

Menschen mit einem intensiven Alltag benötigen oft mehr Schlaf als andere. Man berührt kaum das Kopfpolster und schläft schon, so stark sind die Müdigkeit und der Schlafdruck nach intensiver Belastung in Beruf oder Sport. Doch ab einem bestimmten Punkt kehrt sich diese Müdigkeit ins Gegenteil: Statt zu ermüden, finden sich viele wach, besorgt, unruhig oder nachdenklich im Bett wieder, belastet von den Sorgen des Tages.

Forschungen belegen, dass Stress die Schlafqualität erheblich beeinträchtigt. Erholsamer Schlaf wirkt wie ein Balsam, dessen Fehlen – besonders bei mentaler Belastung und anhaltendem Stress – die Schlafqualität bedroht. Studien haben gezeigt, dass Personen unter chronischem Stress länger zum Einschlafen brauchen, häufiger oder zu früh erwachen. Das Risiko für Schnarchen, Schlafapnoe oder allgemeine Schlafprobleme verdoppelt sich. Da Schlaf eine fundamentale Säule der Gesundheit ist, wird diesem Thema im praktischen Teil „Der moderne Weg" dieses Buches besondere Beachtung geschenkt.

Kraftvoll in jeder Zelle

Stellen Sie sich vor, jede Zelle Ihres Körpers hat ihre eigenen kleinen Kraftwerke, die unermüdlich arbeiten, um Ihnen die Energie zu liefern, die Sie für alles brauchen, was Sie tun – vom Atmen über das Denken bis hin zum Laufen. Diese winzigen Kraftwerke heißen Mitochondrien, und sie sind absolut entscheidend für unsere Gesundheit und Vitalität. Mitochondrien nehmen die Nahrung, die wir essen, und verwandeln sie in Energie, die unsere Zellen nutzen können – eine Art Brennstoff namens ATP. Dieser Prozess ähnelt der Art und Weise, wie ein Kraftwerk Energie erzeugt, nur dass er auf mikroskopischer Ebene in fast jeder Zelle Ihres Körpers stattfindet. Ohne ATP könnten wir nicht einmal einfache Aufgaben ausführen, geschweige denn laufen, denken oder sogar atmen.

Der komplizierte Prozess der ATP Produktion kann durch Stress – sei es körperlich, geistig oder durch Umwelteinflüsse – gestört werden. Wenn unsere Mitochondrien nicht richtig funktionieren, fühlen wir uns müde und gefährden langfristig unsere Gesundheit. Ohne Übertreibung lässt sich feststellen, dass das mitochondriale Energiesystem die Grundlage unseres Wohlbefindens, unserer Leistungsfähigkeit und tatsächlich unseres gesamten Lebens darstellt.

Nebenjobs der Mitochondrien

Neben ihrer Hauptrolle als Energieerzeuger in den Zellen erfüllen Mitochondrien eine Vielzahl weiterer wichtiger Funktionen, die sie zu unverzichtbaren Akteuren im Körper machen. Ein entscheidender „Nebenjob" der Mitochondrien ist ihre Beteiligung an der Apoptose, also dem programmierten Zelltod. Diese Funktion ist essenziell, um sicherzustellen, dass beschädigte oder nicht mehr benötigte Zellen aus dem Körper entfernt werden, was für die Gesunderhaltung und Erneuerung von Geweben notwendig ist. Mitochondrien spielen auch eine wichtige Rolle in der Regulation von Kalzium, einem Schlüsselelement für die Signalübertragung innerhalb der Zellen. Dies beeinflusst verschiedene Prozesse, von der Muskelkontraktion bis hin zur Nervenfunktion.

Ein weiterer interessanter Aspekt ist ihre Funktion in der Thermogenese, insbesondere in braunem Fettgewebe, wo sie helfen, Wärme zu produzieren und so die Körpertemperatur zu regulieren. Zusätzlich spielen Mitochondrien eine zentrale Rolle im Stoffwechsel, indem sie nicht nur Energie erzeugen, sondern auch bei der Synthese von essenziellen Molekülen wie Häm und Steroiden, darunter Progesteron, entscheidend mitwirken. Sie sind ebenso wesentlich bei der Umwandlung von Cholesterin, einem Grundbaustein für die Steroidproduktion, was ihre vielseitige Bedeutung im Körper unterstreicht. Diese Aktivitäten zeigen, wie tief sie in die zellulären Funktionen eingebettet sind.

Neuere Forschungen weisen darauf hin, dass Mitochondrien auch eine Rolle im Immunsystem spielen, indem sie an der Produktion entzündungsfördernder Moleküle beteiligt sind, die zur Bekämpfung von Infektionen beitragen. Mitochondrien beeinflussen zudem den Alterungsprozess und die Langlebigkeit durch den Mechanismus des oxidativen Stresses. Ihre Beteiligung an der Redox-Signalgebung, die Zellwachstum, -differenzierung und -tod steuert, zeigt, wie zentral ihre Rolle für die Gesundheit ist.

Diese vielfältigen Nebenjobs der Mitochondrien verdeutlichen, dass sie mehr als nur Energieerzeuger sind. Sie sind an einer Reihe von Schlüsselprozessen beteiligt, die für die Gesundheit und das Funktionieren des Körpers entscheidend sind. Die Erforschung und das Verständnis dieser vielseitigen Rollen bieten wichtige Einblicke in die Biologie und neue Ansätze für die Medizin.

Zellkraftwerke in Gefahr

Unter dem Einfluss von andauerndem Stress beginnen diese sonst so robusten Kraftwerke Anzeichen von Verschleiß zu zeigen. Der Körper, in seinem Versuch, auf die ständigen Alarmzustände zu reagieren, veranlasst die Mitochondrien zu einer Überproduktion von reaktiven Sauerstoffspezies (ROS), den freien Radikalen, die zwar natürliche Nebenprodukte des zellulären Metabolismus sind, in hohen Konzentrationen jedoch zu zerstörerischen Kräften werden. Diese chemischen Störenfriede können die empfindliche mitochondriale DNA angreifen und die Zellstrukturen schädigen, was die Effizienz der kleinen Energieerzeuger schwächt.

Die direkte Folge dieser Belagerung ist eine merkliche Beeinträchtigung in der ATP-Produktion. Wie eine Stadt, die unter einem Stromausfall leidet, finden sich die Körperzellen plötzlich in einem Energiemangel wieder. Die Auswirkungen sind tiefgreifend: Wir fühlen uns ständig müde, unsere Muskeln werden schwächer und weniger ausdauernd, und unser Gehirn arbeitet langsamer und weniger effizient. Doch das ist nur die Spitze des Eisbergs. Langfristig kann eine gestörte mitochondriale Funktion das Tor zu einer Reihe von gesundheitlichen Herausforderungen öffnen, von chronischen Entzündungen über Herzkrankheiten bis hin zu neurodegenerativen Störungen. Sogar Erkrankungen wie Migräne, Fibromyalgie und das chronische Müdigkeitssyndrom sind biochemisch durch dieses zelluläre Defizit beeinflusst, was in der Therapie jedoch häufig noch unberücksichtigt bleibt.

Licht am Ende des Tunnels

Durch gezielte präventive und therapeutische Strategien können wir einen starken Einfluss auf das Wohlbefinden unserer Zellkraftwerke nehmen. Diese Strategien umfassen sowohl bewusste Entscheidungen rund um den Lebensstil, als auch den Einsatz spezifischer Nahrungsergänzungsmittel.

Eine ausgewogene Ernährung, die reich an antioxidativen Lebensmitteln ist, spielt eine Schlüsselrolle bei der Minimierung von oxidativem Stress, einem der Hauptfeinde der Mitochondrien. Spezifische Ernährungsformen, wie die ketogene Diät und intermittierendes Fasten, haben gezeigt, dass sie die Effizienz der mitochondrialen Funktion steigern und die Neubildung von Mitochondrien anregen können. Körperliche Aktivität ist ein weiterer kritischer Faktor. Regelmäßiges Training fördert nicht nur die Bildung neuer Mitochondrien und wirkt wie eine Verjüngungskur für unsere Zellen, es verbessert auch die Effizienz vorhandener Mitochondrien. Ergänzend dazu bieten ausreichend Schlaf und Erholung die notwendige Ruhephase, die unsere Mitochondrien benötigen, um sich von den täglichen Belastungen zu erholen.

Um die psychologischen Auswirkungen von Stress zu mindern, erweisen sich Techniken wie Meditation, Yoga und tiefe Atemübungen als wertvolle Werkzeuge. Auch Kälte- und Hitzetherapien haben positive Effekte auf die mitochondriale Funktion gezeigt, indem sie die Stressresistenz und die Effizienz der Energieproduktion erhöhen. Spezifische Nahrungsergänzungsmittel wie Coenzym Q10 oder Magnesium leisten einen direkten Beitrag zur Unterstützung der mitochondrialen Gesundheit. Diese Substanzen verbessern die mitochondriale Funktion, schützen vor Schäden durch freie Radikale und unterstützen die Energieproduktion insbesondere in unserem Herzmuskel.

Indem wir diese Ansätze in unser tägliches Leben integrieren, stärken wir nicht nur die Gesundheit unserer Mitochondrien, sondern legen auch den Grundstein für ein energiegeladenes und erfülltes Leben. In den späteren Kapiteln dieses Buches werden wir uns detailliert mit diesen und weiteren unterstützenden Interventionen auseinandersetzen, um tiefer in die Wissenschaft und Praxis hinter jeder Empfehlung einzutauchen.

Stress macht dumm

So drastisch dieser Satz klingen mag, birgt er eine gewisse Wahrheit, die tief in der Funktionsweise des Gehirns verankert ist. Ständig „unter Strom" zu stehen, kann mental auszehren und zu kognitiver Erschöpfung führen. Es ist, als würde das Gehirn ständig im Überlastungsmodus laufen, wodurch seine Leistungsfähigkeit allmählich abnimmt. Forschungen zeigen, dass Stress die Denkfähigkeit beeinträchtigt. Er beeinflusst negativ, wie das Gehirn arbeitet, und kann dazu führen, dass Nervenzellen, die wir „Neuronen" nennen, absterben. Neuronen sind spezialisierte Zellen im Gehirn, verantwortlich für das Senden und Empfangen von Informationen, was es dem Menschen ermöglicht, zu denken, zu lernen und zu erinnern. Besonders betroffen von Stress ist der Hippocampus, ein Bereich des Gehirns, der eine Schlüsselrolle beim Lernen und bei der Speicherung von Erinnerungen spielt. Durch Stress verursachte Schäden an Neuronen im Hippocampus können das Gedächtnis und die Lernfähigkeiten erheblich beeinträchtigen.

Langanhaltender Stress kann auch dazu führen, dass die Aktivität der Nervenzellen nachlässt und die Verbindung zwischen den Nervenzellen im vorderen Bereich des Gehirns, dem sogenannten ‚präfrontalen Kortex‘, schwächer wird. Dieser Bereich ist unter anderem für unsere Entscheidungsfindung und das Sozialverhalten zuständig. Dadurch kann zu viel Stress die Fähigkeit, zu denken und zu lernen, stark beeinträchtigen.

Stress ist nicht durchweg negativ und sollte nicht grundsätzlich als schädlich angesehen werden. Ein moderates Maß an Stress kann die geistige Leistungsfähigkeit tatsächlich verbessern und jemanden in einen Zustand des Flows versetzen. Dieses Konzept, das von dem ungarisch-amerikanischen Psychologen Mihaly Csikszentmihalyi eingeführt wurde, beschreibt, wie ein optimales Gleichgewicht zwischen Herausforderung und persönlichen Fähigkeiten Menschen in einen Zustand versetzt, in dem sie sich außergewöhnlich produktiv und kreativ fühlen. Dieser Zustand der Vertiefung und vollen Konzentration tritt ein, wenn der Stresslevel genau richtig ist – nicht zu hoch und nicht zu niedrig – und somit motivierenden Druck erzeugt, der mit unseren Fähigkeiten bewältigt werden kann. Es ist eine feine Balance, die, wie Sie vermutlich zurecht annehmen, präzise justiert sein muss.

Hoher oder sehr hoher Stress, besonders wenn er anhaltend ist, kann jedoch die Bildung klarer Erinnerungen und das komplexe, flexible Denken beeinträchtigen. Um dieses Phänomen besser zu verstehen, ist es hilfreich, die spannenden Vorgänge zu betrachten, die im Hintergrund unseres Denkapparats ablaufen, sobald Stress ins Spiel kommt.

Das Gehirn wächst bis ins hohe Alter

In der Vergangenheit herrschte in der Wissenschaft die Annahme vor, dass unser Gehirn nach Abschluss der Teenager-Jahre seine Entwicklung beendet und sich danach nicht mehr signifikant verändert. Diese Vorstellung wurde inzwischen revidiert. Heutige Erkenntnisse zeigen, dass unser Gehirn über die gesamte Lebensspanne hinweg eine bemerkenswerte Plastizität besitzt, sich also verändern und anpassen kann. Das bedeutet, es kann bis ins hohe Alter reagieren, sich weiterentwickeln und durch verschiedene Stimuli, wie beispielsweise körperliches und kognitives Training, zur Bildung neuer

Neuronen angeregt werden. Diese beeindruckende Kapazität des Gehirns zur Selbstregeneration und -neubildung wird als Neurogenese bezeichnet.

Hier zeigt sich, dass unser Gehirn ein wahres Wunderwerk der Natur ist, ein Netzwerk von Regionen, die harmonisch zusammenarbeiten, um uns zu dem zu machen, was wir sind. Eine dieser Regionen ist der Hippocampus, eine Schlüsselstelle für unser Gedächtnis und wichtig für Lernprozesse. Der Hippocampus ist ein Bereich des Gehirns, der in besonderem Maße von dieser Plastizität profitiert, was wiederum in eine bessere Gedächtnisleistung und verbesserte Lernprozesse münden kann. Allerdings ist Dauerstress ein Faktor, der diese neurologische Erneuerung dieses Wachstum des Hippocampus beeinträchtigen kann. Natürlich hat dies im Umkehrschluss wieder negative Auswirkungen auf unsere Gedächtnisleistung und unsere Fähigkeit, Neues zu lernen. Die Atrophie des Hippocampus, also dessen schleichende Verkleinerung, ist auch eng mit neurologischen Erkrankungen wie Alzheimer Demenz verknüpft.

Studien haben Veränderungen im Hippocampus bei Menschen mit chronischem Stress aufgezeigt. Insbesondere die Dendriten, die filigranen Verästelungen unserer Nervenzellen, können sich zurückziehen. Das Resultat? Unser Gedächtnis leidet, und Dinge, die uns früher leicht fielen, können plötzlich zur Herausforderung werden.

Stresshormone im Gehirn

Auch das uns wohlbekannte Stresshormon Cortisol, das in zahlreichen körperlichen Reaktionen eine zentrale Rolle spielt, kann bei dauerhafter Anwesenheit zum Problem für unsere geistige Gesundheit werden. Wenn uns der Stress im Griff behält und der Cortisolspiegel konstant hoch bleibt, sind es Entscheidungsfindung, Planung und andere höhere kognitive Funktionen, die leiden können. Der biologische Hintergrund dafür ist, dass ein anhaltend erhöhter Cortisolspiegel Neurotransmitter und deren Rezeptoren, vor allem im präfrontalen Kortex und im Hippocampus, beeinträchtigt. Dies stört die Kommunikation zwischen Neuronen und beeinflusst somit zentrale kognitive Prozesse. Zudem hemmt ein hoher Cortisolspiegel das Wachstum und die Verzweigung von Neuronen und fördert entzündliche Prozesse im Gehirn, was unsere kognitive Leistungsfähigkeit und Stimmungslage weiter einschränkt. Des Weiteren sind diese neuroinflammatorischen Prozesse Grundlage für die Entstehung anderer Gehirnerkrankungen.

Cortisol ist für viele Menschen ein alter Bekannter, aber wenn wir uns mit der Leistungsfähigkeit und dem Gesunderhalt unseres Gehirns befassen und eine Stufe tiefer in die spannenden Ecken der Biochemie eintauchen, stoßen wir unweigerlich auf ein Protein namens BDNF – kurz für Brain-Derived-Neurotrophic-Factor. Hinter diesem sperrigen Namen steckt etwas sehr Interessantes.

BDNF: Wächter der neuronalen Gesundheit

BDNF ist ein Schlüsselprotein im Gehirn, das sich als unschätzbarer Verbündeter im Kampf gegen die schädlichen Auswirkungen von Stress und für die Aufrechterhaltung der kognitiven Gesundheit erweist. Man kann BDNF auch als den verborgenen Hüter des Gehirns bezeichnen. In den Windungen und Furchen des Gehirns unterstützt es die Neuronen – den Grundbausteinen des Denkens. Neben der Unterstützung bestehender Neuronen fördert BDNF auch die Neurogenese. Dies ist ein Prozess, bei dem neue Neuronen im erwachsenen Gehirn entstehen. BDNF ist für das Überleben, Wachstum und die Differenzierung von Neuronen unerlässlich.

Aber das ist noch nicht alles. BDNF spielt auch eine entscheidende Rolle in der Synaptogenese, dem Prozess, durch den Synapsen zwischen Neuronen gebildet werden. Diese Verbindungen sind für das Lernen und das Gedächtnis von zentraler Bedeutung. Ein erhöhter BDNF-Spiegel fungiert auch als Schutzschild und kann das Gehirn widerstandsfähiger gegen die schädlichen Einflüsse von Stress machen, was im Wesentlichen bedeutet, dass es die Resilienz des Gehirns unterstützt.

Ironischerweise ist es auch Dauerstress, welcher die BDNF-Produktion insbesondere in der so wichtigen Region des Hippocampus im Gehirn reduziert. Sinkt dort der BDNF-Spiegel, kann dies zu Gedächtnisproblemen führen und die wertvolle Neurogenese stören. Das Gehirn und seine Leistungsfähigkeit entwickeln sich dann nicht zu ihrem individuellen Optimum.

BDNF Lifestyle-Booster

Wegen seiner Bedeutung im Gehirn und der Beziehung zu Stress wird BDNF intensiv erforscht. Wissenschaftler:innen erkunden die Möglichkeit, die BDNF-Produktion oder -Aktivität zu erhöhen, um therapeutische Vorteile bei stressbedingten und anderen neurologischen oder psychiatrischen

Erkrankungen zu erzielen. Natürlich können wir selbst auch etwas tun. Eine mediterrane Ernährung beispielsweise, reich an Obst, Gemüse und gesunden Fettsäuren kann dabei helfen, die BDNF-Produktion anzukurbeln.

Das Essen auszulassen kann aber genauso helfen, die Gehirngesundheit zu fördern. Modernes Fasten steht mittlerweile stark im Fokus der Wissenschaft. Auch in Bezug auf Gehirngesundheit und die Produktion von BDNF. In einem 2021 durchgeführten Tierversuch wurde beobachtet, dass intermittierendes Fasten zu einem signifikanten Anstieg des BDNF-Spiegels im Gehirn führen kann. Dieser Effekt war sowohl bei gesunden als auch bei diabetischen Tieren zu sehen. Die Ergebnisse deuten darauf hin, dass regelmäßiges Fasten ein wirksames Mittel sein könnte, um die BDNF-Konzentration zu erhöhen. Aber auch eine Studie an Menschen belegte diese Annahme. 2017 wurde der Einfluss des Fastens während des Ramadan, des jährlichen muslimischen Fastenmonats, auf BDNF untersucht. Die Ergebnisse zeigten, dass während des Ramadan der BDNF-Plasmaspiegel im Blut bei den teilnehmenden Frauen und Männer anstieg. Dies legt nahe, dass modernes Tagesfasten, aber auch kulturelle oder religiöse Fastenpraktiken die BDNF-Werte im Körper positiv beeinflussen können.

Des Weiteren gilt Hitzestress als gutes Mittel, um BDNF zu produzieren und die Gehirngesundheit zu unterstützen. Warme Bäder und auch klassisches finnisches Saunieren helfen hier. Eine heiße Wanne könnte mehr als nur Entspannung bieten. Eine faszinierende Studie aus 2018 enthüllt, dass das Eintauchen des Körpers bis zum Hals in heißes Wasser den Serumspiegel des BDNF-Spiegels bei gesunden Männern erhöht. Die Wärme scheint die BDNF-Produktion durch eine Steigerung der Körpertemperatur, bekannt als Hyperthermie, zu fördern. In einer weiteren Studie aus dem Jahr 2021 wird dieser Effekt noch verstärkt, wenn Ausdauerübungen mit der Hitzeexposition kombiniert werden. Die Wissenschaftler:innen fanden heraus, dass diese Kombination zu einer weiteren Erhöhung des BDNF-Spiegels führt, was die Tür für spannende Möglichkeiten in der Förderung der Gehirngesundheit öffnet. Insbesondere könnte dadurch der Schutz vor Gehirnerkrankungen wie Demenz eine neue Stufe der Effektivität erreichen.

In der Wissenschaft gilt Sport weithin als einer der effektivsten Förderer von BDNF. Insbesondere Ausdauertraining, egal ob langanhaltende Grundlage oder modernes Intervalltraining kann die BDNF-Produktion im Gehirn ankurbeln. Eine spannende Studie aus dem Jahr 2014 entdeckte, dass regelmäßiges Lauftraining die Werte des Superdüngers BDNF im

Gehirn stark in die Höhe treibt. Somit fördert Sport nicht nur die muskuläre und kardiovaskuläre Gesundheit, nein es unterstützt das Wachstum neuer Gehirnzellen und stärkt die Verbindungen zwischen ihnen. Aber das ist noch nicht alles: Die Studie zeigte auch, dass Ausdauertraining die Insulinsensitivität und Blutdruck verbessert, was ein wichtiger Faktor für die Gesundheit des Stoffwechsels, aber noch viel wichtiger als Langzeitschutz für Gehirnerkrankungen wie Alzheimer Demenz gilt. Daher ist Sport eine mehr als empfehlenswerte und effektive Methode zur Stressbewältigung und auch zur Unterstützung der kognitiven Gesundheit.

Stress macht uns ineffizient

Aber es sind nicht nur die biochemischen Prozesse in unserem Gehirn, die unsere Leistung beeinflussen. Auch die Art und Weise, wie wir unsere Arbeit angehen und kognitive Herausforderungen meistern, spielt eine Rolle. Ein unterschätzter Aspekt von Stress ist, dass er uns aus dem Konzept bringt und unsere Konzentration empfindlich stört. Dadurch werden wir in unserer Effizienz genauso gehemmt wie durch nachlassende Denkprozesse.

Wenn unser Geist ständig auf der Hut ist und auf alles in seinem Umfeld reagiert, fällt es schwer, sich ganz dem Moment und der gegenwärtigen Aufgabe zu widmen. Schnell werden wir aus unseren Gedanken gerissen oder verlieren uns in Abschweifungen, wodurch selbst einfache Dinge wie Lesen, Schreiben und Lernen zu Hürden werden. Besonders in einem Büroalltag, umgeben von digitalen Kommunikationswerkzeugen. Im Schnitt verbringen viele bis zu 10 Stunden am Bildschirm, haben dabei aber nur etwa 20-25 durchgehende, ungestörte Minuten, um fokussiert an einer Aufgabe zu arbeiten. Wir werden abgelenkt und aus der Konzentration gerissen. Wenn wir uns dann wieder tief in eine Arbeit vertiefen möchten, braucht unser Gehirn oft länger als 20 Minuten, um wieder vollständig und effektiv bei der Sache zu sein. So verlieren wir täglich mindestens 2-3 Stunden Zeit durch Ablenkungen.

Inmitten unserer technologisch fortschrittlichen Welt scheint es oft, als kämen wir mit unseren Aufgaben einfach nicht hinterher. Viele Menschen vergleichen diese nachlassende Produktivität mit der Leistungsfähigkeit von früher und denken, ihr Gehirn sei nicht mehr so fit. Natürlich kann das sein, aber vielleicht lassen wir uns auch nur zu einfach ablenken und belasten unser Gehirn einfach unnatürlich stark.

Ein Lebensstil, der den Stoffwechsel unseres Gehirns unterstützt, könnte uns dabei helfen, im Alter deutlich weniger kognitiven Abbau zu erleben. Das Sprichwort „Use it or lose it" trifft zu – es ist problematisch, das Gehirn nicht zu fordern. Doch es ständig zu überlasten, stört enorm die fein abgestimmte Biochemie unseres Steuerungszentrums. Dies beeinträchtigt die Produktion wichtiger Botenstoffe wie Neurotransmitter, die für unsere geistige Leistungsfähigkeit entscheidend sind. Dadurch verlieren wir kognitive Fähigkeiten und schieben den Verlust oft fälschlicherweise auf das Älterwerden. Dies zu übersehen ist ein weitverbreiteter Fehler in unserer Gesellschaft. Das Thema Neurotransmitter wird uns in diesem Buch aber noch häufiger begegnen.

Gefühle leiden unter Stress

Zu guter Letzt beeinflusst Stress nicht nur das Denken, sondern auch das Fühlen. Die Emotionen können durcheinandergeraten, was wiederum die kognitive Leistung beeinflusst. Es kann ein Teufelskreis aus negativen Emotionen entstehen und dies beeinträchtigt wiederum die kognitiven Funktionen.

Es ist entscheidend, den Einfluss von Stress auf das kognitive Wohlbefinden zu erkennen und proaktiv Strategien zur Stressbewältigung zu entwickeln. Ein verstandenes Problem ist schließlich schon zur Hälfte gelöst. Ob Stress jetzt wirklich dumm macht, kann diskutiert werden. Aber man sollte die dahinterliegende Botschaft ernst nehmen und sich die Zeit nehmen, sowohl für das geistige als auch für das emotionale Wohl zu sorgen. Keine Sorge, im Hauptteil dieses Buches finden Sie pragmatische Lösungsansätze, um den Teufelskreis der Überlastung zu durchbrechen, und Ihr Gehirn auf ein neues Leistungslevel zu bringen.

Stress macht asozial

Stress führt oft zu asozialem Verhalten – eine weitere harte, aber wichtige Feststellung. Lassen Sie uns gemeinsam tiefer eintauchen, um zu verstehen, wie ich zu dieser Schlussfolgerung gelangt bin.

Das „Good Samaritan Experiment" von 1973 illustriert eindrucksvoll, wie Stress unser Verhalten beeinflussen kann, insbesondere wenn es um

Hilfsbereitschaft geht. Die Studie, durchgeführt von Forschern an der Princeton University, konzentrierte sich auf Teilnehmer, die sich auf eine Karriere als religiöse Führer vorbereiteten.

Die Forscher:innen teilten die Teilnehmer:innen in zwei Gruppen. Die eine Gruppe sollte über berufliche Möglichkeiten vortragen, die andere über die biblische Geschichte des barmherzigen Samariters – eine Erzählung, in der ein Samariter einem verletzten Fremden hilft, während andere vorbeigehen. Die eigentliche Prüfung begann jedoch auf dem Weg zum Vortragsort: Jeder Teilnehmer traf auf einen scheinbar hilfsbedürftigen Fremden.

Hier kam der Faktor „Stress" ins Spiel. Einigen Teilnehmer:innen wurde mitgeteilt, dass sie zu früh für ihre Rede waren, anderen, dass sie genau richtig oder schon zu spät dran waren. Diese unterschiedlichen Zeitdrucksituationen simulierten verschiedene Stressniveaus.

Das Ergebnis? 63 % der Teilnehmer:innen, die dachten, sie seien früh dran, halfen dem Fremden. Bei denen, die glaubten, pünktlich zu sein, waren es 45 %. Aber unter denjenigen, die sich verspätet fühlten – also unter hohem Stress standen – boten nur 10 % Hilfe an. Dies zeigt, dass Stress, selbst in Form von Zeitdruck, unsere Bereitschaft zur Hilfe erheblich beeinträchtigen kann.

Nachdem das „Good Samaritan Experiment" gezeigt hat, wie Stress unsere Entscheidungen beeinflussen kann, ist es interessant, dies im Kontext von Daniel Kahnemans Theorie von „Schnellem Denken, Langsamem Denken" zu betrachten. Kahneman beschreibt, wie wir zwei unterschiedliche Entscheidungswege in unserem Gehirn haben: den schnellen, der oft von unserer Amygdala, dem Zentrum unserer emotionalen Reaktionen, gesteuert wird, und den langsamen, überlegten Weg, der im präfrontalen Kortex, dem Sitz des rationalen Denkens, verankert ist.

Im Experiment sehen wir, wie der Zeitdruck die Teilnehmer:innen dazu brachte, schnelle, instinktive Entscheidungen zu treffen, beeinflusst von der Amygdala. Doch in weniger stressigen Situationen hätten sie möglicherweise den langsameren, rationalen Weg des präfrontalen Kortex gewählt. Dies verdeutlicht, wie wichtig es ist, ein Gleichgewicht zwischen diesen beiden Entscheidungswegen zu finden, um sowohl empathisch als auch effektiv zu handeln.

Das „Good Samaritan Experiment" zeigt, wie Stress unsere Hilfsbereitschaft beeinflussen kann. Diese Erkenntnis hat weitreichende Bedeutung, nicht nur im persönlichen, sondern auch im beruflichen Kontext. Im Berufsalltag kann eine effektive Stressbewältigung einen signifikanten Unterschied in der Interaktion zwischen Kolleg:innen und in der Beziehung zwischen Führungskräften und Mitarbeiter:innen machen. Die Fähigkeit, unter Druck empathisch und unterstützend zu bleiben, ist eine wertvolle Kompetenz, die über Generationen und Kontexte hinweg relevant ist.

Kann man Stress messen?

Das Messen von Stress öffnet uns ein spannendes Fenster in die verborgene Welt unseres Körpers. Ein präzises Verständnis darüber, wie sich Stress manifestiert, wo er entsteht und wie diese Daten zu interpretieren sind, kann hilfreich sein, um Lösungsstrategien zu entwickeln. Es existieren zahlreiche Ansätze, um ein Gefühl für unser Stressniveau zu erhalten. Spezifische Fragebögen können einen schnellen ersten Eindruck unserer Belastung bieten. Klassische biologische Parameter wie Blutdruck und Puls, die sogar von zu Hause aus regelmäßig gemessen werden können, liefern wichtige Basisdaten. Die moderne Technologie in Form von Fitnessarmbändern ermöglicht uns, den Zugriff auf Daten zu erhalten, die auf ein hohes Stresslevel hinweisen können. Nicht zu vergessen ist die Rolle hochwertiger Labordiagnostik, die durch die Messung spezifischer Biomarker, wie zum Beispiel Cortisolspiegel im Speichel, eine wichtige Perspektive auf unseren Stresszustand bietet. Die Kombination dieser Methoden ermöglicht es uns, ein umfassendes Bild unseres Stresslevels zu zeichnen und damit besser umzugehen. Ob die Nutzung spezifischer Diagnostik erforderlich ist oder ob man sich auf das eigene Gefühl verlässt, hängt natürlich von der persönlichen Einschätzung ab.

1. Fragebögen

Fragebögen sind in der wissenschaftlichen Forschung tief verwurzelt und ermöglichen es, große Gruppen von Menschen einfach und bequem zu ihrem Stresslevel zu befragen. Dies kann fast überall auf der Welt geschehen, ohne dass ein Labor oder teure Technologien erforderlich sind, um Zugang zu den Daten der Teilnehmenden zu erhalten.

Ein Beispiel dafür ist die *Perceived Stress Scale* (PSS) und der *Perceived Stress Questionnaire* (PSQ). Das sind zwei weit verbreitete und anerkannte Instrumente zur Messung des wahrgenommenen Stresses. Beide basieren auf Selbstberichten und messen das Ausmaß, in dem Situationen im Leben einer Person als stressig wahrgenommen werden. Die Hauptunterschiede liegen in der Art und Weise, wie sie konzipiert sind und welche Aspekte des wahrgenommenen Stresses sie messen.

a) PERCEIVED STRESS SCALE (PSS): Der PSS wurde von Sheldon Cohen in den 1980er Jahren entwickelt und ist eines der am häufigsten verwendeten psychologischen Instrumente zur Messung des wahrgenommenen Stresses. Er besteht aus bis zu 14 Fragen, die sich auf Gedanken und Gefühle während des letzten Monats beziehen. Diese Fragen messen das Ausmaß, in dem das Leben als unvorhersehbar, unkontrollierbar und belastend wahrgenommen wird. Ein höherer PSS-Wert weist auf ein höheres Niveau an wahrgenommenen Stress hin.

b) PERCEIVED STRESS QUESTIONNAIRE (PSQ): Der PSQ wurde ursprünglich in Deutschland entwickelt und beinhaltet eine detailliertere und umfassendere Beurteilung des wahrgenommenen Stresses. Der PSQ besteht aus 30 Elementen, die verschiedene Aspekte des wahrgenommenen Stresses messen, darunter Anforderungen, Spannungen, Freuden und Kontrollverluste. Die Elemente des PSQ sind in vier Hauptfaktoren unterteilt: Anforderungen, Spannungen, mangelnde Freude und Kontrollverluste. Ein höherer PSQ-Wert weist auf ein höheres Niveau an wahrgenommenen Stress hin.

Beide Instrumente sind wertvolle Werkzeuge zur Messung von Stress, wobei der PSQ eine umfassendere Beurteilung ermöglicht, während der PSS einfacher und schneller zu bedienen ist. Ob sie für den Einsatz zu Hause sinnvoll sind, erscheint zweifelhaft. Aufgrund ihres Aufwands sind diese Tests wahrscheinlich in professionellen Händen besser aufgehoben.

2. Blutdruck-Messung

Die Überwachung des Blutdrucks kann ein einfaches und hilfreiches Mittel sein, um das Stressniveau zu bestimmen, da chronischer Stress zu anhaltendem Bluthochdruck führen kann. Haben Sie das Gefühl, dass Sie unter starkem Stress stehen und sich dieser auf Ihre Gesundheit auswirkt? Dann ist dieses Protokoll eine einfache Möglichkeit, die biologische Auswirkung von Stress in Ihrem Körper zu messen.

Blutdruck-Protokoll:
Regelmäßige Überwachung: Zunächst einmal sollten Sie Ihren Blutdruck regelmäßig messen. Für eine genaue Beurteilung sollten die Messungen über einen längeren Zeitraum von mindestens 2-3 Wochen gemessen werden. Ideal messen Sie einmal morgens und einmal abends. Sie möchten ja Ihren Ruhewert ermitteln, deshalb ist es wichtig, sich vor der Messung hinzusetzen und ein paar Minuten zur Ruhe zu kommen. Bitte sprechen Sie auch nicht während der Messung. Das Setting Ihrer Messung sollte nach Möglichkeit immer gleich sein. Im Allgemeinen gilt ein Blutdruckwert von 120/80 mmHg als normal. Werte über 130/80 mmHg können auf hohen Blutdruck hinweisen. Wenn Sie feststellen, dass Ihre Werte ständig über dem Normalbereich liegen, könnte dies auf intensiven Stress hinweisen.

Schenken Sie regelmäßig Ihren Blutdruckwerten Aufmerksamkeit. Beobachten Sie dabei, ob es zwischen Ihrem Stressniveau und den Blutdruckschwankungen eine Verbindung gibt. Stellen Sie fest, dass Ihr Blutdruck steigt, wenn Sie unter Stress stehen und wieder sinkt, sobald sich der Stress auflöst, dann kann dies ein Indikator dafür sein. Sie können dies zur Steuerung Ihrer Alltagsbelastung nutzen und Ruhephasen einplanen. Natürlich können auch viele andere Einflüsse des Lebens mitverantwortlich sein. Rauchen, hoher Alkoholkonsum, ungesundes Essen wie Fastfood, zu wenig Bewegung und auch genetische Veranlagung tragen genauso wie Stress zu einer chronischen Erhöhung bei. Beobachten Sie Ihre Werte und sprechen Sie gegebenenfalls mit medizinischem Personal.

3. Herzratenvariabilität (HRV)

Die Messung der Herzratenvariabilität stellt ein weiteres wirkungsvolles Instrument zur Erfassung von Stress dar. Angesichts der zunehmenden Verfügbarkeit von Fitness- und Gesundheitstrackern für das Handgelenk hat sich diese Methode zu einer der beliebtesten entwickelt. Sie ermöglicht es, relativ valide Daten bezüglich der eigenen Gesundheit zu erhalten, ohne ein Labor aufsuchen zu müssen. Software und Smartphone-Apps präsentieren die Ergebnisse recht unkompliziert und liefern zudem Empfehlungen, wie man die Werte positiv beeinflussen kann.

Aber was ist eigentlich die Herzratenvariabilität? Die HRV wird durch das Erfassen der Zeitintervalle zwischen aufeinanderfolgenden Herzschlägen gemessen, häufig mithilfe von optischen Sensoren in Fitness-Trackern. Durch die Analyse dieser Intervalle kann die Fähigkeit des Körpers, auf Stress zu reagieren und sich zu erholen, beurteilt werden.

Ein individuell höherer HRV-Wert weist dabei auf eine effiziente Erholung des Herzkreislaufsystems und auf gesunde mentale sowie immunologische Reaktionen auf Stress hin. Des Weiteren eine gesteigerte kognitive Leistungsfähigkeit, Emotionsregulation und Verhaltenskontrolle. Kurz gesagt, eine bessere Gesundheit und Stressbewältigung. Im Gegensatz dazu wird eine niedrige individuelle Variabilität mit einer Reihe von Gesundheitsproblemen in Verbindung gebracht. Es ist wichtig, zu berücksichtigen, dass Sie Ihre individuellen HRV-Ergebnisse nicht mit anderen Personen vergleichen sollten, sondern nur mit sich selbst. Tatsächlich besitzen Sie eine eigene individuelle Spannbreite, die Sie durch Ihren Lebensstil sowohl positiv als auch negativ beeinflussen können.

Diese Messungen werden umso genauer, je länger sie durchgeführt werden. Doch schon eine regelmäßige 1-minütige Messung mit einem Fitness-Tracker kann wertvolle Informationen liefern und helfen, den Alltag zu steuern.

Wie bei den meisten Dingen im Leben nimmt die Herzratenvariabilität mit dem Alter ab, da das autonome Nervensystem nicht mehr so gut reguliert wie in jüngeren Jahren. Allerdings kann ein gesunder Lebensstil diesen natürlichen Verlauf positiv beeinflussen.

4. Cortisol im Speichel

Cortisol spielt eine Schlüsselrolle in vielen Funktionen des Körpers. Hier sind einige der wichtigsten Funktionen:

— STRESSREAKTION: Cortisol ist das primäre „Stresshormon". Es hilft dem Körper, effektiv auf Stress zu reagieren, indem es den Blutzuckerspiegel erhöht und den Stoffwechsel beschleunigt, um Energie zur Verfügung zu stellen.

— IMMUNMODULATION: Cortisol hat entzündungshemmende Eigenschaften und hilft, das Immunsystem zu modulieren. Es kann die Reaktion des Immunsystems auf Infektionen oder Verletzungen dämpfen.

— STOFFWECHSEL: Cortisol spielt eine wichtige Rolle im Kohlenhydrat-, Fett- und Proteinmetabolismus. Es hilft, die Konzentration von Glukose im Blut zu regulieren.

— ZENTRALNERVENSYSTEM (ZNS): Cortisol beeinflusst die Funktion des Zentralnervensystems, einschließlich Stimmung und Verhalten. Dies kann sich in einer Reihe von Symptomen manifestieren, darunter Angstzustände, Depressionen, Gedächtnisprobleme und Schwierigkeiten bei der Stressbewältigung, was die Bedeutung eines ausgewogenen Cortisolspiegels für die Gesundheit des ZNS unterstreicht.

— SCHLAF-WACH-ZYKLUS: Cortisol folgt einem natürlichen Tagesrhythmus, wobei die Konzentration am Morgen am höchsten und am Abend am niedrigsten ist. Es spielt eine wichtige Rolle bei der Regulierung des Schlaf-Wach-Zyklus.

Das Steroidhormon Cortisol spielt somit eine zentrale Rolle in zahlreichen biochemischen Abläufen im Körper und folgt normalerweise einem biologischen Rhythmus. Bei anhaltenden und intensiven Belastungen kann die Produktion entgleisen und es kommt zu Störungen im Tages- und Nachtverlauf. Dauerhaft erhöhte Werte am Tag, die unruhig machen oder aber in der Nacht, verbunden mit ungewolltem Aufwachen. Chronisch erhöhte Cortisolwerte stören nicht nur den Schlaf, sie können auch zu Gewichtszunahme, Diabetes, hohem Blutdruck und eine beeinträchtigte Gehirnfunktion führen.

Cortisol lässt sich im Speichel und im Blut messen, wobei die Speichelvariante eine einfachere und genauere Messung ermöglicht. Insbesondere da man im Heimgebrauch mit mehreren Messungen ein Tagesprofil anlegen kann und somit nicht den gesamten Fokus auf eine Einzelmessung legt. Des Weiteren ist die Messung eines Stresshormons in einer medizinischen Praxis oder einem Labor, verbunden mit einer Blutabnahme, alles andere als ideal zu sehen. Alleine diese Gegebenheit kann bereits Auswirkungen auf die Cortisol-Werte haben.

Wenn Stress zum Räuber wird

Neben der Cortisolmessung gibt es weitere labortechnische Methoden zur Beurteilung längerfristiger Stressbelastungen, darunter die Analyse von Aminosäuren, Neurotransmittern, Mineralstoffen und Hormonen. Fortwährender Stress kann in diesen Bereichen wie ein unsichtbarer Räuber wirken, der wichtige Ressourcen plündert. Ein solcher Raubzug manifestiert sich häufig in Symptomen wie Müdigkeit, Konzentrationsschwäche und

Energieabfall. Besonders Magnesium, ein essenzielles Mineral, das eine Schlüsselrolle bei der Energieproduktion und Herzfunktion spielt, zählt zu den bevorzugten Zielen dieses Räubers.

Unter Stress verbraucht der Körper erhöhte Mengen an Magnesium. Dies geschieht, da Magnesium an der Aktivierung des Adenosintriphosphats (ATP) beteiligt ist, der primären Energiequelle der Zellen. Bei Stress benötigen die Zellen mehr Energie, um auf die Herausforderungen zu reagieren, was den Magnesiumbedarf steigert. Wenn dieser Bedarf nicht gedeckt wird, kann es zu einer Beeinträchtigung der Energieproduktion kommen, was zu Müdigkeit, vermindertem Energielevel und letztlich zu einer reduzierten Leistungsfähigkeit führt.

Das Herz ist besonders von Magnesiummangel betroffen, da Magnesium für die Aufrechterhaltung des Elektrolythaushalts und der Muskelkontraktionen, einschließlich der Herzschläge, unerlässlich ist. Ein Mangel kann zu Herzrhythmusstörungen, erhöhtem Blutdruck und einer erhöhten Anfälligkeit für kardiovaskuläre Erkrankungen führen. Zudem ist Magnesium entscheidend für die Entspannung der Blutgefäße, was einen weiteren kritischen Faktor für die Herzgesundheit darstellt. Die ironische Folge ist, dass der Körper in Zeiten, in denen er am meisten Unterstützung benötigt, um mit Stress umzugehen, durch den erhöhten Verbrauch von Magnesium in einen Zustand versetzt wird, der die Bewältigung von Stress und die Aufrechterhaltung der Gesundheit erschwert. Daher ist es wichtig, besonders in stressreichen Zeiten auf eine ausreichende Magnesiumzufuhr zu achten, um den Körper zu unterstützen und Herz und Energieproduktion zu schützen.

Daraus ergibt sich die Erkenntnis, dass die Messung scheinbar einfacher Mineralstoffe im Körper eine bedeutende Rolle spielt, um die Auswirkungen von Stress zu evaluieren. Allerdings liefert eine herkömmliche Analyse des Blutserums, wie sie bei Standardblutentnahmen durchgeführt wird, oft keine aussagekräftigen Ergebnisse. essenzielle Stoffe für den Energiehaushalt, wie Magnesium, Zink oder Eisen, müssen im Vollblut, also einschließlich des Zellmaterials, gemessen werden. Solche detaillierten Analysen finden jedoch selten in Arztpraxen Anwendung.

Dies trifft ebenso auf eine Vielzahl anderer Substanzen zu, darunter Vorstufen von Neurotransmittern wie Aminosäuren, die wir normalerweise über die Nahrung aufnehmen sollten. In stressreichen Phasen, wenn die Neigung zu ungesunder Ernährung wie Fastfood oder Fertigprodukten steigt, werden diese wichtigen Nährstoffe jedoch häufig knapp. Die Produktion und Funktion von Neurotransmittern, den Botenstoffen des Gehirns wie Serotonin, Dopamin, Acetylcholin oder GABA, wird dadurch beeinträchtigt. Diese sind jedoch zentrale Bestandteile des Gehirnstoffwechsels und essenziell für die mentale Gesundheit, da sie Funktionen wie Antrieb, Konzentration und die Fähigkeit zur Entspannung steuern. Eine Überbelastung kann zu einer Dysregulation des Gehirnstoffwechsels führen, die sich in Symptomen wie Unruhe, Schlafproblemen, Antriebslosigkeit oder Konzentrationsschwierigkeiten äußert.

Eine tiefgreifende biochemische Analyse in der Schulmedizin könnte Defizite in diesem Bereich aufdecken, die durch eine Ernährungsumstellung und gezielte Nahrungsergänzung effektiv bekämpft werden könnten. Dies würde signifikant zur Reduzierung der Häufigkeit und des Schweregrades stressbedingter Burnouts und Depressionen beitragen.

Mehr Gefühl entwickeln

Doch es sollte nicht unser Hauptziel sein, chronischen Stress durch Labortests zu beweisen. Vielmehr sollten wir ein tiefes Verständnis für unsere individuellen Bedürfnisse kultivieren und ein Gefühl dafür entwickeln, wie alltägliche Belastungen uns körperlich und geistig beeinflussen. Indem wir uns aktiv für einen gesunden Lebensstil entscheiden, können wir diesen Stressfaktoren vorbeugen und ihr Entstehen weitestgehend vermeiden.

Es ist auch wichtig zu beachten, dass keine der Messvarianten für sich allein ausreicht, um unseren Stresszustand vollständig zu erfassen. Die Wahl der geeigneten Methode hängt von einer Vielzahl von Faktoren ab, darunter der spezifische Kontext, den Zweck der Messung und die individuellen Unterschiede zwischen den Menschen. Es lohnt sich daher, verschiedene Methoden zu kombinieren, um ein umfassenderes Bild unserer Stressreaktionen zu erhalten. Schließlich spielt die bewusste Einschätzung unseres eigenen Lebensstils und unserer persönlichen Empfindungen eine entscheidende Rolle bei der Beurteilung, ob wir unter zu intensivem oder zu langanhaltendem Stress leiden. Wenn wir lernen, in uns hineinzuhorchen und unser eigenes Befinden zu reflektieren, ist dies mit Sicherheit wertvoller als jede Laboruntersuchung. Zudem ist es ratsam, professionelle Beratung in Anspruch zu nehmen, um das individuelle Problem ganzheitlich zu betrachten und zu behandeln.

Einsamkeit: Die verborgene Krankheit

In einer Welt, in der Städte wachsen und Technologien uns scheinbar näher zusammenbringen, entfaltet sich ein stilles Paradox: Die Einsamkeit. Soziale Isolation mitten im Netzwerk der Gesellschaft.

Wir leben in einer sich stetig entwickelnden Welt, in der die Urbanisierung voranschreitet und neue Technologie und Kommunikationsmittel die Illusion verstärkter Nähe erzeugen. Paradoxerweise kristallisiert sich zum selben Zeitpunkt ein Phänomen der Isolation heraus. Obwohl unsere Gesellschaft näher zusammengerückt und digital stärker vernetzt ist, erleben viele Menschen zur selben Zeit eine tiefe Einsamkeit. Anscheinend verbirgt sich hinter der scheinbaren Verbundenheit eine oft unerkannte Epidemie der emotionalen und sozialen Isolation.

Einsamkeit wird oft missverstanden und unterschätzt. Einsamkeit ist nicht nur das physische Alleinsein; sie ist ein subjektives, schmerzhaftes Gefühl des Getrenntseins, der fehlenden Verbindung zu anderen Menschen. Dieses Gefühl kann auch inmitten einer Menschenmenge oder in einer Beziehung auftreten. „Man kann einsam sein, obwohl man nicht sozial isoliert ist", wie es der Psychologe Dr. Manfred Spitzer beschreibt. Psychologisch betrachtet entsteht Einsamkeit, wenn unsere Bedürfnisse nach bedeutungsvollen sozialen Interaktionen und Beziehungen nicht erfüllt werden. Es ist ein Zustand, in dem eine Kluft zwischen den gewünschten und den vorhandenen sozialen Beziehungen besteht.

Junge Erwachsene werden zunehmend früher unabhängig, doch diese Unabhängigkeit geht oft mit einer wachsenden Einsamkeit einher. Dieser Trend spiegelt sich in verschiedenen Aspekten unseres täglichen Lebens wider. So leben immer mehr Menschen in Ein-Kind-Familien oder wachsen in Haushalten mit nur einem Elternteil auf, bedingt durch steigende Scheidungsraten und sich verändernde Familienstrukturen. Diese Entwicklungen gewöhnen uns früh an Konzepte wie Trennung und Alleinsein, die einst in der Gesellschaft weniger präsent waren.

Die Architektur unserer Städte und die Gestaltung unserer Wohnräume tragen ebenfalls zu diesem Trend bei. Es werden zunehmend mehr Einzelwohnungen gebaut, die speziell auf die Bedürfnisse von Alleinlebenden zugeschnitten sind. Diese Wohnungen bieten zwar Unabhängigkeit und Privatsphäre, können aber auch das Gefühl der Isolation verstärken, da die

Gelegenheiten für soziale Interaktionen innerhalb einer Wohngemeinschaft oder Familie fehlen.

Darüber hinaus spiegelt sich diese Entwicklung auch in unserem Konsumverhalten wider. Im Lebensmittelhandel beispielsweise finden wir immer häufiger Single-Verpackungen von Haushaltsartikel und Lebensmitteln. Diese sind vielleicht praktisch, symbolisieren jedoch gleichzeitig eine Gesellschaft, in der immer mehr Menschen alleine essen und leben. Die zunehmende Verbreitung solcher Produkte deutet auf eine tiefgreifende Veränderung in der Art und Weise hin, wie wir leben und interagieren.

Diese Trends zeigen auf, wie sich unsere Gesellschaft in eine Richtung entwickelt, in der Unabhängigkeit und Selbständigkeit oft Hand in Hand mit sozialer Isolation und Einsamkeit gehen. Während wir uns an die Bequemlichkeiten und Freiheiten des modernen Lebens gewöhnen, dürfen wir nicht vergessen, dass diese Veränderungen auch Herausforderungen für unser soziales und emotionales Wohlbefinden darstellen. Es ist wichtig, ein Gleichgewicht zu finden, das sowohl die Unabhängigkeit fördert als auch die menschliche Verbindung und Gemeinschaft erhält.

Krise verstärkt Einsamkeit

In Krisenzeit kann diese Lebensform mitunter zum Problem werden. Die Corona Pandemie hat diese deutlich gezeigt. Die Maßnahmen zur Eindämmung der Pandemie, wie Lockdowns und soziale Distanzierung, führten dazu, dass viele Menschen lange Zeit physisch und emotional von ihrer Familie, Freund:innen und Kolleg:innen getrennt waren. Diese Isolation war besonders schwierig für Menschen, die alleine leben, und erhöhte das Gefühl der Einsamkeit. Ältere Menschen, die bereits vor der Pandemie anfällig für Einsamkeit waren, wurden besonders hart getroffen. Die Einschränkungen in Pflegeheimen und der Mangel an physischen Besuchen verschärften ihre Isolation. Studien zeigen, dass die Pandemie zu einem Anstieg von psychischen Gesundheitsproblemen führte, einschließlich Depression und Angstzuständen, die oft mit Einsamkeit verbunden sind. Die Unsicherheit und der Stress der Pandemie verstärkten diese Gefühle.

Die Verschiebung zu Homeoffice und Fernarbeit hat ebenfalls zu einem Gefühl der Isolation beigetragen. Der Mangel an persönlichem Kontakt und informellen Gesprächen am Arbeitsplatz hat die soziale Dynamik verändert. Zwar ermöglichten Technologien wie Videokonferenzen eine gewisse Form der Verbindung, doch sie konnten den persönlichen Kontakt nicht vollständig ersetzen. Die digitale Kommunikation hat ihre Grenzen, besonders wenn es um den Aufbau tieferer, emotionaler Verbindungen geht. Lebenswichtiger Körperkontakt war für manche für Wochen oder sogar Monate unmöglich.

Auch nach dem Abklingen der strengsten Pandemie-Maßnahmen spürten viele Menschen weiterhin die Auswirkungen der Isolation. Die Rückkehr zu normalen sozialen Interaktionen war für viele eine Herausforderung, und das Gefühl der Einsamkeit hält an. Durch ungewollte soziale Isolation kann der Mensch psychisch und physisch Schaden nehmen.

Einsamkeit erhöht den gefühlten Stress

Einsamkeit kann einen chronischen Stresszustand auslösen. Dieser anhaltende Stresszustand führt zu einer erhöhten Ausschüttung von Stresshormonen wie Cortisol, was wiederum das Risiko für gesundheitliche Probleme steigert. Chronischer Stress kann das Immunsystem schwächen, was die betroffene Person anfälliger für Infektionen und Krankheiten macht.

Forschungen haben gezeigt, dass chronische Einsamkeit das Risiko für eine Vielzahl von Gesundheitsproblemen erhöht, darunter Herzkreislauferkrankungen, Schlaganfälle, Immunschwäche und kognitive Beeinträchtigungen. Interessanterweise aktiviert das Gefühl der Einsamkeit dieselben Gehirnregionen, die auf physischen Schmerz reagieren. Das deutet darauf hin, dass unser Körper Einsamkeit als eine Art Bedrohung wahrnimmt. Evolutionär betrachtet erklärt sich dies recht einfach. Wir waren stark von unserer Lebensgemeinschaft abhängig. Allein zu Leben verschlechterte die Überlebenschancen. Wurden wir verstoßen oder haben aus einem anderen Grund den Anschluss zu unserer Sippe verloren, erhöhte sich das Sterberisiko dramatisch. Dieses Wissen ist noch immer tief in uns verankert und wirkt bedrohlich. Eine Kündigung der Firma oder Scheidung und der Auszug aus dem gemeinsamen Wohnverhältnis ergeben ein ähnliches Gefühl.

Wie Einsamkeit zu Folgeerkrankungen führt

Die weitreichenden Auswirkungen der Einsamkeit auf die Gesundheit werden durch Forschungen von drei renommierten Institutionen eindrucksvoll beleuchtet. Das *National Institute on Aging* (NIA) hat aufgezeigt, dass soziale Isolation und Einsamkeit nicht nur das psychische Wohlbefinden beeinträchtigen, sondern auch zu physischen Gesundheitsproblemen führen können. Die Forschung des NIA stellt fest, dass das Risiko eines vorzeitigen Todes durch Einsamkeit um 26 % und durch soziale Isolation um 29 % ansteigt, wobei die Risiken vergleichbar sind mit denen von Rauchen, Übergewicht und körperlicher Inaktivität. Bemerkenswerterweise wurde auch ein um etwa 50 % erhöhtes Risiko für Demenz im Zusammenhang mit sozialer Isolation festgestellt.

Die *Centers for Disease Control and Prevention* (CDC) bestätigen und erweitern diese Erkenntnisse. Laut CDC erhöhen soziale Isolation und Einsamkeit das Risiko für Herzkrankheiten um 29 % und für Schlaganfälle um 32 %. Zudem stehen sie in Verbindung mit höheren Raten von Depressionen, Angstzuständen, Sucht, Suizidalität, Selbstverletzung und Typ 2 Diabetes. Diese Ergebnisse unterstreichen die tiefgreifenden Auswirkungen, die ein Mangel an sozialer Verbindung auf die körperliche Gesundheit haben kann.

Das *National Center for Biotechnology Information* (NCBI) fügt hinzu, dass Einsamkeit den kognitiven Abbau beschleunigt. Diese gesundheitlichen Beeinträchtigungen steigern die Nachfrage nach medizinischer Versorgung und Betreuung, insbesondere unter älteren Erwachsenen. Der volkswirtschaftliche Schaden, der durch Einsamkeit entsteht, kann als enorm eingestuft werden.

Diese Studien beleuchten nicht nur die zentrale Bedeutung sozialer Bindungen in einem neuen Licht, sondern verdeutlichen auch, wie Einsamkeit als ein besonders ausgeprägter Stressfaktor im Leben wirken kann. Dies wird insbesondere in weltweiten Krisensituationen wie der Corona-Pandemie offensichtlich, in denen die Auswirkungen von Einsamkeit und sozialer Isolation deutlich verschärft werden.

Alleine inmitten der Menge

In vielen westeuropäischen Ländern ist es üblich, ältere Menschen in Senioren- oder Pflegeresidenzen unterzubringen, sobald sie aus unserer Sicht intensive Betreuung benötigen. Dieses Modell basiert oft auf der Vorstellung, dass professionelle Pflegeeinrichtungen besser ausgestattet sind, um die Bedürfnisse älterer Menschen zu erfüllen. Jedoch kann diese Praxis dazu führen, dass ältere Menschen von ihrer Familie und der Gesellschaft isoliert werden, was wiederum das Gefühl der Einsamkeit und Entfremdung verstärken kann. So finden sie sich oft umgeben von Gleichgesinnten, doch in einer Atmosphäre der Einsamkeit.

Im Gegensatz dazu ist es in südlichen Ländern wie Italien üblich, dass ältere Menschen einen Großteil ihres Lebens in einer familiären Gemeinschaft verbringen. In Regionen wie Sardinien, die als „Blaue Zonen" bekannt sind, leben Menschen oft bis ins hohe Alter aktiv und integriert in der Gemeinschaft. Hier helfen ältere Menschen bei alltäglichen Aufgaben wie Kochen, Haushaltsführung und der Betreuung von Kindern. Diese Einbindung gibt ihnen ein Gefühl von Zweck und Zugehörigkeit und trägt dazu bei, sie sowohl geistig als auch körperlich aktiv zu halten.

Diese aktive und integrierte Lebensweise hat sich als vorteilhaft für die Gesundheit und das Wohlbefinden älterer Menschen erwiesen. Studien aus diesen Regionen zeigen, dass die aktive Teilnahme am Familien- und Gemeinschaftsleben das Risiko von Herzkrankheiten, Diabetes und anderen altersbedingten Erkrankungen verringern kann. Die körperliche Aktivität, sei es durch alltägliche Aufgaben oder durch die Teilnahme an familiären und sozialen Veranstaltungen, hilft, die Muskulatur zu erhalten und die Mobilität zu fördern. Diese Faktoren tragen wesentlich dazu bei, die Lebensqualität im Alter zu erhöhen und das gesunde Leben zu verlängern.

Diese Unterschiede in der Behandlung älterer Menschen in verschiedenen Kulturen werfen entscheidende Fragen darüber auf, wie wir Gesundheit und Wohlbefinden im Alter am besten fördern können. Dabei gilt es, den oft übersehenen Stressfaktor der Einsamkeit oder sozialen Isolation anzuerkennen und sowohl in Krisenzeiten als auch im alltäglichen Leben stärker zu berücksichtigen. Stressmanagement bedeutet nicht ausschließlich, ein überaktives Gehirn zu beruhigen und zu entschleunigen. Es bedeutet auch, aufmerksam für uns selbst und andere zu sein, insbesondere wenn wir bei jemandem ein bedenkliches Maß an Einsamkeit oder sozialer Isolation feststellen und aktiv Unterstützung bieten.

Auf den 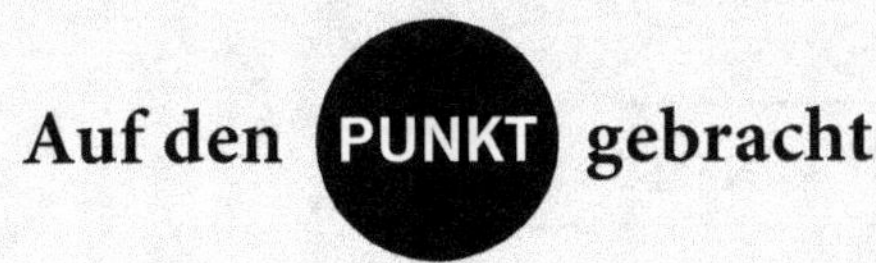 gebracht

Globale Krisen: 56 % der Deutschen leiden enorm unter dem Druck globaler Krisen, was zu erhöhtem Stress und psychischen Belastungen führt.

Arbeitsdruck: Die Generation Burnout erlebt einen ständigen Arbeitsdrang, der zur „Erledigungs-Paralyse" führt, wobei alltägliche Aufgaben als übermäßige Last empfunden werden.

Jugend: 63 % der Kinder und Jugendlichen in Europa leiden 2021 unter Stress, Angst und Depressionen. Fast 50 % der Generation Z fühlen sich besorgt über ihre finanzielle Zukunft.

Gesundheitliche Folgen: Chronischer Stress beeinträchtigt die parasympathische Aktivität, was zu Verdauungsproblemen, verschlechterter Wundheilung, psychischen Störungen, Herz Kreislauferkrankungen und reduzierter Energieproduktion in den Mitochondrien führt.

Schlafqualität: Durch Stress benötigt man länger, um einzuschlafen, man schläft weniger tief und kürzer. Dadurch fühlt man sich am Morgen weniger ausgeruht und am Tag weniger leistungsfähig.

Messbarkeit: Das Stressniveau kann durch Selbsteinschätzungen und biologische Marker wie Cortisol gemessen werden, wobei die Herzratenvariabilität als ein wichtiger Indikator dient, den moderne Fitnesstracker erfassen können.

Einsamkeit: Einsamkeit erhöht das Risiko für chronischen Stress, Depressionen und verkürzt die Lebenserwartung. Dies unterstreicht die dringende Notwendigkeit für gesellschaftliche Anerkennung und gezielte Interventionen.

Im Gespräch mit RAF Camora

RAF Camora, ist ein österreichischer Rapper und Musikproduzent italienischer Abstammung. Er zählt zu den einflussreichsten Künstlern der deutschsprachigen Rap-Szene und hat das Genre des Dancehall innerhalb des deutschen Rap populär gemacht. Bekannt für Hits wie *Palmen aus Plastik*, hat er mehrfache Platin-Auszeichnungen erhalten. RAF Camora ist auch für seine tiefgründigen Texte und sein unverwechselbares musikalisches Talent bekannt. Er hat die Musiklandschaft mit seinem unverkennbaren Sound und seiner künstlerischen Vielfalt maßgeblich geprägt. Seine Karriere umfasst zahlreiche erfolgreiche Alben und Kollaborationen mit anderen Top-Künstlern des Genres.

1. RAF, als Musiker und Produzent sind Sie sicherlich oft hohem Druck ausgesetzt. Was bedeutet für Sie persönlich Stress und wie erleben Sie ihn in Ihrem Alltag?

Stress ist ein Wort, das schon beim Hören noch mehr Stress auslöst, daher nenne ich es positive oder negative Energie. Positive Energie hält mich am Leben und meinen Motor am Laufen. Positive Energie gibt mir Inspiration. Allerdings darf mein Motor nicht überhitzen. Das kann auch bei positiver Energie passieren.

2. Sie sprechen von der positiven Energie, die Sie antreibt. Wie gehen Sie mit negativer Energie um, die unvermeidlich auftritt?

Negative Energie macht krank. Körperlich und seelisch! Man kann sie nicht immer vermeiden, daher muss man lernen, wie man sie abwälzt oder gesund mit ihr umgeht. Es gibt keine Liebe ohne Last, man muss mit beidem arbeiten, denn ohne wäre es leer. Und das ist keine Option.

Lieber RAF, Danke für das motivierende Gespräch!

Es ist der Amboss, der den Hammer bricht

Inmitten des gesellschaftlichen Drängens, immer mehr zu erreichen und stets produktiver zu sein, vergessen wir zu leicht, dass wir nicht unverwüstlich sind. Ein Sprichwort, das dieses Prinzip wunderschön darstellt, lautet: „Es ist der Amboss, der den Hammer bricht.“

In dieser Metapher verkörpert der Hammer nicht nur ein einfaches Werkzeug; er symbolisiert auch uns selbst in unserem unermüdlichen Streben, die Welt um uns herum zu formen und zu gestalten. Wir bemühen uns, unsere Ziele zu verfolgen und den Weg dorthin zu bahnen. Tag ein, Tag aus, schwingen wir den Hammer mit unterschiedlicher Intensität, oft ohne Rücksicht auf die möglichen Schäden, die wir dabei an uns selbst verursachen. Denn während wir die Welt formen, formen wir mit jedem Schlag auch uns selbst – nicht immer zum Positiven.

Aber auf der anderen Seite steht der Amboss, das Symbol für das Leben, das trotz unserer heftigen Schläge standhaft und unverändert bleibt. Er nimmt die Schläge auf, verteilt ihre Kraft und reflektiert diese als Widerstand zurück zu uns. Dieser Widerstand erinnert uns daran, dass wir in einer Welt agieren, die nicht immer nachgiebig auf unsere Anstrengungen reagiert. Bei zu viel Kraftaufwand und zu hoher Belastung nimmt der Hammer Schaden, nicht der Ambos. Wir versuchen, Schwächen in Stärken umzuwandeln. Doch selbst unsere Stärken können sich in Schwächen verwandeln, wenn wir uns überfordern. Am Beispiel Disziplin und Ehrgeiz. Das ununterbrochene Aufeinandertreffen mit dem Leben kann uns zermürben, falls wir nicht sorgsam mit uns selbst umgehen.

In diesen Krisenzeiten, geprägt von Stress und Angst, die niemanden verschonen – weder jung noch alt, arm noch reich, ob Kind, Studierende oder Berufstätige –, ist es wichtig, dass wir den Hammer gelegentlich zur Ruhe kommen lassen. Ruhe bietet nicht nur Raum für neue Kraft, sondern auch für Heilung. Heilung bedeutet nicht nur körperliche Genesung, sondern auch geistige und seelische Erholung. Sie bedeutet, das Tempo zu drosseln, zu reflektieren und zu erneuern. Sie bedeutet, die eigenen Bedürfnisse zu erkennen und zu respektieren, die eigenen Grenzen zu achten und nicht ständig dagegen anzukämpfen. Sie bedeutet, sich selbst als Ganzes zu sehen, nicht nur als Hammer, sondern auch als Teil des Ambosses.

Das japanische Paradox

Japan, eines der traditionsreichsten Länder der Erde, entfaltet sich für viele als eine exotische und zugleich faszinierende Kultur. Das Land zeichnet sich durch eine Vielzahl an Verhaltensregeln und Bräuchen aus, die für uns aus dem Westen oft herausfordernd und überwältigend erscheinen können.

Besonders in den Metropolen Japans, wie der pulsierenden Hauptstadt Tokio – Heimat von nahezu 14 Millionen Menschen –, offenbart sich das rasante Lebenstempo. In den überfüllten U-Bahnen, wo Fahrgäste von Mitarbeiter:innen *behutsam* in das Wageninnere gedrückt werden und auf den lebhaften Straßen, die im Glanz grell leuchtender Reklametafeln erstrahlen, spürt man die unermüdliche Dynamik der Japaner.

Abseits der städtischen Hektik entfaltet sich eine ländliche Stille, die keineswegs mit mangelnder Produktivität gleichzusetzen ist. Auch hier folgen die Menschen einem strengen Wertesystem und gehen ihren täglichen Aufgaben mit unverminderter Hingabe nach. Alltägliche Gepflogenheiten sind ganz stark mit Tradition und Philosophie verwoben. Dies gibt den Japaner:innen ein geistiges Grundgerüst, mit dem sie pflichtbewusst ihre Aufgaben erledigen. Es ist eine Art Konzept der Gewohnheiten und lenkt den Tag in scheinbar produktive Wege. Das in Japan tief verwurzelte Pflichtbewusstsein kann jedoch leider manchmal zu einem ungesunden Extrem führen.

Das, wofür es sich zu leben lohnt

Die Fähigkeit der japanischen Sprache, komplexe und tiefgründige Konzepte in einzelnen Begriffen zu bündeln, zeigt ihre beeindruckende Effizienz im Umgang mit abstrakten Ideen. Im Gegensatz dazu benötigen wir im Westen oft einen Überschuss an Worten, um nur annähernd die gleiche Tiefe an Gedanken und Emotionen auszudrücken. *Ikigai* ist ein solches Beispiel, ein Begriff, der in unserem Kulturkreis zunehmend Aufmerksamkeit erregt. Ikigai, wörtlich übersetzt als „das, wofür es sich zu leben lohnt", ist weit mehr als nur ein Wort – es ist eine Lebensphilosophie, die Orientierung bietet, inneren Halt schenkt und den Lebenssinn schärft.

Ikigai ermutigt die Menschen, eine harmonische Balance zwischen dem zu finden, was sie lieben, was sie gut können, wofür sie bezahlt werden können und was die Welt von ihnen braucht. Diese Philosophie dient als Kompass, der den Weg zu einem zufriedenen, ausgewogenen und zielgerichteten Leben weist. In einer Welt, die oft von Hektik und Oberflächlichkeit geprägt ist, bietet Ikigai einen Ankerpunkt für das Individuum, sich auf das Wesentliche zu konzentrieren: auf die Suche nach und die Verwirklichung von dem, was wirklich zählt.

Darüber hinaus fördert *Ikigai* eine Lebensweise, die nicht nur das individuelle Wohlbefinden im Blick hat, sondern auch das Wohl der Gemeinschaft und der Umwelt berücksichtigt. Es geht darum, einen Sinn im Leben zu finden, der über das persönliche Glück hinausgeht und einen positiven Beitrag für andere leistet. Diese Philosophie kann Menschen inspirieren, ihre täglichen Routinen zu überdenken, ihre wahren Leidenschaften zu erkunden und Wege zu finden, ihre einzigartigen Gaben zum Wohle aller einzusetzen. Dies verdeutlicht aus einer fast philosophischen Perspektive, dass viele Menschen in Japan eine ausgesprochen gesunde und wertvolle Lebensauffassung besitzen.

Das, wofür es sich zu sterben lohnt

Japan, ein Land der Kontraste, zeigt seine tiefe Ernsthaftigkeit gegenüber Arbeit und Leistung mit dem philosophischen Konzept von *Shinigai*. Dieses Konzept, das mit „das, wofür es sich zu sterben lohnt" oder „Tod, um etwas zu erreichen" übersetzt werden kann, offenbart eine uns vielleicht fremde, aber tief verwurzelte Wertvorstellung. Die Bereitschaft, für ein höheres Ziel das eigene Leben zu riskieren, mag uns ungewöhnlich erscheinen, doch sie spiegelt die hohe Wertschätzung von Tradition und Ehre in Japan wider. Diese Haltung kennen wir vielleicht aus Filmen über Samurai, deren Lebensweise stark von Shinigai geprägt ist: Ein unerschütterliches Engagement für ihre Pflichten, bei dem Ehre und die Erfüllung ihrer Aufgaben über dem eigenen Leben stehen.

Tod durch Arbeit

Der japanische Begriff *Karoshi*, der eine tiefe Traurigkeit verkörpert, wirkt weit weniger heldenhaft. Er bezeichnet den „Tod durch Überarbeitung" – ein Phänomen, das in unserer Gesellschaft kaum Beachtung findet, in Japan jedoch eine traurige Wirklichkeit darstellt. Die rigorose Arbeitsmoral in Japan zwingt manche Menschen in eine gefährliche, psychisch belastende Situation. Pflichtgefühl und Ehre sind zentrale Antriebe in der japanischen Kultur, doch der damit einhergehende Ehrgeiz kann ernsthafte gesundheitliche Probleme nach sich ziehen, insbesondere psychischer Art. *Karoshi* bezieht sich auf den physischen Tod durch Überarbeitung, von stressinduzierten Herzinfarkten bis hin zu Suizid. Berufstätige Japaner:innen nehmen oft lange Arbeitszeiten, Schlafmangel und hohen Druck in Kauf. Leistungsgesellschaft ist hier die richtige Bezeichnung. Die Balance geht somit selbst im Land des Zens verloren.

Die Hundertjährigen auf Okinawa

Ein weiteres Paradox, das wir in Japan finden, ist die Tatsache, dass die Region Okinawa einige der ältesten Menschen der Welt beheimatet. Forschungen aus aller Welt bestätigen immer wieder, dass Menschen, die das bemerkenswerte Alter von 100 Jahren und mehr erreichen, häufig durch ein klar definiertes Lebensziel oder eine tiefgreifende Mission geprägt sind. Dies wird besonders deutlich in Okinawa, einem Teil Japans, der für seine außergewöhnlich hohe Anzahl an Centenarians, also Menschen, die hundert Jahre und älter werden, bekannt ist. Die Präfektur zählt zu den sogenannten „Blue Zones", die weltweit für die Langlebigkeit ihrer Einwohner bekannt sind.

Die außergewöhnliche Langlebigkeit der Menschen in Okinawa lässt sich auf eine Kombination lebensfördernder Praktiken zurückführen: eine Ernährung, die sowohl gesund als auch tief in der Tradition verwurzelt ist, regelmäßige natürliche Bewegung, starke soziale Bindungen und gegenseitige Unterstützung innerhalb der Gemeinschaft, tiefe spirituelle Überzeugungen, Mäßigung beim Essen, eine ständige körperliche Aktivität, um für den nächsten Geburtstag fit zu bleiben, sowie eine allgegenwärtige Heiterkeit und das viele Lachen. Sie haben bereits das Konzept des Ikigai kennengelernt, ein Lebensmodell, das in Okinawa kultiviert wird und das Leben der Einwohner vollendet. *Ikigai* trägt zur Schaffung einer gesunden Balance bei, die möglicherweise das entscheidende Geheimnis hinter der Fähigkeit ist, gesund hundert Jahre alt zu werden.

Die Goldene Mitte

Die japanische Kultur birgt sowohl faszinierende als auch herausfordernde Aspekte. Von ihr können wir lernen, zu unterscheiden, was in unserem Leben förderlich ist und was uns eher belastet. Ein Schlüssel zu einem erfüllten Leben liegt in der Suche nach der goldenen Mitte – einer harmonischen Balance zwischen Anspannung und Entspannung. Das Streben nach unserem persönlichen *Ikigai*, angelehnt an die japanische Lebensphilosophie, kann sich als wertvoller Pfad, genau diese Ausgewogenheit zu finden, erweisen.

Was weckt Ihre Begeisterung? Welche Ziele verfolgen Sie? Was hält die Flamme Ihres Lebens lebendig? Ein ausgeprägtes Ikigai trägt wesentlich zu unserer mentalen und körperlichen Gesundheit bei. Es ermöglicht uns, Wesentliches von Unwesentlichem zu unterscheiden und leistet somit einen bedeutenden Beitrag zur Stressbewältigung. Ikigai geht über das bloße Formulieren von Zielen hinaus; es verkörpert eine Lebensart, die Orientierung bietet und Erfüllung schenkt. Bereit Ihr *Ikigai* zu finden?

{{{ IMPULS-BOX }}}

Das persönliche *Ikigai* zu finden, bedeutet, den Schnittpunkt von vier wichtigen Bereichen zu finden. Hier eine kurze Anleitung:

1. WAS SIE LIEBEN (LEIDENSCHAFT): Überlegen Sie, welche Aktivitäten oder Dinge Ihnen Freude bereiten und bei denen Sie die Zeit vergessen.

2. WAS SIE GUT KÖNNEN (TALENTE): Identifizieren Sie Ihre Fähigkeiten und Stärken. Was fällt Ihnen leicht oder was haben andere an Ihnen bemerkt?

3. WAS DIE WELT BRAUCHT (MISSION): Denken Sie darüber nach, welche Beiträge oder Lösungen Sie für Probleme oder Bedürfnisse der Gesellschaft leisten können.
4. WOFÜR SIE BEZAHLT WERDEN KÖNNEN (BERUFUNG): Überlegen Sie, welche Ihrer Leidenschaften und Talente marktfähig sind und Ihnen ein Einkommen sichern können.

Der nächste Schritt ist, diese vier Bereiche zu analysieren und nach Überschneidungen zu suchen. Ihr *Ikigai* liegt dort, wo sich alle vier Bereiche überschneiden. Es ist hilfreich, dies in einer visuellen Form, wie z.B. einem Venn-Diagramm, darzustellen.

Wer Gas geben will, muss erst lernen zu bremsen

Die Aussage erscheint vielleicht zunächst paradox, aber vielen von uns ist bereits bewusst, dass ein stetig hohes Tempo in unserem Leben auf Kosten der Gesundheit gehen muss. Es geht schnell, dass man sich in der Hektik des Alltags verliert und unter Druck zu arbeiten zu einem Dauerzustand wird.

Die letzten Jahre waren für die gesamte Weltbevölkerung eine harte Prüfung. Man wird sich in der Geschichte der Menschheit noch lange daran erinnern. Aber zunächst sollten wir uns um einen Strategiewechsel bemühen, denn das Ende dieser Geschichte ist noch lange nicht erreicht. Es wird immer wichtiger auf die mentale Gesundheit zu achten und das persönliche Wohlbefinden zu priorisieren. Ein gesünderer Umgang mit unseren Ressourcen zu erlernen ist zum Schlüssel in diesen spannenden Zeiten geworden.

Genauso wie der Motor eines Autos, der kontinuierlich auf voller Leistung läuft, nehmen auch wir Schaden, wenn wir uns keine Zeit für Erholung nehmen. Zu lernen, wie man bremst, wird zum wesentlichen Teil dieser neuen Strategie. Für viele unter uns eine schwierige Aufgabe. Sich bewusst zu werden, wo man steht, feste Gewohnheit aufzubrechen und eine neue Geschwindigkeit in den Alltag zu erlauben. Ruhe und Erholung ist kein Luxus, sondern eine biologische Notwendigkeit.

Zufriedenheit oder kontinuierlicher Erfolg sind nur erreichbar, wenn wir ein Gleichgewicht zwischen Spannung und Entspannung schaffen. Zu bremsen ist die Voraussetzung, um wieder Gas geben zu können. Der Titel dieses Kapitels ist kein Ratschlag, sondern eine Lebensphilosophie. Sich selbst und die eigenen natürlichen Bedürfnisse ernst zu nehmen, gestatten es uns, dauerhaft auf einem hohen Niveau zu leisten und zu leben.

Stillstand ist Fortschritt

Im Jahr 2022 hatte ich das Privileg, an einem bedeutenden Event teilzunehmen, bei dem eine Auswahl an Referenten aus verschiedenen Bereichen zu Wort kamen. Einem dieser Sprecher habe ich mit besonderer Vorfreude entgegengesehen, da er mich bereits mein ganzes Leben lang inspiriert hat. Er ist eine dieser beeindruckenden Persönlichkeiten unseres Landes, deren Erfolge nicht nur Bewunderung hervorrufen, sondern auch Freude bei anderen entfachen.

Während seiner fesselnden Präsentation über seinen beruflichen Werdegang fiel vor einem vollen Saal ein Satz, mit dem ich mich jedoch grundlegend nicht identifizieren konnte: „Stillstand ist Rückschritt." Sie kennen diesen Ausspruch sicherlich. Es ist eine Phrase, die wir im deutschsprachigen Raum häufig hören, die dazu anhalten soll, ständig in Aktion zu bleiben. Als würde Erfolg und Kompetenz im ersten Moment der Ruhe einfach verschwinden. Ein Mantra einer rastlosen Gesellschaft, das ich heute nicht mehr ohne Weiteres akzeptieren kann. Der Grundsatz „Stillstand ist Rückschritt" mag für einige, die ihren Weg und ein passendes Tempo gefunden haben, eine treffende Motivation sein. Doch für viele andere kann dieser Satz enormen Druck erzeugen. In unserer Gesellschaft wird ein langsamerer Gang oder eine Pause oft negativ gesehen, fast als Tabu behandelt – vielfach als Zeichen von Schwäche interpretiert.

Aber ist Stillstand nicht manchmal einfach nur Stillstand? Warum sollte es nicht gestattet sein, zu bremsen und zu beobachten, was um mich herum und in mir selbst geschieht? Es geht darum, die Situation zu bewerten, Gedanken zu ordnen, den eigenen Weg und die Ziele zu überdenken und anzupassen. Wie ist es möglich, in der Hektik des Alltags und unter dem Druck der Arbeit wirklich zu reflektieren? Vielleicht ist ein solcher Stillstand tatsächlich ein Fortschritt. Könnte es sein, dass das Betätigen der Pause-Taste nicht nur Erholung bringt, sondern auch dabei hilft, Kräfte zu sammeln, um anschließend wieder mit voller Energie durchzustarten – ähnlich wie ein Formel-1-Rennwagen nach einem Boxenstopp?

Sowohl Winston Churchill als auch John F. Kennedy erkannten die immense Bedeutung der Ruhe und des bewussten Innehaltens für die Entscheidungsfindung, insbesondere in Zeiten von Krisen und Herausforderungen. Diese zwei historischen Figuren nutzten die Kraft des Stillstands, um Klarheit zu gewinnen und entscheidende Entscheidungen zu treffen, die erhebliche Auswirkungen hatten. Churchill, der britische Premierminister während des größten Teils des Zweiten Weltkriegs, war bekannt für seine bedachten Ruhephasen und Nickerchen am Nachmittag, trotz des enormen Drucks und der ständigen Bedrohungen, denen er ausgesetzt war. Diese bewussten Pausen ermöglichten ihm, seine Gedanken zu sammeln, den Überblick zu behalten und strategische Entscheidungen mit Weitsicht zu treffen. Churchills Fähigkeit, inmitten des Chaos Ruhe zu bewahren, half ihm, seine Nation durch eine der dunkelsten Zeiten zu führen.

John F. Kennedy, der 35. Präsident der Vereinigten Staaten, stand ebenfalls vor monumentalen Herausforderungen, wie der Kubakrise, die die Welt an den Rand eines nuklearen Konflikts brachte. Kennedy war dafür bekannt, sich Zeit für Reflexion und Beratung zu nehmen, bevor er handelte. Diese Momente des Innehaltens und der bedächtigen Überlegung ermöglichten es ihm, die Situation aus verschiedenen Perspektiven zu betrachten und Lösungen zu finden, die Schlimmeres verhinderten. Beide Männer verstanden, dass wahre Führungsstärke und erfolgreiche Entscheidungsfindung oft aus der Stille und dem sorgfältigen Abwägen aller Optionen entstehen. Ihre Fähigkeit, den Zustand des Stillstands zu wählen und zu nutzen, um die richtigen Entscheidungen zu treffen, ist ein eindrucksvolles Beispiel dafür, wie Ruhe und Reflexion zu unglaublichen Erfolgen führen können.

Wir sollten uns weder von der Gesellschaft noch von bereits erfolgreichen Persönlichkeiten ein Tempo aufzwingen lassen. Wenn wir Weg und Ziel kennen, liegt es an uns, das Tempo zu wählen.

Ich gehe dann, wenn ich gehen möchte. Ich bleibe stehen, wann immer ich stehenbleiben möchte. Ich muss mir nur über die Auswirkungen im Klaren sein und diese akzeptieren.

In jeder Krise steckt eine Chance

In Zeiten der Krise und der täglichen Konfrontation mit neuen Herausforderungen wünschen wir uns alle oft die Fähigkeit, das Positive im Negativen zu sehen. Sicherlich machbar, aber keine einfache Aufgabe. Den Spruch „In jeder Krise steckt eine Chance." sehen viele als abgedroschen und klischeehaft. Aber seien wir ehrlich: Nach einem kurzen Augenrollen und ein wenig Nachdenken wünschen wir uns oft, wir könnten etwas mehr von dieser Fähigkeit besitzen – das Gute im Schlechten zu sehen.

Diese Einstellung nennt man den „positiven Affekt". Das bedeutet, das Leben optimistisch zu betrachten und Herausforderungen als Gelegenheiten zu sehen. Statt sich über eine unerwartete Verspätung eines Geschäftspartners zu ärgern, nutzen Menschen mit dieser Einstellung die gewonnene Zeit für positive Aktionen – sei es eine kurze Pause, eine Atemübung oder einen Freund anzurufen. Die Auswirkungen kennen tatsächlich keine Grenzen; selbst ein Jobverlust oder die Krankheit eines geliebten Menschen erscheinen so in einem ganz anderen Licht. Wir verarbeiten somit niederschlagende Ereignisse deutlich resilienter. Diese Fähigkeit, das Gute im Schlechten zu sehen, stärkt nicht nur die eigene psychische Widerstandsfähigkeit, sondern inspiriert auch andere.

Die Widrigkeiten des Lebens können wahrlich Chancen sein. Sie bremsen manchmal den Trott des Alltags, bis wir vollkommen zum Stillstand kommen und anfangen uns selbst Fragen zu stellen. Auch wenn diese anfangs nur banal sind. Warum ich? Warum jetzt? Abhängig davon, wie tiefgründig die Erfahrung ist, kommen uns früher oder später während dieser analysierenden Selbstgespräche auch positive Gedanken bzw. können wir diese aktiv suchen. Das ist kein einfacher Prozess, aber er lohnt sich. War der verlorene Job nicht schon seit Jahren unbefriedigend? Die Beziehung belastend?

Bringt die Krise oder Verlust sogar Erleichterung?

Unabhängig davon, ob man es aus einer spirituellen oder wissenschaftlichen Perspektive betrachtet, ist es in Krisenzeiten definitiv gesünder, positiv zu denken, als sich hinter Ärger oder Trauer zu verbarrikadieren. Spirituelle Menschen betrachten unsere Realität als das Ergebnis unserer Gedanken. Jede Person zieht das an, was sie denkt, sich wünscht, vorstellt, manifestiert und worauf sie sich konzentriert. Wir lenken uns somit selbst in Glück oder

Unglück. Wenn ich denke, mir geschieht ein Unglück, denn ich bin nicht gut genug, oder zu dumm oder habe es nicht verdient, glücklich zu sein, wird mir wohl bald wieder etwas Negatives geschehen. Andersherum, kann ich in einem unglücklichen Vorfall versuchen, Befreiung, eine Chance oder eine mögliche Tür zu einer positiven Veränderung zu finden.

„Der Mensch wächst durch Widerstand", erklärte der Schweizer Autor und Lebenskünstler Alfred Selacher. Demzufolge markiert eine Krise den Startpunkt einer Transformation hin zu einem neuen, gestärkten Selbst. Nicht jeder kann sich mit einer spirituellen Perspektive identifizieren – oft sind konkrete Informationen gefragt. Glücklicherweise untermauern wissenschaftliche Erkenntnisse genau diese Thematik: Studien belegen die Existenz der Gedankenkraft und wie die mentale Haltung das Leben beeinflussen kann. Optimistische Menschen bewältigen Stress effektiver, führen ein gesünderes Leben und genießen eine höhere Lebensqualität im Vergleich zu Pessimisten.

Mitten im Ringen mit einem Problem, wenn man gedanklich nach Lösungen sucht, sind die meisten alles andere als entspannt. In solchen Momenten bietet eine positive Einstellung zwei wesentliche Vorteile: Zum einen nähert man sich wahrscheinlich effizienter einer Lösung, zum anderen – und das ist noch wichtiger – verringert man den Stress, während man diesen mentalen Kampf ausficht. Auf lange Sicht trägt diese Strategie zu Gesundheit und Resilienz bei, sodass man, auch wissenschaftlich betrachtet, durch Widerstand wächst.

Unabhängig davon, ob Sie sich dem spirituellen oder wissenschaftlichen Lager zugehörig fühlen, können schwierige Lebensphasen als Katalysator für die Entwicklung unserer Persönlichkeit dienen. Wie oft haben wir zurückgeblickt und erkannt: „Das war eine harte Zeit, aber heute bin ich dankbar für diese Erfahrung."

Positiver zu denken ist keine einfache Sache und braucht Zeit und manchmal eine gute Strategie. Und ich möchte meine Strategie mit Ihnen teilen.

{{{ IMPULS-BOX }}}

Schritt 1: SUCHEN SIE DIE STILLE!
Ziehen Sie sich zurück und sondieren Sie die Lage.
Wo stehen Sie genau?

Schritt 2: REFRAMING
Versuchen Sie, das Geschehen aus verschiedenen Blickwinkeln zu betrachten! Ist es wirklich so schlimm wie vermutet? Steckt in dieser Erfahrung vielleicht sogar etwas Positives?

Schritt 3: FOKUS AUF DIE LÖSUNG
Vergessen Sie, wie es dazu kam, und fokussieren Sie sich auf die Lösung! Welche Optionen haben Sie jetzt?

Schritt 4: KREATION
Gestalten Sie den weiteren Verlauf! Wie soll der Verlauf der Situation und vor allem der Ausgang aussehen? Positive Gedanken und Formulierungen sind jetzt ganz wichtig.

Schritt 5: VERTRAUEN
Sprechen Sie sich selbst Mut zu und vertrauen Sie auf Ihre Fähigkeiten, die Krise zu meistern.

Schritt 6: SEIEN SIE DANKBAR!
Ja, das ist kein Scherz. Dankbarkeit für diese Prüfung und einen positiven Verlauf verankert Ihre neue Problemlösungskompetenz. Ihr nächstes Problem wird Ihnen viel kleiner erscheinen.

Auf den 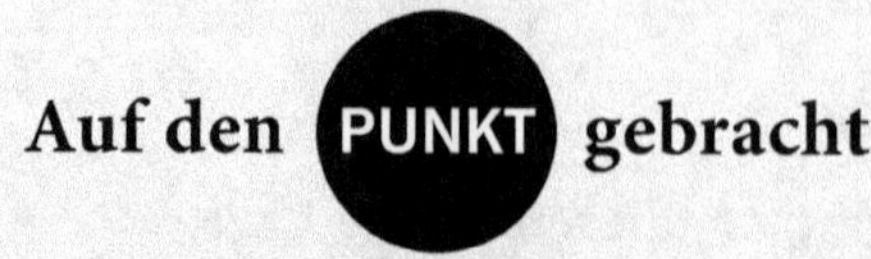 gebracht

Ikigai, **der Lebenskompass**: Ikigai, das oft als „das, wofür es sich zu leben lohnt" übersetzt wird, ist eine zentrale Lebensphilosophie in Japan. Es verbindet Leidenschaft, Mission, Beruf und Berufung, um Zufriedenheit zu fördern. Durch diese harmonische Integration der Lebensaspekte lebt man wahrscheinlich nicht nur zufriedener, sondern auch länger.

Shinigai, **das übertriebene Arbeitsethos**: Shinigai, oder ‚das, wofür es sich zu sterben lohnt', veranschaulicht die tiefgreifende Verpflichtung der Japaner gegenüber Arbeit und Pflicht. Dieses Konzept spiegelt eine Kultur der Ehre und der Aufopferung wider, die gelegentlich zu ernsthaften Gesundheitsrisiken führt. Karoshi, der ‚Tod durch Überarbeitung', verdeutlicht noch tiefergehend die gravierende Dysbalance in der als produktiv angesehenen japanischen Gesellschaft.

Stillstand ist Fortschritt: Echter Fortschritt wird manchmal durch Stillstand, bewusstes Innehalten und Selbstreflexion erreicht. Diese Pausen ermöglichen es, das eigene Leben und die eigenen Ziele neu zu bewerten und sich von der gesellschaftlichen Erwartung, ständig aktiv zu sein, zu distanzieren.

Cool bleiben: Berühmte Führungspersönlichkeiten wie Winston Churchill und John F. Kennedy nutzten Ruhe und Reflexion als entscheidende Werkzeuge in der Entscheidungsfindung. Ihre Fähigkeit, in Krisenzeiten innezuhalten, half ihnen, klare und durchdachte Entscheidungen zu treffen, die historisch bedeutsam waren.

Positiver Affekt: Die Fähigkeit, das Positive in negativen Situationen zu erkennen, lässt sich trainieren. Diese Haltung ermöglicht es uns, Herausforderungen als Lerngelegenheiten zu nutzen und aus ihnen zu wachsen.

Optimisten sind resilienter: Forschungsergebnisse zeigen, dass Optimisten Stress effektiver bewältigen, ein gesünderes Leben führen und insgesamt eine höhere Lebensqualität genießen im Vergleich zu Pessimisten. Dies betont die Bedeutung einer optimistischen Haltung, die nicht nur den individuellen Umgang mit Herausforderungen verbessert, sondern auch langfristig zur Gesundheit und zum Wohlbefinden beiträgt.

Krisen als Chance: Krisen bieten oft einen Anstoß für persönliches Wachstum. Sie zwingen uns häufig, innezuhalten, die Situation neu zu bewerten und möglicherweise neue Wege zu beschreiten.

TEIL 2

DRÜCK MAL PAUSE

Kapitel 1

Der natürliche Weg

Der denaturierte Mensch

In unserer rasanten und technologiegetriebenen Welt können wir manchmal vergessen, dass wir ein Teil eines größeren, natürlichen Ganzen sind. Wir haben uns in den letzten 150 Jahren immer weiter von einer evolutionär geprägten, naturnahen Lebensweise entfernt. Wir sind zum Vollblut-Städter mutiert. 57 % der Weltbevölkerung lebt in Städten und bis 2030 wird dieser Anteil auf über 60 % ansteigen.

Viele Menschen versuchen mit Aktivitäten wie Wandern, Camping und Zelten diese alte Lebensform zu erfahren. Vielen von uns läuft aber allein beim Gedanken, eine Nacht im Wald zu verbringen, ein kalter Schauer über den Rücken. Die Natur wurde zum Ausflugsziel, die Stadt unser neues Zuhause.

Wir sind gewissermaßen als Mensch denaturiert. In der Biologie bedeutet dies, dass ein Stoff, zum Beispiel ein Protein, seine natürliche Struktur verloren hat. Beispielsweise durch Hitze. Im Falle des Menschen könnte es bedeuten, dass wir natürliche oder ursprüngliche Verhaltensweisen oder Werte verloren haben. Es ist heute nicht mehr notwendig, sich mit Hilfe der Sterne zu orientieren, Tiere in freier Wildbahn zu jagen oder sich im Licht des Feuers zu schützen.

Unsere DNA ist tief mit der Natur verbunden. Wälder, Berge und Gewässer rufen in uns durchweg positive Assoziationen hervor. Der Homo sapiens, zu dem der moderne Mensch gehört, entstand nach wissenschaftlichen Schätzungen vor etwa 300.000 Jahren. Verschiedene Vorfahren dieser Gattung lebten bis zu 2.5 Millionen Jahre vor unserer Zeit. Wie man sich denken kann, immer sehr naturnah. Im Vergleich dazu hat sich unsere Lebensweise erst in den letzten rund 300 Jahren immer stärker urbanisiert. Wenn wir diese beiden Zeitspannen vergleichen, kommt die Idee auf, dass wir uns noch gar nicht ausreichend angepasst haben. Wir fühlen uns sehr wohl in der Stadt, aber in uns schlummert noch die Natur.

„Wir haben eine angeborene Verbindung zur Natur!" So formulierte es Edward Wilson in seiner Biophilia Hypothese. Laut Wilson, haben Menschen eine instinktive Bindung zur Natur und allen Lebewesen. Dies bedeutet, dass wir uns auf natürliche Weise zu Lebensumgebungen hingezogen fühlen, die uns an die Umgebung unserer evolutionären Anpassung erinnern. Wie beispielsweise der Wald. Die Lichtverschmutzung, ein noch weitgehend unbekanntes Problem unserer Zeit, ist eine der markantesten Kräfte, die uns von unseren natürlichen Wurzeln entfremdet. Wir werden permanent durch Reklametafeln, künstliches Raumlicht und mobilen Geräten wie Smartphones und Tablets von evolutionären Prägungen entfremdet. Licht war vor wenigen Hundert Jahren ein absoluter Luxus.

Wolf-Dieter Storl, der deutsche Botaniker und Buchautor, formulierte dazu den Satz „Wir sind Geschöpfe des Waldes!" Seiner Meinung nach hat der Mensch eine tiefe, evolutionäre Verbindung zum Wald. Er bezieht sich auf die Tatsache, dass unsere Vorfahren in waldigen Umgebungen lebten. Daher sind viele unserer Instinkte, Vorlieben und sogar physischen Merkmale das Ergebnis dieser Interaktion mit der Waldumgebung. Mit anderen Worten, trotz unserer modernen, urbanisierten Lebensweise sind wir immer noch biologisch und psychologisch mit dem Wald verbunden.

Es existiert eine fundamentale Ursache dafür, dass die Natur, und speziell der Wald, bei vielen Menschen ein Gefühl des Wohlbefindens hervorruft. Wald war in der Geschichte des Menschen immer mit Sicherheit verbunden. Er hat uns vor Hitze und Unwetter geschützt. Hat uns mit Nahrung wie Pilzen, Beeren oder Wild versorgt und hat uns Holz zum Bau von Hütten und zum Feuer machen geliefert. Mitunter sind Bäume und Wälder deshalb in uns positiv verankert.

Die Entfremdung von der Natur kann Stress, Erschöpfung und Krankheit verstärken. Letztlich als Ausdruck eines tieferen Ungleichgewichts. Daher ist es von entscheidender Bedeutung, uns wieder mit der Natur zu synchronisieren, um dieses Gleichgewicht wiederherzustellen. Die Natur hat eine inhärente Fähigkeit zur Regeneration, Harmonie und Erneuerung. Dies zeigt sich in Phänomenen wie dem Tagesrhythmus, den Jahreszeiten oder dem Zyklus von Ebbe und Flut. Diese natürlichen Prozesse erinnern uns daran, dass wir, wie jede andere Spezies auf diesem Planeten, einem Rhythmus folgen, der durch natürliche Zyklen bestimmt wird. Wenn der Schnee schmilzt, erwacht alles zum Leben und blüht in voller Pracht, nur um bald wieder zu vergehen. Ein Zyklus, der sich Jahr für Jahr wiederholt.

In der Natur können wir heilende Ruhe und Erneuerung finden. Ein Waldspaziergang kann Stress lindern, das Rauschen eines Baches kann beruhigend wirken, und das Beobachten eines Sonnenaufgangs oder Sonnenuntergangs kann uns helfen, uns zu zentrieren und zu erden. Die Natur bietet uns eine Fülle von Therapien und Heilmitteln, die sowohl körperlich als auch seelisch wirken. Das sind keine spirituellen Ideen. Die positive gesundheitliche Wirkung der Natur ist in vielen Studien belegt und soll uns Anreize schaffen, wieder mehr mit der Natur zu interagieren.

Mit der Natur synchronisieren

Haben Sie schon einmal die reine Magie eines Sonnenaufgangs erlebt? Dieses einfache, dennoch beeindruckende Naturphänomen ist mehr als nur ein visuelles Ereignis – es ist ein Symbol für den Anfang, für Hoffnung und Erneuerung.

Stellen Sie sich vor, wie die ersten Sonnenstrahlen den dunklen Himmel durchbrechen und die Welt in ein warmes, goldenes Licht tauchen. Sie bemerken, wie die Welt langsam und behutsam aus ihrem Schlaf erwacht – die Vögel beginnen ihr morgendliches Konzert, die Blumen öffnen ihre Blüten, die Luft ist frisch und belebend. Der Sonnenaufgang ist kein hastiges Ereignis, sondern geschieht in seinem eigenen, natürlichen Tempo. Früh morgens einen Sonnenaufgang zu genießen und sich mit diesem Tempo zu synchronisieren, kann für Stunden den Stress aus unserem Leben nehmen. Eine herrliche Übung für Frühaufsteher.

Betrachten wir das Meer und seine Wellen: Das Eintauchen in ihren beständigen Rhythmus und das Lauschen ihrer Klänge kann therapeutisch wirken. Diese Methode hilft uns, vollständig im Moment zu verweilen. Jede Welle folgt zwar einem bestimmten Zyklus, doch keine ist der anderen in Form und Größe gleich. Das Wasser nimmt Gestalt an, schwillt zur Welle an, bricht und zieht sich wieder zurück – ein ewiger Kreislauf. Obwohl das offene Meer viele Menschen einschüchtert, kann es aus der Sicherheit des

Strandes oder eines Steges betrachtet eine beruhigende Wirkung haben. Das Meer dient zudem als eindrucksvolle Metapher für das Leben: Es gibt Phasen sonniger Stille, in denen das Wasser ruhig und klar ist – vergleichbar mit den friedvollen Momenten unseres Lebens. Aber es gibt auch stürmische Zeiten, in denen die rauen Wellen alles an ihre Grenzen bringen, ähnlich den Herausforderungen, mit denen wir konfrontiert werden. Das Meer lehrt uns, die Balance zu finden und trotz des stetigen Wandels der Lebenswellen Ruhe zu bewahren.

In Krisenzeiten dient die Natur als Zufluchtsort, der uns erlaubt, dem Alltagsstress zu entkommen und inneren Frieden zu finden. Die Synchronisierung mit der Natur ist nicht nur eine körperliche Übung, sondern auch eine Geisteshaltung. Es bedeutet, sich wieder der natürlichen Rhythmen unserer Umwelt bewusst zu werden und zu erkennen, dass wir ein integraler Bestandteil dieses lebhaften Planeten sind. Unsere Gesundheit und unser Wohlergehen sind tief mit dem Zustand der Erde verbunden. Indem wir uns mit der Natur in Einklang bringen, verstärken und unterstützen wir unseren eigenen Heilungsprozess.

In den nächsten Kapiteln werden wir uns genauer mit der positiven Wirkung des Waldes auf unsere geistige und körperliche Gesundheit befassen. Sie werden sehen, wie der Wald weit mehr als nur ein Ort der Entspannung ist – er kann tatsächlich als ganzheitlicher Heiler fungieren, dessen Einfluss über das hinausgeht, was wir üblicherweise von der Medizin erwarten. Wir entdecken, dass die Natur nicht nur zur Erholung dient, sondern auch ein starkes Mittel zur Unterstützung unserer Gesundheit und zur Verbesserung unseres Wohlbefindens ist.

{{{ IMPULS-BOX }}}

Vor einigen Jahren, auf einer Wanderung entlang des Fisherman's Trail an der portugiesischen Küste, entwickelte ich während einer Pause an einem der malerischen Strände eine Achtsamkeitsübung, die ich gerne mit Ihnen teilen möchte. Diese Übung ermöglicht es Ihnen, eine tiefe Verbindung mit der Natur zu knüpfen. Suchen Sie sich einen gemütlichen Platz, wo Sie das Meer beobachten können. Schließen Sie die Augen und widmen Sie einen Moment dem Rauschen der Wellen, die sanft ans Ufer rollen. Nach einigen Augenblicken öffnen Sie die Augen wieder und beginnen im Geiste alles zu benennen, was Sie sehen: eine Welle, ein Sandkorn, eine Wolke, ein Vogel, ein Stein, und so weiter. Achten Sie dabei auf eine ruhige und gleichmäßige Atmung. Haben Sie einmal Ihre Umgebung erfasst, starten Sie den Vorgang erneut. Mit jeder Wiederholung werden Sie ein zunehmendes Gefühl der Ruhe und Verbundenheit mit der Umwelt verspüren. Diese Übung schärft nicht nur die innere Ruhe, sondern intensiviert auch unser Bewusstsein und die Wertschätzung für die natürliche Welt – bis hin zu den kleinsten Elementen wie einem Sandkorn, das Teil eines Größeren ist, genau wie Sie und ich.

Shinrin Yoku – In Japan entspannt man anders

Das Zitat von John Muir, einem der ersten Naturphilosophen und Naturschützer, beschreibt ein Gefühl, das wohl viele von Waldausflügen kennen. Die Leichtigkeit, Entspannung, Freude und vor allem auch Ablenkung, die wir im Wald finden, kann tatsächlich die Gesundheit unterstützen. Aber was ist im Wald, das so eine gesunde Wirkung auf den Menschen hat? Wir wollen dazu auf den folgenden Seiten einen Blick nach Japan werfen. Ein Land, in dem die Praxis des Shinrin Yoku, des „Waldbadens" seit vielen Jahren erforscht und medizinisch eingesetzt wird.

Ursprung des Waldbadens

Shinrin Yoku ist wortwörtlich zu übersetzen mit *Eintauchen in die Waldatmosphäre*. Es besteht aus drei Kanji-Schriftzeichen: 森林浴.

1. 森 (Shin) – Dieses Zeichen repräsentiert einen Wald. Wenn Sie genauer hinsehen, sehen Sie, dass es tatsächlich aus drei kleineren Baum-Zeichen (木) besteht, die zusammen einen dichten Wald darstellen.

2. 林 (Rin) – Dieses Zeichen repräsentiert ebenfalls einen Wald oder einen Hain, ist aber weniger dicht als „shin". Es besteht aus zwei Baum-Zeichen (木), die nebeneinanderstehen. Es kann auch als Gehölz von Ästen interpretiert werden.

3. 浴 (Yoku) – Dieses Zeichen hat die Bedeutung von „baden" oder „baden in". Es kann auch als Metapher für das Eintauchen in eine Erfahrung oder Umgebung verstanden werden.

Zusammengenommen könnten wir die Phrase *Shinrin Yoku* also so interpretieren, dass sie das Eintauchen oder Baden in der Atmosphäre des Waldes darstellt, sowohl physisch als auch metaphorisch. Es ist ein Ausdruck der tiefen Verbindung zwischen uns und der Natur und unserer Notwendigkeit, uns regelmäßig in natürliche Umgebungen zu begeben, um unsere geistige und körperliche Gesundheit zu erhalten. Diese Praxis wird als traditionelle Form der Erholung in Japan schon seit langer Zeit praktiziert.

Obwohl „Waldbaden" auf den ersten Blick vielleicht nur als ein angenehmes Hobby erscheint, hat sich in Japan ein beachtlicher Wissenschafts- und Medizinbereich rund um diese Praxis entwickelt. Das japanische Ministerium führte Anfang der 1980er Jahre den Begriff Waldbaden ein und initiierte ein umfangreiches Forschungsprogramm, woraufhin das erste Waldtherapiezentrum eröffnet wurde. Mittlerweile wird an japanischen Universitäten Waldmedizin als Fachgebiet angeboten, und etwa ein Viertel der Bevölkerung hat bereits an Waldbade-Aktivitäten teilgenommen. Ein Zeichen für das starke Engagement der japanischen Regierung in der Förderung der Gesundheit durch Naturerlebnisse, das international als Vorbild dienen könnte. Seit 2007 widmet sich die japanische Gesellschaft für Waldmedizin intensiv der Erforschung der therapeutischen Effekte des Waldes, was zunehmend auch die internationale Wissenschaftsgemeinschaft beeinflusst. So wurde beispielsweise von 2004 bis 2008 in einem europäischen Projekt die positive Wirkung des Waldes auf die Gesundheit untersucht. In Österreich haben Forscher:innen in jüngerer Zeit die gesundheitlichen Effekte von Bergen und Wasserfällen unter die Lupe genommen und kommen zu aufschlussreichen Erkenntnissen. Die Kombination dieser natürlichen Elemente bietet den größten Nutzen, besonders für unsere psychische Gesundheit und geistige Verfassung. Eine Auszeit in einem Wald, am Bach oder Wasserfall ermöglicht uns, wesentlich schneller vom Alltag abzuschalten als in städtischen Umgebungen, was die Wichtigkeit des Loslösens vom täglichen Leben unterstreicht.

Wie funktioniert Waldbaden genau

Waldbaden zielt auf Entspannung, Erholung und die intensive Wahrnehmung der Umgebung mit allen fünf Sinnen ab. Die Gestaltung des Waldbadens kann individuell variieren: Man kann gemächlich durch die Wälder streifen, Tierspuren suchen, an einem idyllischen Ort innehalten, die Landschaft beobachten, dem Gesang der Vögel oder dem Rascheln der Blätter lauschen. Vielleicht genießt man auch Walderdbeeren direkt vom Strauch, lässt die Füße im Bach baumeln und nimmt die frischen Aromen des Waldes auf.

Für beruhigende Praktiken wie Meditation und Atemübungen ist der Wald der ideale Ort. Ob liegend, sitzend oder gehend, es ist entscheidend, achtsam zu sein und die Natur mit allen Sinnen zu erleben. Lassen Sie Ihr Smartphone besser in der Tasche. Bewahren Sie Erinnerungen lieber im Gedächtnis, fühlen Sie sie in Ihren Händen oder nehmen Sie sie als Duft wahr – dies hinterlässt eine tiefe und nachhaltige Wirkung.

Waldbaden bietet vielfältige Gesundheitsvorteile, die weit über reine Entspannung hinausgehen. Es wirkt sich laut Studien positiv auf die mentale Gesundheit, das Herzkreislaufsystem, das Immunsystem und sogar auf soziale Beziehungen aus. Die heilende Kraft des Waldes ergibt sich aus einer Kombination verschiedener Faktoren. Zum einen hat die psychologische Wirkung der Natur – wie Farben, Geräusche und Formen – einen bedeutenden Einfluss. Zum anderen wird derzeit intensiv die Rolle von im Wald vorkommenden Stoffen, insbesondere Terpenen, erforscht. Diese sind nicht nur für die Waldgerüche, die Kommunikation und den Schutz der Bäume verantwortlich, sondern haben auch eine nachweislich positive Wirkung auf den Körper, wenn man diese einatmet.

Obwohl die therapeutische Praxis des Waldbadens in Japan entwickelt wurde, ist sie überall auf der Welt, einschließlich Deutschland und Österreich, anwendbar, unabhängig davon, wie die Wälder dort aussehen. In Österreich, wo aktuell etwa jeder Zweite in einem städtischen Umfeld lebt und die Tendenz steigend ist, fühlt sich ebenso jeder Zweite durch Arbeit stark gestresst. Damit liegt Österreich über dem europäischen Durchschnitt. Der Bedarf an stressreduzierenden Aktivitäten, wie dem Waldbaden, ist also unverkennbar. Während weltweit Wälder durch Abholzung oder die Auswirkungen der Klimakrise schwinden, verzeichnet Österreich einen Zuwachs seiner Waldflächen. Fast die Hälfte des Landes ist bewaldet, allerdings variiert die Beschaffenheit der Wälder stark. In Österreich spielt die Forstwirtschaft eine bedeutende Rolle, und ein großer Teil der Wälder ist primär für die Holzgewinnung ausgerichtet, oft dominiert von gleichaltrigen Fichtenbeständen. Trotzdem übersteigt der jährliche Zuwachs an Bäumen die Menge der gefällten Bäume, was zu einer kontinuierlichen Zunahme der Waldfläche führt. Rund 30 % der Wälder sind als Schutzwälder ausgewiesen und stehen nicht im Fokus der Forstwirtschaft. Unsere Breitengrade sind zweifellos reich an Wäldern.

{{{ IMPULS-BOX }}}

Für diese Übung ist ein Waldgebiet ideal, doch ein ruhiger, grüner Park tut es auch. Wählen Sie eine Zeit, wenn möglichst wenig Betrieb herrscht, um ungestört zu bleiben.

Finden Sie einen eindrucksvollen alten Baum und lehnen Sie sich an ihn an. Stellen Sie eine direkte Verbindung über Ihre Haut her. Können Sie die Beschaffenheit der Rinde mit Ihren Händen fühlen? Beobachten Sie seine Äste und Zweige, spüren Sie die raue, doch angenehme Oberfläche unter Ihren Fingern. Ziehen Sie die Schuhe aus und berühren Sie mit Ihren Füßen die Erde nahe am Baum. Versuchen Sie, sich mit dem Tempo der Natur zu synchronisieren. Diese Praxis mag zunächst aufwendig erscheinen, doch selbst bei einem kurzen Durchgang durch den Park auf dem Weg zu einem Termin kann sie in nur 5-10 Minuten durchgeführt werden – der gewonnene Effekt jedoch ist von unschätzbarem Wert.

Stressresistent und mental gesund durch die Kraft des Waldes

Stress ist ein konstanter Begleiter in unserem Alltag, und die Frage, wie wir ihn effektiv reduzieren können, bleibt ständig relevant. Aufenthalt in der Natur und insbesondere das Waldbaden erweist sich als eine vielversprechende Antwort auf kognitive Probleme. Aktuelle Forschungsergebnisse belegen eindrucksvoll, dass die natürliche Waldumgebung nicht nur körperliche, gesundheitliche Vorteile bietet, sondern auch eine messbare Reduzierung von Stress bewirken kann und uns mental unterstützt.

Wissenschaftler:innen haben entdeckt, dass die Kombination von Achtsamkeit und Naturerleben eine besonders starke Wirkung auf die Stressreduktion hat – stärker als jede Methode für sich allein. Diese Erkenntnis liegt auch der traditionellen Praxis des Shinrin Yoku zugrunde. Wenn wir also den Wald betreten, verstärkt Achtsamkeit den Prozess der Entspannung. Das bedeutet für uns: Wir sollten uns ohne Ablenkungen wie Telefonate, Gespräche oder Musik in den Ohren auf den Weg machen, um uns voll und ganz auf die Natur einzulassen. Wenn wir uns auf das Spüren, Schauen, Riechen und Berühren konzentrieren und die Umgebung bewusst wahrnehmen, entspannen wir deutlich mehr, als wenn wir mit Kopfhörern durch den Wald gehen. Eine noch intensivere Erfahrung ermöglicht die detaillierte Beschäftigung mit der Natur – die Struktur eines Blattes erkunden, die Beschaffenheit der Erde unter unseren Füßen spüren. Barfußgehen bietet hier eine wunderbare Möglichkeit, die Umgebung zu erkunden und eine tiefere Verbindung mit dem Wald aufzubauen.

Indem wir uns im gegenwärtigen Augenblick verankern, schaffen wir Distanz zum Alltag. Dieses bewusste Innehalten bringt den unermüdlichen Wirbel unserer Gedanken, wenn auch nur für einen flüchtigen Moment, zum Stillstand. Es bietet eine wertvolle Gelegenheit, Abstand von der alltäglichen Stressbelastung und unseren Sorgen zu gewinnen. Dieser Effekt mag nicht lange anhalten, aber regelmäßiges Waldbaden ermöglicht es uns, immer wieder kurze, aber wichtige Pausen vom Alltagsstress und der mentalen Belastung zu nehmen. Unsere Wahrnehmung beginnt sich durch das Waldbaden zu verändern, und das ist entscheidend. In unserer von Dauerbelastung und hohem Tempo geprägten Welt haben viele von uns verlernt, was echte Ruhe bedeutet. Einige meiden sie, manche fürchten sie sogar, obwohl sie doch ein wesentlicher Schlüssel zu tieferem Wohlbefinden ist.

Beim Waldbaden spielt auch die Bewegung eine wichtige Rolle. Es ist wissenschaftlich belegt, dass körperliche Aktivität und Sport an sich schon Stress mindern können, besonders bei chronischem Stress zeigt sich mäßige Bewegung als sehr effektiv. Bei akutem Stress wiederum wirkt der beruhigende Einfluss der Natur – das Beobachten von Bäumen, Wiesen und Blättern – oft noch stärker. Klar ist: Ob ein Spaziergang in der Stadt oder im Wald, beides tut uns gut. Doch der Wald bietet einen besonderen Pluspunkt. Die heilende Wirkung seiner Farben, Geräusche und seiner ganz eigenen Atmosphäre ist einmalig. Ganz gleich, ob wir sitzen, wandern oder uns anderweitig sportlich betätigen – jede Form der Bewegung im Wald hilft uns, Stress zu verringern, und fördert unser Wohlbefinden.

Mental gesund mit der Hilfe des Waldes

Es ist bemerkenswert und durch Studien belegt, dass Menschen, die eine tiefe Verbindung zur Natur pflegen, häufig ein ausgeprägtes Gefühl von Glück und innerer Zufriedenheit erfahren. Dieses Empfinden steht laut Studien emotional auf einer Ebene mit anderen Aspekten, die traditionell mit Glück in Verbindung gebracht werden, wie etwa einem stabilen Einkommen, einer hohen Bildung oder altruistischem Engagement in ehrenamtlicher Arbeit. Diese Erkenntnisse unterstreichen, wie bedeutsam die Natur für das emotionale und seelische Wohlergehen ist.

Schon der bloße Anblick eines Waldes – ein grünes Meer aus Bäumen und Blättern – hat die Kraft, Gefühle von Angst, Anspannung und Verwirrung zu lindern. Dies gilt besonders im Kontrast zu den oft überwältigenden und hektischen städtischen Umgebungen. Die natürliche Umgebung verstärkt nicht nur das allgemeine Wohlbefinden, sondern fördert auch positive Emotionen. Es entsteht der sogenannte positive Affekt, eine Einstellung, die umgangssprachlich oft als ‚Das Glas ist halbvoll‘-Haltung beschrieben wird. Diese Perspektive ermöglicht es den Menschen, Ereignisse, ihre Stimmungen und den eigenen emotionalen Zustand aus einem positiveren Blickwinkel zu betrachten.

Angesichts der Tatsache, dass die psychologischen Effekte des Waldbadens weniger langanhaltend sind als die physiologischen, wird empfohlen, den Wald regelmäßig aufzusuchen. Schon ein 15-minütiger Aufenthalt im Wald kann spürbare positive Auswirkungen auf die seelische Gesundheit haben. Interessanterweise verstärkt sich dieser Effekt mit zunehmender Dauer des Aufenthalts. Regelmäßige Besuche im Wald ermöglichen es somit, kontinuierlich von diesen wohltuenden Wirkungen zu profitieren, und tragen zu einer nachhaltigen Steigerung des emotionalen Wohlbefindens bei.

Ein Spaziergang durch einen ‚echten Wald‘ bietet zweifellos das intensivste Erlebnis – eine Art von Ruhe, die selbst der größte Stadtpark nur selten erreicht. Forschungen zeigen, dass der Effekt in Wäldern deutlich stärker ist als in städtischen Parks oder Gärten. Doch wir sollten die alltäglichen Möglichkeiten nicht unterschätzen. Das Motto lautet: Jeder Baum zählt! Eine Mittagspause unter einigen Birken vor dem Bürogebäude kann wohltuender sein als ein Aufenthalt in der Kantine unter Kunstlicht und in schlechter Luft. Selbst ein einzelner Baum kann eine kleine Oase sein: Die Luft ist frischer, und das Zwitschern der Vögel in den Ästen vermittelt, wenn auch nur andeutungsweise, das Gefühl eines Waldes. Solche Momente der Natur inmitten des Alltags sind kostbare Gelegenheiten, sich kurzzeitig aus dem Stress zu lösen und die Batterien aufzuladen.

Auch digitaler Wald entspannt

Interessanterweise kann sogar das Betrachten von Waldlandschaften und Naturschauspielen, sei es auf Fotos, in Gemälden oder auf digitalen Displays, dazu beitragen, depressive Gefühle zu lindern. Diese Erkenntnis wird zunehmend in medizinischen Einrichtungen angewendet, beispielsweise vor Therapiesitzungen oder Zahnbehandlungen, um Patient:innen mental zu beruhigen und auf die bevorstehende Behandlung vorzubereiten. Selbst der Einsatz der Farbe Grün in der Innenarchitektur, etwa an Wänden, hat sich als stimmungsaufhellend erwiesen.

Seniorenresidenzen und Krankenhäuser profitieren enorm von dieser Erkenntnis, und einige Einrichtungen setzen diese auch in ihrem innenarchitektonischen Konzept um. Da eine positive mentale Haltung den Krankheits- und Heilungsverlauf günstig beeinflussen kann, sollte dieser Ansatz noch stärker genutzt werden.

Therapie und Waldbaden in Kombination

Die Wirkung des Waldbadens kann durch die Kombination mit professioneller Therapie, genauer gesagt mit Waldtherapie, noch verstärkt werden. Waldtherapie unterscheidet sich vom Waldbaden dadurch, dass sie gezielt therapeutische Elemente integriert und von psychologisch ausgebildeten Fachkräften geleitet wird.

In der Waldtherapie werden eine Vielzahl von Aktivitäten im Wald durchgeführt, die speziell darauf ausgerichtet sind, Gesundheit und Wohlbefinden der Teilnehmenden zu fördern. Diese Aktivitäten umfassen beispielsweise meditative Übungen, Spiele mit natürlichen Materialien, psychotherapeutische Gespräche und Gruppenaktivitäten. Für Menschen mit psychischen Erkrankungen ist es besonders empfehlenswert, dass diese Therapieform von qualifizierten Psychotherapeut:innen begleitet wird.

Depressionen und Angstzustände werden von der *Weltgesundheitsorganisation* (WHO) als die weltweit am häufigsten auftretenden psychischen Erkrankungen eingestuft. Aufgrund dieser Verbreitung sind sie auch im Kontext von Waldbaden und Waldtherapie besonders gut erforscht. Die Ergebnisse bezüglich der Effektivität von Waldtherapie im Umgang mit Depressionen sind beeindruckend. Der Effekt der Waldtherapie ist besser als der Effekt jeglicher anderen Interventionen. Studien zeigen, dass Waldtherapie die Symptome von Depressionen um etwa 60 % reduzieren kann. Im Vergleich zu konventioneller Therapie war es für die Teilnehmer:innen bei einer Waldtherapie 17-mal so wahrscheinlich, ein Nachlassen der Symptome zu erleben! Darüber hinaus legen die Erkenntnisse nahe, dass Waldtherapie die Chancen auf eine Remission, also eine vollständige Genesung, im Vergleich zu konventionellen Behandlungsmethoden in einer urbanen Umgebung verdoppeln kann.

Im Vergleich zur „Urban Therapy" (also genau das gleiche in einem städtischen Umfeld) sprachen die Teilnehmer:innen 13-mal so wahrscheinlich auf die Behandlung an. Alles in allem konnte Waldtherapie Depressionen besser lindern als sämtliche alternativen Ansätze.

Auch wenn es Ihnen nicht möglich sein sollte, professionelle Waldtherapie in Anspruch zu nehmen, lohnt es sich, den Wald für sich selbst zu entdecken. Zahlreiche Studien haben bestätigt, dass schon das einfache Verweilen im Wald die Symptome und die subjektive Wahrnehmung von beispielsweise Angststörungen signifikant verringern kann. Dies macht Waldbaden zu einer zugänglichen und wertvollen Methode, um das eigene Wohlbefinden zu fördern. Ob natürliche Akzente in der Stadt, etwa die Anzahl der Parks rund um den Wohnblock oder der Blick aus dem Fenster auf einen Park, einen Einfluss auf die mentale Gesundheit haben, lässt sich nicht abschließend beantworten. Aber ich bin überzeugt, dass jeder einzelne Baum und jeder grüne Fleck für die Bewohner:innen von Städten von Bedeutung ist, sowohl für die körperliche als auch für die geistige Gesundheit.

Grüne Intelligenz: Mit Waldbaden die kognitiven Leistungsfähigkeit steigern

Wir wissen jetzt, dass natürliche Umgebungen, speziell die des Waldes, eine positive Wirkung auf unsere Stimmung und unsere physische und psychische Gesundheit haben. Wenn dem so ist, könnte man sich leicht die Frage stellen, ob nicht auch unsere kognitiven Fähigkeiten in ähnlicher Weise davon profitieren könnten. Ein Gedanke, der intuitiv durchaus plausibel erscheint. Tatsächlich bestätigen aktuelle Studien diesen Verdacht. Waldbaden scheint nachweislich die Leistungsfähigkeit unseres Gehirns zu stärken und nachhaltigen positiven Einfluss auf geistige Fertigkeiten zu haben.

Unsere Fähigkeit, Informationen zu verarbeiten und zu speichern, also unser Arbeitsgedächtnis, scheint von der ruhigen und natürlichen Umgebung besonders zu profitieren. Darüber hinaus verbessert Waldbaden unsere Kompetenz, uns flexibel an veränderte Situationen anzupassen. Es ist, als ob der Wald uns hilft, unseren inneren Kompass neu auszurichten. Und als besonderen Bonus kann die Kreativität (unsere Fähigkeit, neue und originelle Ideen zu entwickeln) durch diesen einfachen Akt des Seins in der Natur gestärkt werden.

Kinder mit Zugang zu natürlicher Umgebung oder begrünten Schulen erreichen laut Studien bessere schulische Leistungen, zeigen höhere kognitive Fähigkeiten und generell eine gesteigerte geistige Entwicklung. Außerdem fühlten sich Schüler:innen in Schulen mit Grünflächen besser erholt.

Auch in älteren Personengruppen wirkt die Natur auf das Gehirn. Wissenschaftliche Forschung zeigt, dass Kontakt mit natürlicher Umgebung das Risiko für Demenz bei älteren Erwachsenen senkt. Es wird in diesen wissenschaftlichen Arbeiten aber deutlich, dass es dafür essenziell ist, mit der Natur in einen direkten Kontakt zu treten und zu interagieren.

So steigerten beispielsweise Parkspaziergänge bei Senior:innen die kognitive Leistung und regelmäßiges Gärtnern reduzierte das Demenzrisiko. Der Effekt in einem echten Wald ist natürlich höher. Hingegen sind kleine Grünflächen rund um Altenheime scheinbar zu wenig für eine messbare Auswirkung auf die kognitive Leistung. Dies ist wohl ein Hinweis, dass man für eine hohe Wirkung bewusst in die Natur eintauchen sollte.

Eine Forschungsgruppe hat ihre Untersuchungen auf die Theorie der Aufmerksamkeitserholung aufgebaut. Die Natur hätte also sozusagen einen Erholungseffekt auf die Psyche. Das sei aber nur relevant bei besonders denk-anstrengenden Aufgaben, die sowohl nach innen als auch nach außen gerichtete Aufmerksamkeit verlangen. Dabei werden interne Ablenkungen reduziert, also zum Beispiel Gedanken, die nicht für die Aufgaben relevant sind. Waldbaden hilft uns demnach dabei, unsere rasenden Gedanken im Kopf zu entschleunigen und uns damit eine dringend gebrauchte Erholung zu schaffen. Das kann dafür im Gegenzug unsere kognitive Leistung verbessern. Eine interessante Pilot-Studie aus Deutschland zeigte an eine Handvoll Teilnehmer:innen einen Zuwachs an grauer Hirnsubstanz, wenn diese Zeit in der Natur verbrachten. Die Menge an Zuwachs sei etwa vergleichbar mit dem von Gedächtnistraining oder regelmäßigem Sport! Vielleicht macht uns regelmäßige Zeit in der Natur also tatsächlich schlauer!

Grüner arbeiten, lernen und wohnen

Fenster mit Blick ins Grüne verbessern die Konzentrationsfähigkeit im Büroalltag. Studien zeigen, dass die Aussicht auf Bäume oder Felder Ablenkungen im Arbeits- und akademischen Bereich reduzieren. Naturblick fördert zudem bei Kindern und Jugendlichen eine positive Entwicklung. So trägt beispielsweise laut einer Studie in sozial schwachen Wohngebieten der Ausblick auf grüne Landschaften zur Steigerung der Selbstdisziplin bei jungen Mädchen bei. Fehlender oder eingeschränkter Zugang zu natürlichen Umgebungen wird hingegen mit Hyperaktivität und Aufmerksamkeitsdefiziten bei Kindern in Verbindung gebracht. Bei Aufmerksamkeitsdefizitsyndrom (ADS) und Aufmerksamkeitsdefizit-Hyperaktivitätsstörung (ADHS) kann eine naturnahe Umgebung Symptome mildern. Bereits Grünflächen in Wohnnähe haben laut Forschung einen positiven Effekt. Auch die Lernleistung profitiert von der Nähe zur Natur; ein Spaziergang im Grünen steigert die Testergebnisse in den Bereichen Aufmerksamkeit und Arbeitsgedächtnis im Vergleich zu Aktivitäten in städtischer Umgebung.

Die Ergebnisse zeigen, wie wichtig Natur im schulischen Umfeld ist, sei es der Ausblick, Pflanzen im Klassenraum oder die Parks in der Wohngegend. Natürliche Umgebung hat einen enormen Einfluss auf die Aufmerksamkeit von Kindern und wir sollten ihnen diese Chance bieten. Wenn kein Park verfügbar ist, sind Ausflüge in die Natur ein wahrhaftes Geschenk für die geistige Entwicklung von Kindern. Oft muss man Kinder gar nicht zu einem Waldbad anleiten, viel mehr kann man sich von ihnen dazu inspirieren lassen, da die kindliche Neugier und Begeisterung in ihnen steckt, die wir Erwachsenen vielleicht schon verloren haben.

Grün hilft uns Allen

Auch Senior:innen profitieren geistig vom Umgang mit der Natur. Das sollte unbedingt in das Freizeitangebot und die Gestaltung von Wohnanlagen für Senior:innen einfließen und uns Familienangehörige daran erinnern, unsere älteren Verwandten in den Wald mitzunehmen.

Egal in welcher Lebenssituation, es tut uns allen gut, die Natur zu nutzen, achtsam im Wald zu spazieren und idealerweise naturnah zu leben.

Die Ergebnisse zeigen uns einerseits, dass die Natur uns hilft zu erholen und sich daher besonders gut für Pausen eignet. Auch wenn es nicht überrascht, ein Spaziergang im Park hilft uns mehr zu entspannen, als in einer Pause 15 Minuten am Handy zu scrollen. Insbesondere, wenn wir uns mit komplizierten und fordernden Aufgaben beschäftigen. Durch Arbeits- oder Lernbelastung läuft unser Gehirn heiß. Wir sollten unserem Denkorgan zumindest stündlich wenigstens 5 min Entspannung geben. Nicht von einer Aufgabe direkt zu anderen wechseln oder vier Stunden am Stück Videocalls und Meetings abhalten. Es zeigt sich in Gehirnscans, dass beispielsweise 5 min Achtsamkeit oder Meditation nach einstündiger geistiger Arbeit unser Gehirn wieder enorm entspannt. Somit können wir auf einem kognitiven höheren Niveau weiterarbeiten.

Dies ist sowohl eine Einladung an uns selbst, mehr kostbare Momente in der Natur zu verbringen, als auch ein dringender Appell an die Regierung und städtische Entwicklungsplaner, den Zugang zu solchen natürlichen Räumen zu fördern und zu erweitern. Begrünte Flächen in der Stadt, verkehrsberuhigte Zonen, Parks und Baumpflanzungen sind nur ein paar der Möglichkeiten, um durch die Integration der Natur unsere Gesundheit zu stärken.

Gesund durch die Heilkräfte des Waldes

Die heilsame Wirkung der Natur, von Wäldern über Berge bis zu Seen, auf unseren Geist und Körper ist intuitiv einleuchtend. Wissenschaftliche Belege für diese Effekte verstärken jedoch ihre Glaubwürdigkeit. Die Bestätigung durch Forschung erhöht unser Vertrauen in die positiven Auswirkungen der Natur auf unsere Gesundheit und motiviert selbst diejenigen unter uns, die einen analytischen Zugang bevorzugen und nach fundierten Erklärungen suchen, ihre Zeit verstärkt im Freien zu verbringen.

Zahlreiche Studien liefern aufschlussreiche Erkenntnisse über die Effekte der Natur auf das Wohlbefinden. Diese Informationen sind nicht nur für die Forschung wertvoll, sondern auch für Entscheidungsträger in der Stadtplanung und im Gesundheitswesen. Mit diesen Erkenntnissen können Städte so gestaltet werden, dass sie mehr Grünflächen und naturnahe Erholungsbereiche bieten. Sie unterstützen zudem die Idee, Krankenhäuser und Seniorenheime in naturnaher Umgebung zu errichten und eröffnen die Möglichkeit, Zeit in der Natur als therapeutische Maßnahme für körperliche und seelische Gesundheit zu verschreiben – eine Art Waldtherapie auf ärztliche Anordnung.

In Europa ist dies jedoch noch Zukunftsmusik. Waldbaden hat, so wie viele andere naturnahe Therapiemöglichkeiten, bislang noch keinen festen Platz in der westlichen Medizin gefunden und wird überwiegend alternativen Behandlungsmethoden zugeordnet. Im Gegensatz dazu ist Waldbaden in Japan seit Jahrzehnten ein etablierter Bestandteil der therapeutischen Praxis. Die heilende Kraft entspannter und erholsamer Zeiten in den Wäldern wird dort hochgeschätzt. Es ist eine Herausforderung, genau zu bestimmen, worauf die positive Wirkung des Waldbadens beruht. Der Aufenthalt in der Natur ist geprägt von zahlreichen Einflüssen, die auf den Menschen wirken. Wahrscheinlich ist es eine Kombination verschiedener Aspekte des Waldes, insbesondere das Fehlen alltäglicher Stressfaktoren. Zudem ist es wichtig zu berücksichtigen, dass körperliche Bewegung – wie das Spazierengehen im Wald – eine wesentliche Rolle spielt und generell positive Auswirkungen auf den Körper hat.

Wie uns der Wald stimuliert

Die visuelle Stimulation im Wald, ergänzt durch die Vielfalt der Düfte, spielt eine fundamentale Rolle für unser Wohlbefinden. Das Sonnenlicht, das durch die Baumkronen bricht, kreiert ein faszinierendes Lichtspiel, das beruhigend und anziehend wirkt. Die Japaner nennen dieses Phänomen ‚Komorebi‘ – das Spiel des Sonnenlichts, das durch die Blätter tanzt und eine einzigartige Verbindung zwischen uns und der Natur schafft.

Die speziellen Formen in Ästen und Blättern, bekannt als Fraktale, haben das Potenzial, unser zentrales Nervensystem zu stimulieren. Ebenso üben die Farben des Waldes eine tiefe Wirkung auf uns aus. Die Töne von Blau und Grün sprechen evolutionär bedingte Bedürfnisse nach Sicherheit, Nahrung und Überleben an, was zu Entspannung führen kann. Dies ist in unserer DNA verwurzelt, da sich unsere Vorfahren häufig in der Nähe von Flüssen oder Wäldern niederließen, um Zugang zu Trinkwasser, Brenn- und Bauholz zu haben.

Darüber hinaus tragen die Geräusche des Waldes, wie das Rascheln der Blätter im Wind, das Singen der Vögel oder das Plätschern des Wassers maßgeblich zu unserer Entspannung bei. Evolutionär gesehen sind unsere Ohren eher auf diese natürlichen Klänge als auf den akustischen Überfluss der Stadt abgestimmt. Diese echte, natürliche Stille, das Fehlen von hektischen Geräuschen, ist es, was den Wald so besonders macht. Es scheint, als ob die Natur tief in unseren Genen verankert ist, was möglicherweise der Grund dafür ist, dass wir im Wald so schnell zur Ruhe kommen können. Nicht umsonst bezeichnet der Ethnobotaniker Wolf-Dieter Storl den Menschen als ein ‚Geschöpf des Waldes‘.

Das einzigartige Klima des Waldes bietet eine natürliche Erholung für unseren Körper. Die kühlen Temperaturen während heißer Sommertage, die saubere Luft und eine erhöhte Luftfeuchtigkeit tragen alle zu unserem Wohlbefinden bei. Beim Berühren von Holz, Blättern oder Waldboden wird der Parasympathikus aktiviert, der für Entspannung sorgt und uns hilft, zu entschleunigen.

Die Bedeutung bewusster Interaktion mit dem Wald

Das Geheimnis des erfolgreichen Waldbadens liegt darin, sich voll und ganz auf den Wald einzulassen und eine Art Kommunikation mit ihm aufzubauen. Die Geräusche eines plätschernden Baches, Rascheln im Gebüsch oder Regentropfen, die auf Blätter fallen – all diese Sinnesreize tragen zur Reduktion der Gehirnaktivität bei. Sie entspannen den Körpertonus und senken den Blutdruck. Auf diese Weise wird die Natur zu einer effektiven Medizin gegen Herzkreislauferkrankungen und oxidativen Stress in unseren Zellen.

Allerdings zeigt sich auch, dass Waldbaden nicht für jeden gleich wirksam ist. Studien belegen, dass ohne persönliche Neigung und Interaktion mit der Natur, die messbaren Entspannungseffekte ausbleiben. Dies unterstreicht, wie wichtig die bewusste und willentliche Interaktion mit der Natur für die Gesundheit ist.

Die natürliche Chemie des Waldes

Der Wald schafft durch seine einzigartige Luftzusammensetzung eine charakteristische Atmosphäre. Ein Schlüsselelement dieser Atmosphäre sind Terpene – Moleküle, die vor allem von Nadelgehölzen, aber auch von anderen Pflanzen produziert werden. Diese Waldstoffe, die auch vom

Boden, Mikroorganismen, Insekten und totem Pflanzenmaterial freigesetzt werden, übernehmen wichtige Funktionen wie Schutz, Kommunikation und Verteidigung. Interessanterweise sind Terpene auch Hauptbestandteile in ätherischen Ölen, die als konzentrierte Pflanzendüfte bekannt sind. Ein populäres Beispiel ist Zirbenöl, welches häufig zur Förderung besserer Schlafqualität verwendet wird.

Terpenoide, eine Untergruppe der Terpene, die zusätzlich Sauerstoffatome enthalten, spielen eine wichtige Rolle in der medizinischen Wirkung des Waldbadens. Pflanzen produzieren diese Stoffe aus verschiedenen Gründen, beispielsweise zum Schutz gegen Fressfeinde oder Krankheitserreger. Sie haben ein einzigartiges Profil an flüchtigen Stoffen, was sich in ihren unterschiedlichen Gerüchen widerspiegelt und ermöglicht ihnen die Kommunikation innerhalb ihrer Spezies.

Diese Stoffe werden mit den positiven Effekten des Waldbadens in Verbindung gebracht. Sie weisen antientzündliche, antioxidative und neuroprotektive Eigenschaften auf und haben eine positive Wirkung auf die Atemwege. Außerdem erhöhen sie die Anzahl der natürlichen Killerzellen im Immunsystem und reduzieren Adrenalin im Körper. Diese natürlichen Duftstoffe wirken entspannend, beruhigend und angstlösend, verbessern die Hirnleistung und die Stimmung und wirken gegen geistige Erschöpfung.

Einige Studien zeigen, dass Terpene entzündungsfördernde Stoffe wie Interleukine, TNF-alpha oder COX-2 im Körper reduzieren können. Dies hat Einfluss auf Neuroinflammation, also Entzündungen im Gehirn, und könnte positive Auswirkungen auf Erkrankungen wie Alzheimer haben. Terpene beeinflussen auch die Produktion von Entzündungsmediatoren im Körper und wirken auf die Cannabinoid-II-Rezeptoren, die an der Entzündungsantwort im Gehirn beteiligt sind. Alpha-Pinen, die besonders in Nadelbäumen vorkommen, weisen auch starke antientzündliche Eigenschaften auf.

Terpenoide haben das Potenzial, die Aktivität bestimmter Enzyme zu reduzieren, die schädliche Stoffe im Körper produzieren können. Diese schädlichen Substanzen sind in der Lage, die Zellen anzugreifen und zu beschädigen. Terpenoide bieten einen direkten Schutz gegen solche Angriffe. Experimente haben gezeigt, dass sie sogar Probleme mit den Mitochondrien, den Energiezentren der Zellen, mildern können. Dadurch tragen sie dazu bei, die Produktion schädlicher Radikale im Körper zu verringern. Zusätzlich helfen Terpenoide, die Oxidation von Fetten im Körper zu reduzieren, was weitere gesundheitliche Vorteile mit sich bringt.

Zellsupport im Krankheitsfall

Terpenoide können tatsächlich den Zellreinigungsprozess, bekannt als Autophagie, im Körper aktivieren, was zur Reduktion von Tumorwachstum beitragen kann. Diese Stoffe haben die Fähigkeit, in den Zellzyklus einzugreifen und den Prozess der Zellvermehrung zu stoppen, was ihre Antitumorwirkung unterstützt. Allerdings ist bei der Verwendung von ätherischen Ölen und ähnlichen konzentrierten Duftstoffen Vorsicht geboten, da eine übermäßige Anwendung kontraproduktiv sein kann. Im natürlichen Waldumfeld ist die Konzentration dieser Stoffe jedoch nicht so hoch, weshalb solche potentiellen negativen Effekte ausbleiben. Studien legen nahe, dass die Antitumorwirkung der Terpenoide möglicherweise synergistisch mit Chemotherapien eingesetzt werden kann, um deren Wirksamkeit zu verstärken. Daher könnte Waldbaden eine sinnvolle Begleittherapie bei onkologischen Behandlungen sein.

Ein Waldtyp für jedes Organsystem?

Jede Pflanze verfügt über ein eigenes Profil flüchtiger Stoffe, und unterschiedliche Terpene haben verschiedene Wirkungen auf den Menschen. Dies wirft die Frage auf, welcher Waldtyp die beste Wirkung auf die Gesundheit hat – gibt es spezifische „Lungenwälder", „Nervenwälder" oder „Herzwälder"? Aktuelle Forschungen liefern hierzu noch keine abschließenden Antworten. Eine Studie aus Italien beispielsweise berichtet von höheren Emissionswerten der Terpene bei Nadelbäumen im Vergleich zu Buchen, betont aber, dass daraus noch keine allgemeingültigen Schlüsse gezogen werden können. Vermehrt legen aber Untersuchungen nahe, dass unterschiedliche Baumarten unterschiedliche Wirkungen auf Menschen haben können. Beispielsweise könnte die Eiche bei Frauen eine stärkere, angstlösende Wirkung haben als bei Männern, während die Birke auf beide Geschlechter gleich wirkt und der Ahorn kaum eine Wirkung zeigt. Diese Erkenntnisse unterstreichen, dass die Natur und das Waldbaden nicht nur zur Entschleunigung beitragen, sondern auch heilende Effekte haben können.

Der natürliche Rhythmus des Waldes

Die Freisetzung der Waldstoffe folgt einem natürlichen Tag-Nacht-Rhythmus, den man für das Waldbaden nutzen kann. Morgens steigen die Werte, insbesondere durch Stoffe aus dem Boden. Im Laufe des Vormittags sinken die Konzentrationen wieder, um am frühen Nachmittag ihren Höhepunkt zu erreichen. Danach fallen sie wieder ab, wobei der späte Nachmittag das Minimum erreicht. Besonders günstig für das Waldbaden sind wolkenlose und windstille Tage, da hier die Luft weniger durchmischt wird und die Konzentration der Waldstoffe ansteigen kann. Die Lichtverhältnisse und die höheren Temperaturen im Sommer fördern die physiologische Wirkung des Waldbadens. Auch im Frühling, wenn die Bäume blühen und frische Blätter treiben, kann der Gehalt an Waldstoffen in der Atmosphäre zunehmen.

Wie unser Immunsystem vom Waldbaden profitiert

In Japan ist Waldbaden bereits seit Langem ein fester Bestandteil der Gesundheitsvorsorge und könnte auch im Westen eine wertvolle Ergänzung zur Schulmedizin darstellen. Zusammen mit gutem Schlaf, gesunder Ernährung und ausreichend Bewegung bildet Waldbaden einen Lebensstil, der zur Gesunderhaltung beiträgt und im Bedarfsfall Heilungsprozesse unterstützen kann. Unser Immunsystem ist ein bemerkenswertes Beispiel für die Effizienz der Natur. Es schützt uns nicht nur vor alltäglichen Erkrankungen wie Erkältungen und Grippe, sondern auch vor ernsthaften Bedrohungen. Seine beeindruckende Schnelligkeit und Anpassungsfähigkeit ermöglichen es ihm, ständig als Wächter in unserem Körper zu agieren, um uns vor Bakterien, Viren, Pilzen und Allergenen zu schützen.

Chronischer Stress ist ein hinterhältiger Gegner unseres Immunsystems. Die ständige Anspannung und Überlastung, die aus unserer hektischen, termin- und verpflichtungsreichen Lebensweise resultiert, kann unsere geistige und körperliche Widerstandsfähigkeit beeinträchtigen. Dieser anhaltende Stress schwächt nicht nur unsere psychische Gesundheit, sondern beeinträchtigt auch die Funktionsfähigkeit unseres Immunsystems, was uns anfälliger für Krankheiten macht. Ein Beispiel für die Auswirkungen von Stress ist das Phänomen des „Leisure Sickness" – das Erkranken am ersten Urlaubstag, wenn der ständige Stress nachlässt und der Körper darauf reagiert. Dies verdeutlicht, wie stark unser Wohlbefinden mit unserem Stressniveau verbunden ist. Zum Glück gibt es ein wirksames Mittel dagegen: die Natur.

In den letzten Jahren haben wissenschaftliche Studien die beeindruckende Verbindung zwischen der Natur und unserem Immunsystem hervorgehoben. Dabei geht es um mehr als nur heilende Pflanzen oder Kräuter. Im Zentrum steht die Zeit, die wir in der Natur verbringen, und unsere aktive Interaktion mit der natürlichen Umgebung – Bäumen, Pflanzen, Tieren und dem Waldboden. Diese Elemente der Natur haben jeweils auf ihre Weise einen positiven Effekt auf die verschiedenen Komponenten unseres Immunsystems und stärken somit unsere Fähigkeit, auf gesundheitliche Bedrohungen zu reagieren.

Unser Immunsystem ist ein komplexes Netzwerk verschiedener Komponenten, die gemeinsam einen umfassenden Schutz gegen ständig wechselnde Umweltbedrohungen bieten. Zu den ersten Verteidigungslinien gehören mechanische Barrieren wie Haut, Darmwand und Schleimhäute, die das Eindringen von Keimen verhindern. Die Immunzellen gehen aktiv gegen Krankheitserreger und unerwünschte Stoffe vor, indem sie essenzielle Proteine wie Antikörper und Botenstoffe produzieren. Diese Botenstoffe können nützliche Entzündungen auslösen, die jedoch bei Überreaktion schädlich sein können. Ein Teil des Immunsystems, das angeborene Immunsystem, reagiert unspezifisch auf Eindringlinge und ist von Geburt an aktiv. Es unterscheidet sich vom spezifischen oder erworbenen Immunsystem, das gezielt auf bekannte Erreger reagiert.

Training für natürliche Killerzellen

Das angeborene Immunsystem umfasst die sogenannten *Natürlichen Killerzellen* (NK-Zellen), die eine wesentliche Rolle in der ersten Abwehrreaktion des Körpers spielen, insbesondere gegen Viren. NK-Zellen sind in der Lage, von Viren befallene Zellen zu erkennen und zu eliminieren. Dies ist entscheidend, da Viren die Körperzellen als Wirt für ihre Vermehrung nutzen. NK-Zellen setzen spezifische Substanzen wie Perforin und Granzym B frei, um infizierte Zellen zu zerstören, und senden Signalstoffe aus, um weitere Teile des Immunsystems zu aktivieren.

Ein Mangel an NK-Zellen kann zu schweren und wiederholten Infektionen führen. Darüber hinaus spielen sie eine wichtige Rolle bei der Abwehr von

Krebszellen, indem sie eine Art „Wachposten"-Funktion übernehmen, um die Entstehung und Ausbreitung von Tumorzellen zu überwachen. Eine geringe Aktivität der NK-Zellen ist mit einem erhöhten Krebsrisiko verbunden, während eine hohe Aktivität ein geringeres Risiko darstellt. Zudem korreliert eine hohe Präsenz von NK-Zellen im Tumorgewebe mit besseren Heilungschancen und einer positiveren Reaktion auf Krebstherapien.

Die Effektivität von NK-Zellen kann durch verschiedene Faktoren beeinträchtigt werden, einschließlich Dauerstress, Übergewicht, Rauchen, übermäßiger Alkoholkonsum und Schlafmangel. Umgekehrt gibt es Maßnahmen, um die Gesundheit und Aktivität dieser Zellen zu unterstützen. Dazu gehören ausreichender Schlaf, regelmäßige körperliche Aktivität und das Praktizieren von Waldbaden.

Qing Li, ein Forscher der *Nippon Medical School* in Tokio, ist ein Pionier in der Erforschung der Verbindung zwischen Wäldern und dem Immunsystem. Seine umfangreichen Studien konzentrierten sich auf die gesundheitlichen Vorteile des Waldbadens. Li entdeckte, dass regelmäßige Spaziergänge im Wald die Aktivität der natürlichen Killerzellen bei Männern und Frauen steigern und den Gehalt an wichtigen Abwehrstoffen wie Perforin und Granzymen A und B in diesen Zellen erhöhen. Diese positiven Effekte wurden in städtischen Umgebungen nicht beobachtet, was die spezielle Rolle des Waldes unterstreicht. Die gesundheitsfördernden Wirkungen des Waldbadens können bis zu einer Woche oder länger anhalten. Die bereits erwähnten Terpene spielen dabei eine Schlüsselrolle, indem sie die NK-Zellaktivität und die Konzentration der Abwehrstoffe in den Zellen erhöhen.

Schützende Wirkung vor Oxidation

Auch bei oxidativen Prozessen und im Schutz vor Zellschädigung kann der Wald nützlich wirken. Oxidative Prozesse sind ein zweischneidiges Schwert: Einerseits ist Sauerstoff lebensnotwendig, andererseits kann er paradoxerweise auch Schäden im Körper verursachen. Dieses Phänomen, bekannt als „oxidativer Stress", beschreibt die Beschädigung von Körpermolekülen durch Sauerstoff und seine reaktiven Derivate. Diese schädlichen Verbindungen entstehen unter anderem durch UV-Strahlung oder natürliche Körperprozesse, vor allem in den Mitochondrien, der zellulären Energiezentren. Die Folgen sind gravierend: Oxidativer Stress kann das Erbgut angreifen, was zu Mutationen und DNA-Brüchen führt, und essenzielle Zellbestandteile wie

Enzyme und Zellmembranen beschädigen. Ein bekanntes Beispiel ist oxidiertes LDL-Cholesterin, das eine Rolle bei Gefäßverkalkungen spielt.

Der Körper verfügt jedoch über Abwehrmechanismen gegen diese schädlichen Prozesse. Spezielle Enzyme wie Glutathion-S-Transferase, Glutathionperoxidase, Superoxiddismutase und Katalase spielen hierbei eine wichtige Rolle. Zusätzlich tragen Antioxidantien, wie Vitamin C und E, die wir über Nahrung und Nahrungsergänzungsmittel aufnehmen, zur Neutralisierung dieser schädlichen Oxidationsprozesse bei.

Obwohl die direkte Wirkung der Natur auf die Gesundheit schwer quantifizierbar ist, deuten Studien darauf hin, dass ein Aufenthalt im Wald das antioxidative Potenzial des Körpers steigert. Einige Untersuchungen betonen die spezifischen antioxidativen Schutzeffekte des Waldbadens, andere dokumentieren eine Reduktion schädlicher Moleküle nach dem Aufenthalt im Wald.

Schneller wieder gesund dank der farbenfrohen Natur

Die Heilung nach Verletzungen kann durch die Anwesenheit von Natur erheblich gefördert werden. Eine bekannte, wenn auch ältere Studie liefert hierzu eindrucksvolle Belege. Es wurde festgestellt, dass die Aussicht aus dem Krankenhausfenster einen signifikanten Einfluss auf den Genesungsprozess der Patientinnen und Patienten haben kann. Insbesondere jene, die nach einer Operation den Blick auf Bäume genießen konnten, zeigten eine schnellere Erholung. Diese Patientengruppe konnte früher aus dem Krankenhaus entlassen werden, benötigte tendenziell schwächere Schmerzmittel und wurde von Pflegekräften als weniger häufig in negativer Stimmung und schlechter gesundheitlicher Verfassung wahrgenommen. Im Kontrast dazu standen Patientinnen und Patienten, die nach derselben Art von Operation lediglich eine Sicht auf eine Steinmauer hatten.

Die Covid-19 Pandemie hat auch das Interesse an der Erforschung des Waldbadens und dessen möglichen Auswirkungen auf virale Erkrankungen geweckt. Forschungsgruppen, insbesondere in Italien, haben begonnen, die Zusammenhänge zwischen Umweltfaktoren und dem Schweregrad der Pandemie zu untersuchen. Dabei kamen interessante Beobachtungen zutage: Es zeigte sich, dass Regionen mit höherer Luftverschmutzung, einem Mangel an Laubbäumen und einer weniger ausgeprägten mediterranen Ernährungsweise tendenziell stärker von der Pandemie betroffen waren.

Obwohl diese Studien nur begrenzte wissenschaftliche Sicherheit bieten, deuten sie darauf hin, dass die Natur und insbesondere das Waldbaden eine Rolle in der Prävention und vielleicht sogar in der Behandlung viraler Erkrankungen spielen könnten. Diese ersten Erkenntnisse bestärken die Annahme, dass der Zugang zu natürlichen Umgebungen nicht nur für das allgemeine Wohlbefinden, sondern auch für die medizinische Forschung von Bedeutung ist. Sie zeigen, dass das Thema Waldbaden zunehmend Eingang in die aktuelle Forschung findet und als potenziell sinnvolle medizinische Anwendung ernst genommen wird.

Im Wald schlägt unser Herz in einem anderen Takt

Herzkreislauferkrankungen sind weltweit die führende Ursache für vorzeitiges Ableben, wobei sie gemäß aktuellen WHO-Statistiken für etwa 32 % aller Todesfälle verantwortlich sind. In Österreich war der Anteil in den Jahren 2021 und 2022 sogar noch höher, mit rund 35 %. Entgegen der weitverbreiteten Annahme, dass vorrangig ältere Menschen betroffen sind, zeigen die Daten, dass in Österreich fast jeder fünfte Todesfall unter 60-Jährigen auf eine Herzkreislauferkrankung zurückzuführen ist.

Die Tatsache, dass Lebensstilrisiken häufig zu schweren Erkrankungen wie Koronarherzkrankheiten und venösen Verschlusskrankheiten sowie zu Embolien und Thrombosen führen, ist alarmierend. Trotz verstärkter Bemühungen in Forschung, frühzeitiger Erkennung und verbesserten Behandlungsmethoden bei Herzinfarkten, bleibt die Prävention und breite Gesundheitsaufklärung hinter den Erwartungen. Ein verstärktes Engagement von Regierungen und medizinischen Einrichtungen in Bezug auf Lebensstiländerungen und Risikominimierung ist dringend erforderlich.

Doch letztlich liegt der entscheidende Einfluss bei uns selbst! Indem wir in vorbeugende Maßnahmen investieren, können wir unseren Gesundheitszustand wesentlich verbessern. Dies beschränkt sich nicht nur auf die Vermeidung von Herzkreislauferkrankungen, sondern schützt unseren gesamten Körper vor umfassenden Gesundheitsproblemen.

Glücklicherweise besitzen wir ein einfaches, aber effektives Mittel, um den Zustand unseres Herzkreislaufsystems zu beurteilen: die Messung des Blutdrucks. Ein erhöhter Blutdruck gilt als einer der Hauptindikatoren für ein gesteigertes Risiko ernstzunehmender Krankheiten. Bedauerlicherweise ist sich nur etwa die Hälfte der Menschen mit Bluthochdruck, auch Hypertonie genannt, dieses Risikos bewusst. Und selbst von diesen nimmt nur ein Bruchteil das Problem angemessen ernst. Dabei bietet uns gerade der Blutdruck eine wertvolle Chance, Hinweise auf unseren Gesundheitszustand zu erhalten.

Bluthochdruck an sich ist zunächst keine Krankheit, sondern ein Signal unseres Körpers. Würde eine Warnleuchte im Auto wegen zu hohen Drucks in den Leitungen ständig leuchten, würden wir sofort eine Werkstatt aufsuchen. Doch körperliche Warnsignale, wie leicht erhöhten Blutdruck, werden oft ignoriert. Viele erkennen die Ernsthaftigkeit erst, wenn schwerwiegende Folgeerkrankungen medikamentöse Behandlungen oder chirurgische Eingriffe notwendig machen.

Bluthochdruck als Risikofaktor

Bluthochdruck ist nicht nur eine Belastung für das Herzkreislaufsystem; er wirkt sich auch nachteilig auf andere Organe aus, vor allem aber auf das Gehirn. Forschungsergebnisse belegen, dass hoher Blutdruck Organe wie die Nieren und das zentrale Nervensystem beeinträchtigen kann und sogar zu lokalen Problemen führt, wie etwa Schäden am Innenohr. Diese entstehen durch Veränderungen in der Mikrozirkulation, was wiederum das Hörvermögen beeinträchtigen kann. Die Auswirkungen hängen von verschiedenen Faktoren ab, darunter der Schweregrad und die Dauer des hohen Blutdrucks, individuelle Empfindlichkeiten sowie ethnische Unterschiede.

Studien, die eine Verbindung zwischen Bluthochdruck und Gehirnerkrankungen herstellen, verdienen besondere Aufmerksamkeit. Es zeigt sich immer deutlicher, dass hoher Blutdruck im mittleren Lebensalter stark mit späteren kognitiven Einbußen und Demenzerkrankungen, einschließlich Alzheimer, assoziiert ist. Interessanterweise lässt sich hier auch eine Verbindung zum Thema Stress erkennen. Bereits im mittleren Alter kann Stress zu Konzentrationsschwierigkeiten und nachlassender kognitiver Leistung führen. Zudem verursacht er oft erhöhte Blutdruckwerte. Langfristig betrachtet, birgt dieser durch Stress verursachte Bluthochdruck somit zusätzliche Risiken für die Gesundheit des Gehirns, insbesondere in den späteren Lebensjahren.

Die Natur hat die Lösung

Waldbaden wirkt sich nachweislich positiv auf den systolischen und diastolischen Blutdruck aus. Diese positive Wirkung zeigt sich sowohl bei Menschen mit Bluthochdruck als auch bei jenen ohne diese Diagnose. Ein Vergleich von Aktivitäten im Wald mit ähnlichen Aktivitäten in städtischen Umgebungen offenbart einen spezifischen Nutzen des Waldbadens. Interessanterweise haben sowohl aktive als auch ruhige Momente im Wald einen günstigen Einfluss auf den Blutdruck. Die Praxis erweist sich bei Männern und Frauen als wirksam, wobei ältere Personen eine stärkere Verbesserung erfahren als jüngere.

Die positive Wirkung des Waldbadens ist bereits nach einem einzigen Besuch spürbar, doch regelmäßige Ausflüge in den Wald steigern den Nutzen signifikant. Forschungen haben gezeigt, dass natürliche Umgebungen allgemein den diastolischen Blutdruck senken können, dies gilt auch für Parks oder Gärten. Eine kleine Studie aus Ungarn ergab sogar, dass Waldbaden den Blutdruck nicht nur in der warmen Jahreszeit, sondern auch im Winter reduziert. Es sind also nicht ausschließlich grüne Bäume, die diesen Effekt hervorrufen; andere Aspekte der Natur haben ebenfalls positive Auswirkungen auf den Körper. Es scheint, dass vor allem die allgemeine Entspannung und das Wohlbefinden, das man in der Natur erlebt, wesentlich zu dieser positiven Entwicklung der Gesundheit beitragen.

Hypertonie, also Bluthochdruck, gilt zunächst als Vorwarnzeichen und nicht als Krankheit per se. Wenn Waldbaden also bei der Regulation von Bluthochdruck hilfreich ist, stellt sich die Frage: Kann es auch die damit verbundenen Folgeerkrankungen vermindern? Wissenschaftliche Studien liefern hierzu aufschlussreiche Erkenntnisse. Es zeigt sich, dass Menschen, die regelmäßig Zeit in der Natur verbringen, ein geringeres Risiko haben, an Herzkreislauferkrankungen zu versterben, verglichen mit Menschen, die selteneren Zugang zur Natur haben. Ob die spezifische Praxis des Waldbadens, also der achtsame Aufenthalt im Wald, direkt den Herzkreislauftod verhindern kann, wurde bisher allerdings noch nicht erforscht. Dies liegt teilweise daran, dass es sich um ein relativ neues Forschungsgebiet handelt und solche Studien sehr zeitintensiv sind. Studien zeigen zudem, dass Waldbaden Entzündungsmarker in den Arterien sowie Anzeichen von Gefäßverkalkungen und Verstopfungen senken kann. Allerdings stehen auch hier Langzeituntersuchungen noch aus. Deutlich belegt ist jedoch der Nutzen des Waldbadens für Patient:innen mit Atemwegserkrankungen, die von den Effekten besonders profitieren.

Was passiert bei zu niedrigem Blutdruck?

Aber was ist, wenn mein Blutdruck schon niedrig ist? Besteht das Risiko, dass der Blutdruck durch Waldbaden noch weiter sinkt? Hier bieten die Forschungsergebnisse des japanischen Wissenschaftlers Miyazaki aufschlussreiche Einblicke. In seinem Buch beschreibt er, dass die Wirkung des Waldbadens je nach körperlichem Zustand variiert. Interessanterweise beobachtete er in seinen Studien, dass sich sowohl zu niedriger als auch zu hoher Blutdruck durch Waldbaden einem gesunden Mittelwert annähert.

Kann der Wald bei Fettstoffwechselstörung und Diabetes helfen?

Eine Studie von 1998 fand heraus, dass die Blutzuckerwerte bei Typ 2 Diabetespatient:innen durch Waldbaden tatsächlich reduziert werden konnten. Bei dieser Studie ist aber unklar, ob der Wald an sich oder die Bewegung während der Waldtherapie-Session Ursache für die Wirkung waren. Es gab nämlich keine Vergleichsgruppe in dieser Studie. Menschen mit mehr Zugang und Kontakt zur Natur haben laut einer Bevölkerungsstudie auch eine geringere Chance an Typ 2 Diabetes zu erkranken als Menschen mit weniger Kontakt. Im Vergleich zu den Ergebnissen zu anderen Forschungsfragen wird hier aber die Datenlage als sehr schwach eingeschätzt. Zu behaupten Waldbaden hilft bei Diabetes, wäre also mit den momentanen Informationen überzogen. Aber wir dürfen nie vergessen, Waldbaden steht zumeist mit einem Minimum an Bewegung in Verbindung, was bei Stoffwechselerkrankungen auf jeden Fall wertvoll und förderlich ist.

Eine Forschungsgruppe kam zu dem Ergebnis, dass Waldbaden die Adiponecinwerte steigern kann. Adiponectin, ein Hormon, das von Fettzellen produziert wird, spielt eine Schlüsselrolle in der Regulierung des Glukosestoffwechsels und ist wichtig für die Vorbeugung und Behandlung von Typ 2 Diabetes. Obwohl es keinen direkten Schutz gegen Typ 2 Diabetes und Herzkreislauferkrankungen bietet, besteht eine Korrelation mit der Sterblichkeitsrate bei verschiedenen Krankheiten. Zusätzlich hat Adiponectin entzündungshemmende Eigenschaften, die es zu einem potenziellen Faktor in der Prävention von Herzkreislauferkrankungen und Krebs machen. Diese vielfältigen Funktionen unterstreichen die Bedeutung von Adiponectin als einen wichtigen Marker für die Gesundheit.

Schlafoptimierung durch Zeit im Wald

Sogar das Interesse an alltäglichen Praktiken für besseren Schlaf führt zum Waldbaden, das auch in diesem Bereich positive Effekte zeigt. Studien belegen, dass Waldbaden die Schlafqualität signifikant verbessern kann, insbesondere bei menopausalen Schlafstörungen und bei Tumorpatienten während ihrer Therapie. Eine koreanische Studie weist zudem auf erhöhte Melatoninspiegel hin, einem Schlüsselhormon für den Schlaf-Wach-Rhythmus, bei Menschen, die sich regelmäßig in der Natur aufhalten.

Eine Studie aus dem Jahr 2022 betont die Vorteile des Waldbadens für die Schlafqualität. Demnach erhöhen Aktivitäten im Wald, die auf Gesundheit und Wellness ausgerichtet sind, nicht nur signifikant die Schlafqualität, sondern verlängern auch die Schlafdauer um durchschnittlich 1,6 Stunden. Darüber hinaus fördert die Zeit im Wald einen tieferen Schlaf und reduziert den Anteil der Leichtschlafphase. Diese Erkenntnisse verdeutlichen, dass Waldbaden eine effektive natürliche Methode zur Schlafverbesserung und zur Unterstützung eines gesunden Lebensstils darstellen kann.

Vitamin-Sea – Die heilende Kraft des Wassers

Oft hören wir von der essenziellen Bedeutung der Vitamine für unsere körperliche Gesundheit. Doch es gibt ein „Vitamin", das nicht in Pillenform oder durch Nahrung aufgenommen wird, das aber für unser Wohlbefinden unverzichtbar ist: das „Vitamin-Sea". Die einzigartigen Farben des Wassers – sei es das tiefe Blau des Ozeans, das beruhigende Grün eines Sees oder das lebendige Fließen eines Flusses, wirken wie ein Lebenselixier. Die Nähe zum Wasser, ob nun Ozean, See oder Fluss, dient als eine Art Meditation in Bewegung, eine ständige Erinnerung an die unermessliche Schönheit der Natur. Warum es so viele Menschen, insbesondere im Urlaub, an das Meer oder an einen See zieht, ist nachvollziehbar. Evolutionär betrachtet haben unsere Vorfahren ihre ersten Schritte in den Gewässern unseres Planeten gemacht. Es wird angenommen, dass das menschliche Leben ursprünglich aus dem Meer stammt. Das blaue Nass spricht anscheinend zu einem tief verwurzelten, fast instinktiven Teil von uns.

In der Frühgeschichte der Menschheit lebten unsere Vorfahren an Flussufern und Küsten, wo das Wasser nicht nur eine Quelle der Nahrung war, sondern auch Wege für Handel und Reisen bot. Gewässer schützten uns als natürliche Barrieren gegen Feinde und boten uns unermessliche Ressourcen. Nicht zu vergessen ist es das wichtigste Lebensmittel, das wir kennen. Diese tiefe Verbindung zum Wasser, geprägt durch unsere evolutionäre Vergangenheit, könnte ein Grund dafür sein, dass die Nähe zum Meer, zu Seen und Flüssen auch heute noch eine starke Anziehungskraft auf uns ausübt. Zusätzlich könnte das Meer aufgrund seiner schier unendlichen Weite und Tiefe ein Symbol für Freiheit, Abenteuer und Unendlichkeit sein. Es stellt eine Pause von der oft hektischen, überfüllten und lärmenden urbanen Umgebung dar, in der viele von uns leben. Es erinnert uns an unsere eigene Kleinheit im Vergleich zur gewaltigen Natur und bietet uns eine Perspektive, die in unserem modernen, durchgetakteten Leben oft fehlt.

Aber es ist nicht nur das Meer, das solch tiefe Gefühle in uns auslöst. Auch heimische Wasserstellen gelten als Quellen der Energie und Erholung. Das leise Plätschern eines Baches im Wald, die Kraft eines Flusses oder das mächtige Rauschen eines Wasserfalls wecken in uns meist positive Emotionen. Bluespace, wie man alle diese Orte mit Wasser zusammenfassend bezeichnen kann, wird in seiner vielfältigen Gestalt und Präsenz durch seine bloße Existenz zum Ruhepol. Die Wissenschaftlerin Dr. Marine Wallace, die den Effekt von Wasser auf das menschliche Gehirn untersucht hat, stellt fest: „Das kontinuierliche Rauschen des Wassers kann die Gehirnwellen beruhigen, wodurch wir uns entspannter und fokussierter fühlen." Dieses Rauschen kann uns helfen, uns von den Überlastungen des täglichen Lebens zu befreien und uns stattdessen auf den Moment zu konzentrieren. Aber es sind nicht nur die Geräusche, die beruhigend auf uns wirken. Auch die Farben des Wassers, insbesondere die sanften Blau- und Türkistöne, haben einen besänftigenden Effekt. Laut Farbpsychologen wird Blau oft mit Ruhe, Frieden und Gelassenheit assoziiert. Wasserflächen spiegeln nicht nur unsere Umgebung wider, sondern lassen uns auch in uns selbst blicken, was zur Selbstreflexion einlädt und zu innerer Klarheit führen kann.

Die Nähe zum Wasser fördert auch körperliche Aktivitäten, sei es Schwimmen, Paddeln oder einfach nur Spazierengehen. Diese Bewegungen sind nicht nur gut für unsere physische Gesundheit, sie setzen auch Endorphine frei und tragen so zu unserer allgemeinen Zufriedenheit bei. Bluespace kann als eine Art Zufluchtsort gesehen werden, ein Ort, der uns daran erinnert, ab und zu „Pause" zu drücken und tief durchzuatmen.

Ergriffenheit: Die Kraft emotionaler Tiefe

Das Phänomen der Ergriffenheit, das oft durch majestätische Formen der Natur hervorgerufen wird, ist tief in der menschlichen Psyche verankert. Eine Klippe an der rauen irischen Küste, ein weites grünes Tal in Asien oder ein Urwald mit einem Jahrtausende alten Baumbestand liefern uns Szenarien, wo manchen der Atem stockt. Stark wirkt auch der Blick auf einen Berg oder eine ganze Bergkette. Wenn wir vor einem beeindruckenden Bergpanorama stehen, werden wir oft von einer Welle intensiver Emotionen überrollt, die schwierig in Worte zu fassen sind. Dieses Erlebnis kann als eine komplexe Mischung aus Ehrfurcht, Staunen, Bewunderung und Demut beschrieben werden. Psychologen definieren Ehrfurcht und Ergriffenheit als das Gefühl, das Menschen erleben, wenn sie mit etwas in Kontakt treten, das ihre üblichen Denkweisen übersteigt und das Gefühl vermittelt, Teil von etwas Größerem als sich selbst zu sein.

Ergriffenheit durch den Anblick von atemberaubenden Naturschauspielen kann helfen, Stress abzubauen, indem es den Fokus von täglichen Sorgen ablenkt und eine Atempause von der Hektik des Alltags bietet. Es kann die Fähigkeit stärken, die Schwierigkeiten und Widrigkeiten des Lebens mit einer breiteren Perspektive zu begegnen, nach kreativen Lösungsansätzen zu suchen und sich neu zu orientieren. Wir werden an die Größe der Natur erinnert und erkennen gleichzeitig unsere eigene Vergänglichkeit. Unser Leben als Wimpernschlag im Universum. Vergleichen wir doch einmal unsere bescheidene Lebensspanne mit der Existenz eines Gebirgsmassives. Die Alpen beispielsweise sind rund 90 Millionen Jahre alt. Wer einen gigantischen Berg, wie den Mount Everest erklimmt, weiß um seine Tücken und Gefahren und ordnet sich unter. Dieses Gefühl der Demut kann paradoxerweise auch die Verbundenheit zur Welt um uns herum stärken. Das Bewusstsein für unsere Rolle im Großen und Ganzen kann Trost und Sinn stiften und beruhigend wirken. Uns entschleunigen. Als würde der Berg den Pause-Knopf für uns drücken. Wir Menschen haben eine angeborene Verbindung zur Natur und in solchen Momenten spüren wir dies. Selbst soziale Beziehungen werden durch diese Emotionen gestärkt. Ergriffenheit kann zu einem erhöhten Gefühl der Verbundenheit mit anderen führen, da sie oft das Bewusstsein für etwas Größeres als das individuelle Selbst hervorhebt.

Die Umgebung, in der wir aufwachsen, spielt eine wesentliche Rolle bei der Formung unserer Vorlieben, Ängste und emotionalen Bindungen zu bestimmten Landschaften, ein Prozess, der als „Umweltprägung" bekannt ist. Beispielsweise können Menschen, die ihre Kindheit an der Küste verbracht haben, durch den Anblick oder das Geräusch des Meeres beruhigende und nostalgische Empfindungen erleben, die eng mit Kindheitserinnerungen, familiären Verbindungen und prägenden Momenten verknüpft sind. Analog dazu können Personen, die in den Bergen oder hügeligen Regionen groß geworden sind, eine tiefe emotionale Verbundenheit und Bevorzugung für bergige Umgebungen entwickeln. Aber es geht nicht nur um reine Vorlieben. Die Landschaften, mit denen wir aufwachsen, beeinflussen auch unsere körperlichen und geistigen Fähigkeiten. Zum Beispiel entwickeln Menschen, die in bergigen Gegenden leben, oft eine bessere Lungenkapazität und Beinkraft aufgrund des regelmäßigen Gehens in steilem Gelände und der Anpassung an die Höhenlage.

Das Gefühl der Ergriffenheit und Ehrfurcht ist aber als universeller Aspekt zu betrachten und weitgehend unabhängig von der individuellen Prägung. Unabhängig davon, ob man in der Nähe von Bergen oder Meeren aufgewachsen ist, können beide Landschaften Gefühle der Ehrfurcht und Ergriffenheit hervorrufen, da sie beide gewaltige und beeindruckende Naturphänomene darstellen. Persönliche Erfahrungen und Erinnerungen intensivieren oder modifizieren diese Gefühle lediglich.

Die Wissenschaft des Glücks

Wir profitieren aber auch über andere Wege von den Bergen. Beispielsweise wenn wir eine sportliche Zeit in ihnen verbringen. Bergsteigen und andere Aktivitäten können intensive Glücksgefühle auslösen, so Stefan Klein, Autor eines Buches über die Wissenschaft des Glücks. Er erläutert, dass solche Emotionen nicht allein durch die spezifische Tätigkeit, sei es Bergsteigen oder Angeln, hervorgerufen werden. In Momenten, in denen wir uns gut fühlen, setzt unser Gehirn Neurohormone frei, die in ihrer chemischen Struktur Opiaten ähneln. Diese körpereigenen Substanzen, die auf natürliche Weise entstehen, beeinflussen die Art, wie unser Gehirn funktioniert, und erzeugen das, was wir als Glücksgefühl bezeichnen. Dabei können auch physische Reaktionen wie eine veränderte Muskelspannung oder Herzschlagrate auftreten.

Wir sollten uns öfter von den majestätischen Naturschauspielen, die die Erde so großzügig bietet, verzaubern und tief ins Staunen versetzen lassen. Diese Augenblicke der Ehrfurcht und Ergriffenheit schenken uns nicht nur einen Moment der Ruhe, sondern ermöglichen uns auch, dem belastenden Teil unseres Alltages mit wohltuender Distanz zu begegnen. Es ist ein Geschenk der Natur, das darauf wartet, entdeckt und geschätzt zu werden.

{{{ IMPULS-BOX }}}

Lassen Sie uns ein kleines Experiment wagen. Bitte stellen Sie Ihr Smartphone auf *Ruhemodus*.

Gibt es in Ihrer Nähe einen beeindruckenden Ort? Vielleicht einen atemberaubenden Talausblick, einen majestätischen Baum oder eine eindrucksvolle Bergkette. Suchen Sie sich einen gemütlichen Platz mit Sicht auf dieses beeindruckende Naturwunder und richten Sie Ihre Aufmerksamkeit darauf. Erforschen Sie das Gefühl der Erhabenheit, das dieser Anblick in Ihnen weckt. Empfangen Sie bewusst die überwältigende Kraft und Größe, die von diesem Panorama ausgeht. Es mag zunächst wie eine einfache Übung erscheinen, doch Sie werden den Unterschied bereits nach wenigen Minuten spüren.

Hitze – Wenn Stress therapeutisch wirkt

Wir befinden uns im goldenen Zeitalter des Wellness. Kosmetische Behandlungen, Thermenbesuche, entspannende Massagen – all dies ist Teil unserer täglichen Routine, um Schönheit und Entspannung zu fördern. Doch ein Aspekt der Selbstpflege, der oft unterschätzt wird, erlebt gerade eine Renaissance: das Saunabaden. Besonders in Finnland, wo die Sauna tief in der Kultur verwurzelt ist, erfreut sich diese Praxis großer Beliebtheit. Und das aus gutem Grund: Die Sauna bietet weit mehr als nur eine Pause vom Alltagsstress. Sie ist ein Ort, an dem sowohl unsere geistige als auch unsere körperliche Gesundheit nachhaltig gefördert wird.

Jenseits der offensichtlichen Entspannung, die die Sauna bietet, weisen immer mehr Studien auf die beeindruckenden gesundheitlichen Vorteile regelmäßiger Saunagänge hin. Diese Wärmetherapie beeinflusst tiefgreifend unser Wohlbefinden und unsere organische Gesundheit. Von einer verbesserten Herzgesundheit bis hin zur Stärkung unseres Immunsystems – die positiven Auswirkungen sind vielfältig und wissenschaftlich belegt.

Mental stark dank Hitzebad

Ein Schlüsselaspekt ist die Stressreduktion. Eine Studie aus dem Jahr 1988 beschreibt, wie das Erhitzen in der Sauna entspannend wirken und zur Linderung von psycho-emotionalem Stress beitragen kann. Diese Art von Stressabbau ist besonders wichtig in dieser hektischen Welt, wo der Geist selten zur Ruhe kommt.

Die Wärme in der Sauna hat einen bemerkenswerten Einfluss auf das neuroendokrine System. Studien offenbaren, dass Saunahitze eine Stimulation verschiedener Hormone und Neurotransmitter bewirkt, darunter Beta-Endorphine, ACTH, Prolaktin, Noradrenalin und Wachstumshormone, was auf eine signifikante neuroendokrine Reaktion schließen lässt. Diese hormonellen Veränderungen können tiefgreifende Auswirkungen auf die geistige Leistungsfähigkeit und Stimmung haben. Beta-Endorphin, ein Schlüsselfaktor für Wohlbefinden und Stressbewältigung, spielt eine wesentliche Rolle bei der positiven Wirkung von Saunabaden auf die mentale Leistung. Bei der Hitzeexposition in der Sauna reagiert der Körper mit einer verstärkten Ausschüttung dieses natürlichen Opioids. Diese Freisetzung von Beta-Endorphin wirkt schmerzlindernd und stimmungsaufhellend, was zu einer allgemeinen Entspannung und einem Gefühl des Wohlbefindens beiträgt.

Dieser Endorphin-Schub hat mehrere positive Auswirkungen auf die mentale Leistung. Erstens kann die, durch Beta-Endorphin bedingte Stimmungsverbesserung, eine entspannte und positive Geisteshaltung fördern, die für kognitive Prozesse wie Konzentration und Problemlösung förderlich ist. Zweitens hilft die stressmindernde Wirkung von Beta-Endorphin dabei, den mentalen Fokus zu schärfen und ermöglicht es, auch in herausfordernden Situationen klar und effizient zu denken.

Das adrenocorticotrope Hormon (ACTH), produziert in der Hypophyse an der Gehirnbasis, spielt eine weitere entscheidende Rolle bei der Stressreaktion des Körpers. Es stimuliert die Produktion und Freisetzung von Cortisol aus der Nebennierenrinde, einem Hormon, das für die Bewältigung von Stress unerlässlich ist. Saunahitze trägt zur Aktivierung dieses Systems bei. Durch das Erleben kontrollierten Stresses in der Sauna wird das Gehirn und insbesondere das Stressbewältigungssystem gestärkt und trainiert.

Auch Noradrenalin, ein wichtiger Neurotransmitter, spielt eine zentrale Rolle in der körperlichen und geistigen Reaktion auf Stress. Interessanterweise hat die Forschung gezeigt, dass Saunabaden die Noradrenalinspiegel im Körper signifikant erhöht, was tiefgreifende Auswirkungen auf das Wohlbefinden hat. Bei Probanden, die sich bis zur subjektiven Erschöpfung in der Sauna aufhielten, stieg der Noradrenalinspiegel um beeindruckende 310 %. Dieser Anstieg des Noradrenalins ist besonders relevant im Kontext des Stressmanagements. Als Schlüsselkomponente der „Kampf-oder-Flucht"-Reaktion bereitet Noradrenalin den Körper darauf vor, effizient auf Stresssituationen zu reagieren. Es steigert die Herzfrequenz, erhöht den Blutdruck und verbessert die Energiebereitstellung. Gleichzeitig fördert Noradrenalin die Konzentration und Aufmerksamkeit, was hilft, auch in herausfordernden Situationen fokussiert und leistungsfähig zu bleiben. Die regelmäßige Nutzung der Sauna wird so zu einer effektiven Methode, um die mentale Belastbarkeit zu steigern.

Neurologische Vorteile des Saunabadens

Jüngste Forschungsergebnisse werfen ein neues Licht auf die beeindruckenden neurologischen Vorteile regelmäßiger Saunagänge, die über die Faktoren Entspannung und Stressmanagement hinausgehen. Besonders bemerkenswert ist dabei die potenzielle Rolle des Saunabades in der Prävention von Demenz und Alzheimer.

Forscher:innen haben herausgefunden, dass das regelmäßige Eintauchen in die wohltuende Wärme einer Sauna das Risiko für diese neurodegenerativen Erkrankungen signifikant senken kann. Laut ihren Ergebnissen sollen Männer, die 4-7 Mal pro Woche saunieren, ein um 65 % niedrigeres Risiko für Demenz und ein um 66 % niedrigeres Risiko für Alzheimer haben, verglichen mit Männern, die nur einmal pro Woche saunierten. Diese Ergebnisse sind nicht nur für die Betroffenen selbst, sondern auch für ihre Familien von großer Bedeutung. Darüber hinaus wurde festgestellt, dass Saunabaden auch positive Effekte auf die psychische Gesundheit hat. So kann es beispielsweise das Risiko für die Entwicklung psychotischer Störungen verringern. Dies deutet darauf hin, dass die Hitzebehandlung in der Sauna eine Art Stressreduktion und Veränderungen im Gehirnstoffwechsel bewirkt, die sowohl dem Körper als auch dem Geist zugutekommt.

Die Wissenschaft hinter diesen Erkenntnissen zeigt, dass die durch das Saunieren erzeugte Hyperthermie möglicherweise zu einer verbesserten Durchblutung des Gehirns führt und damit einen schützenden Effekt auf neuronale Strukturen und Funktionen ausübt. Dies könnte erklären, warum die Sauna nicht nur zur körperlichen Erholung beiträgt, sondern auch die kognitive Gesundheit fördert. Es ist wichtig zu betonen, dass diese Art der Hitzebehandlung eine einfache, zugängliche und vor allem genussvolle Methode darstellt, die Gesundheit des Gehirns zu unterstützen.

Prävention bei genetischem Risiko

In der packenden Dokumentarserie „Limitless" konfrontiert der Experte für Langlebigkeit, Dr. Peter Attia, den Schauspieler Chris Hemsworth, bekannt für seine muskelbepackte Hauptrolle in Marvels „Thor", mit seinem genetischen Alzheimer-Risiko. Hemsworth trägt zweifach das ApoE4-Gen, was mit einem erhöhten Risiko für Alzheimer assoziiert ist. Die Forschung zu ApoE4 hat gezeigt, dass dieses Gen die Struktur und Funktion von Lipoproteinen im Körper beeinflusst, was wiederum wichtige Auswirkungen auf den Cholesterinstoffwechsel und die neuronale Gesundheit hat. Personen, die eine oder zwei Kopien dieses Gens tragen, haben ein statistisch höheres Risiko, im Laufe ihres Lebens Alzheimer zu entwickeln.

Als Hemsworth von seiner genetischen Veranlagung und dem damit verbundenen erhöhten Alzheimer-Risiko erfuhr, war die Wirkung auf ihn tiefgreifend. Er äußerte den Wunsch, gravierende Änderungen in seinem Leben vorzunehmen, was auch seine Arbeit und die Zeit mit der Familie betraf. Für Hemsworth war es nach den Arbeiten an der Dokumentation selbstverständlich, Hitze-Therapie, insbesondere regelmäßige Saunabesuche, in seine Gesundheitsroutine einzubeziehen. Diese Maßnahme, die einfach in den Alltag integrierbar ist, bietet, wie wir aus den zuvor erwähnten Studien bereits wissen, ein relevantes präventives Potenzial gegen Alzheimer. Darüber hinaus bietet die Hitzetherapie Entspannung und hilft bei der Stressregulierung, was zusätzlich die mentale Gesundheit fördert. Hemsworth berücksichtigte auch die Rolle von langanhaltendem Stress als Risikofaktor für Gehirnerkrankungen bei der Planung seiner Gesundheitsstrategie.

Herzgesund dank Hitze

Aber auch das Herz sollte hier besondere Erwähnungen finden. Denn in einer Welt, in der Herzkreislauferkrankungen trotz medizinischen Fortschritts und der Verfügbarkeit moderner Medikamente und Therapien weiterhin eine der Hauptursachen für gesundheitliche Probleme und die meisten Todesfälle jährlich darstellen, wird die Suche nach alternativen Methoden zur Erhaltung der Herzgesundheit immer wichtiger. Neueste wissenschaftliche Studien legen nahe, dass regelmäßige Saunagänge weit mehr als nur Entspannung bieten – sie könnten entscheidend zur Verbesserung der Herzgesundheit beitragen. Eine Studie, die 2017 im „American Journal of Hypertension" veröffentlicht wurde, hebt die potenziellen Vorteile des regelmäßigen Saunabadens für das Herz hervor.

Die Autoren dieser Studie untersuchten die Auswirkungen von Hitze-Therapie auf Blutdruck und periphere vaskuläre Funktion. Die Wissenschaftler:innen brachten regelmäßige Saunabesuche mit einer Verbesserung des Blutdrucks und somit einem reduzierten Risiko für Herzkreislauferkrankungen in Verbindung. Die Hitze in der Sauna führt zu einer Erweiterung der Blutgefäße, was den Blutfluss verbessert und dadurch den Blutdruck senkt. Diese physiologischen Reaktionen sind nicht nur vorteilhaft für den Kreislauf, sondern tragen auch zur Entspannung des gesamten Körpers bei. Eine Meta-Analyse, veröffentlicht im renommierten Journal The *FASEB* im Jahr 2021 bestätigte die Ergebnisse dieser Studie und untermauert das beachtliche Potenzial des Saunabades in der Prävention von Hypertonie und Herzkreislauferkrankungen durch seine breite Datenerhebung.

Ein Niederländischer Wissenschaftler fand im Zuge seiner Forschungsarbeit rund um Hitze heraus, dass regelmäßiges Saunabaden mit einer 23 % niedrigeren Wahrscheinlichkeit für tödliche Episoden von koronarer Herzkrankheit oder Herzkreislauferkrankungen assoziiert ist. Noch bemerkenswerter ist, dass laut seinen Daten bei einer Nutzungshäufigkeit von vier bis sieben Mal pro Woche das Risiko für ähnliche Vorfälle um 48 % gesenkt werden kann. Angesichts dieser Erkenntnisse wird es zunehmend wichtiger, dass sowohl wir selbst als auch die medizinische Fachwelt diese Daten nutzen und in präventive Gesundheitsstrategien integrieren. Sie demonstrieren, wie eine traditionelle Praxis, die seit Jahrhunderten zur Entspannung genutzt wird, tiefgreifende Auswirkungen auf die neurologische Gesundheit haben kann. In einer Zeit, in der mentale und neurologische Erkrankungen zunehmend in den Fokus der Gesundheitsforschung rücken, bietet das Saunabaden eine einfache, angenehme und effektive Möglichkeit, das eigene Wohlbefinden zu fördern.

{{{ IMPULS-BOX }}}

Unsere Vorfahren, Großeltern und Eltern kannten schon den Geheimtipp: Saunieren fördert die Gesundheit und sorgt für Entspannung. Heute bestätigt die Wissenschaft, was sie intuitiv wussten. Es ist Zeit, dieses Wissen zu unserem Vorteil zu nutzen!

Zielen Sie darauf ab, mindestens ein- bis zweimal, idealerweise dreimal pro Woche, sich der heilenden Hitze hinzugeben. Ob in einem heißen Bad, einer Biosauna, einem Dampfbad bei 60 Grad oder der traditionellen finnischen Sauna bei 80-100 Grad – jede Form wirkt sich positiv auf Ihr Wohlbefinden aus. Effizienz ist dabei der Schlüssel: Kurze, regelmäßige Sessions sind der Weg zum Ziel. So bleiben Sie langfristig dran. Regelmäßig zweimal wöchentlich 20 Minuten wirken besser als seltene, abendfüllende Saunagänge. Machen Sie das Saunieren zu einem festen Bestandteil Ihrer Routine und erleben Sie die positiven Effekte auf Ihre Gesundheit und Entspannung.

Kälte – Der eisige Weg zu innerer Stärke

Die Kälte, oft ein Symbol für Unbehagen und Herausforderung, ist tatsächlich ein Schlüssel zu verborgenen Geheimnissen unserer geistigen und körperlichen Gesundheit. Unsere Reise durch die Welt der Kältetherapie beginnt mit Sebastian Kneipp, dem Pionier dieser Praxis. Kneipp wurde bekannt für seine revolutionären Ansätze in der Hydrotherapie und legte den Grundstein für die moderne Kältetherapie. Er erkannte, dass regelmäßige kalte

Bäder und Güsse die Durchblutung fördern und die körpereigenen Abwehrkräfte aktivieren können. Durch diese Kälteanwendungen konnte er effektiv zur Linderung von Beschwerden wie Rheuma und zur Verbesserung der allgemeinen Gesundheit beitragen. Bis heute sind das Wassertreten und die Kneipp-Therapie beliebte und weitverbreitete Anwendungen, die in zahlreichen Thermen und Kurorten praktiziert werden.

Von Kneipps bahnbrechenden Ideen inspiriert, führt unser Weg zu Wim Hof, dem „Iceman". Inspiriert von Sebastian Kneipps bahnbrechenden Ideen, hat Wim Hof, bekannt als „The Iceman", eine einzigartige Methode entwickelt, die Kälteexposition, Meditation und Atemtechniken kombiniert. Hof, der für seine Fähigkeit berühmt wurde, extremen Kältebedingungen zu widerstehen, hat mit seinen Methoden weltweit Aufmerksamkeit erregt und die Anwendung von Kälte als Werkzeug zur Förderung der mentalen und physischen Gesundheit populär gemacht. Sein Ansatz zielt darauf ab, die innere Natur zu stärken und Krankheiten vorzubeugen. Hofs beeindruckende Fähigkeit, Kälte zu trotzen, zeigte sich in seinen bemerkenswerten Leistungen, wie dem Laufen eines Marathons im Schnee bei minus 20°, lediglich bekleidet mit Shorts, und mehreren Besteigungen des Kilimanjaro in ähnlich minimalistischer Ausrüstung. Des Weiteren verbrachte Wim Hof fast 2 Stunden in einem Eisbad und schwamm 58m unter einer Eisdecke ohne professionelles Equipment. Diese physischen Herausforderungen demonstrierten eindrucksvoll die Widerstandskraft und Anpassungsfähigkeit des menschlichen Körpers unter extremen Bedingungen. Seine Reise wurde jedoch auch von persönlichen Herausforderungen geprägt, insbesondere dem tragischen Verlust seiner Frau, der ihn als alleinerziehenden Vater von vier Kindern in tiefer Trauer zurückließ. In dieser schweren Zeit fand er Trost in der extremen Kälte. Durch regelmäßige Eisbäder entdeckte er, laut seiner eigenen Angaben, wie er seinen emotionalen Schmerz lindern, seine Gedanken klären und seine innere Stärke wiederfinden konnte. Diese Erfahrungen führten zur Entwicklung der Wim-Hof-Methode, mit der er anderen Menschen helfen möchte, ihre Widerstandsfähigkeit und geistige Stärke zu entwickeln.

Wim Hof ist somit ein inspirierendes Beispiel dafür, wie man selbst in den dunkelsten Zeiten des Lebens mit Hilfe der Natur Heilung und innere Stärke finden kann. Seine Methoden bieten einen einzigartigen Weg, persönliche Herausforderungen zu überwinden und ein gesundes geistiges Wohlbefinden zu fördern.

Kälte - längst bei Stars und Sternchen angekommen

Das wachsende Interesse an den Vorteilen der Kältetherapie hat auch zahlreiche berühmte Persönlichkeiten erreicht und begeistert. Hugh Jackman beispielsweise, der für seine anspruchsvolle Rolle als Wolverine berühmt ist, hat ein intensives Fitnessregime, das auch Kältebäder beinhaltet. Diese Praxis ist für den 55-Jährigen ein wesentlicher Bestandteil seiner Erholungsstrategie nach dem Training. Jackman verwendet die Kälte, um Muskelkater zu reduzieren und die Erholungszeit zu beschleunigen, was besonders wichtig ist angesichts der physischen Anforderungen seiner Filmrollen.

Einen Schritt weiter ging Chris Hemsworth für eine Episode der im Kapitel Hitze bereits erwähnten Dokumentationsserie „Limitless". Für einen weiteren Extrem-Test stürzte sich der Australier in die eiskalten Wellen der norwegischen Arktis. „Limitless" hat sich auf die Erforschung verschiedener Methoden zur Verbesserung der Langlebigkeit und körperlichen Leistungsfähigkeit konzentriert. In einer speziellen Episode unternahm Hemsworth eine Reise in ein malerisches norwegisches Fischerdorf, wo er sich extremen Kältebedingungen beim Surfen und Schwimmen stellte. Begleitet von Ross Edgley, einem Experten für Extremsport, schwamm Hemsworth im eiskalten Wasser eines arktischen Fjords, das eine Temperatur zwischen minus 1 und 4 Grad Celsius hatte.

Das Ziel dieser Dokumentation und des Arktis-Experiments war es, die Grenzen menschlicher Ausdauer zu erkunden und Methoden zu finden, um Körper und Geist in extremen Situationen zu stärken. Hemsworth erlebte dabei die Herausforderungen der Kälteexposition am eigenen Leib, einschließlich der Schwierigkeit, unter diesen Bedingungen zu funktionieren und die natürlichen Schutzmechanismen des Körpers zu überwinden. Aber die Arbeit an dieser Dokumentation motivierte den Schauspieler, neben Hitze- auch Kältetherapie als neue Routine in seinen Alltag zu integrieren.

Vom Schlachtfeld in den OP-Saal

In historischen Zeiten, vor allem auf den Schlachtfeldern, spielte Kälte eine entscheidende Rolle in der Kriegsmedizin, insbesondere bei der Amputation von Gliedmaßen. Vor der Entwicklung moderner Anästhesiemethoden nutzten Feldärzte natürliche Kältequellen, wie Schnee oder Eis, um die zu amputierenden Gliedmaßen zu betäuben. Diese rudimentäre Art half dabei, den Schmerz während des Eingriffs zu verringern. Die extreme Kälte reduzierte die Blutzirkulation und verringerte so das Blutungsrisiko und die Schmerzempfindung. Diese Methode war zwar primitiv und weit entfernt von den heutigen Standards der Schmerztherapie, stellte aber unter den damaligen Umständen oft die einzige verfügbare Option dar, um das Leiden der Verwundeten zu lindern und die Durchführung notwendiger chirurgischer Eingriffe zu ermöglichen. Während des Zweiten Weltkriegs entdeckten Ärzte, dass Piloten, die in kaltem Wasser notlanden mussten, oft trotz schweren Verletzungen überlebten. Dies führte zur Erkenntnis, dass Hypothermie den Körper in einen Zustand versetzen kann, der das Überleben in sonst tödlichen Situationen ermöglicht. Diese Entdeckung trug zur Entwicklung der kontrollierten Hypothermie in der Chirurgie bei.

In der heutigen Zeit hat sich die Anwendung von Kälte deutlich weiterentwickelt und findet nun auch in Form der Kryotherapie, insbesondere in Kryokammern, vielfältige Anwendung. Diese modernen Kältetechniken haben neue Dimensionen in der Gesundheitsförderung eröffnet, indem sie gezielt die Vorteile der Kälteexposition nutzen, um sowohl die mentale als auch die physische Gesundheit zu verbessern. In der chirurgischen Praxis, insbesondere bei Herzoperationen, wird die Kälteanwendung gezielt eingesetzt, um das Risiko von Gewebe- und Hirnschäden zu reduzieren. Die Kühlung hilft dabei, die Stoffwechselaktivität des Gewebes zu verlangsamen, was den Bedarf an Sauerstoff und Nährstoffen reduziert und so das Risiko von Schäden während der Operation minimiert.

Nach chirurgischen Eingriffen spielt die Kryotherapie eine wesentliche Rolle in der Heilungsphase. Die Anwendung von Kälte kann effektiv dazu beitragen, Entzündungen und Schmerzen zu reduzieren und somit die Erholungszeit des Patienten zu verkürzen. Insbesondere nach Operationen, bei denen Schwellungen und Gewebeirritationen häufig auftreten, kann die gezielte Kühlung des betroffenen Bereichs dazu beitragen, den Heilungsprozess zu beschleunigen und das Wohlbefinden des Patienten zu verbessern.

Kältekappen, auch bekannt als Kopfhautkühlungssysteme, werden zunehmend eingesetzt, um Haarausfall bei Patienten zu vermindern, die sich einer Chemotherapie zur Krebsbehandlung unterziehen. Diese Kappen kühlen die Kopfhaut während der Chemotherapie und reduzieren dadurch die Durchblutung in diesem Bereich. Dadurch gelangen weniger Chemotherapeutika zur Kopfhaut, was das Risiko von Schäden an den Haarwurzeln verringert. Studien haben gezeigt, dass diese Methode effektiv sein kann, um den

Haarausfall zu reduzieren, was für viele Patienten während ihrer Behandlung eine bedeutende psychologische Unterstützung darstellt. Insgesamt zeigt sich, dass Kryotherapie ein vielseitiges und effektives Mittel in der modernen Medizin und Therapie ist, das sowohl in der Akutbehandlung als auch in der langfristigen Gesundheitsvorsorge und Rehabilitation seine Anwendung findet. Mit der kontinuierlichen Erforschung und Entwicklung dieser Techniken wird die Kryotherapie wahrscheinlich noch weitere Anwendungsbereiche in der Gesundheitsförderung erschließen.

Kälte als Schlüssel zu mehr körperlicher Energie

Braunes Fettgewebe, auch bekannt als Brown Adipose Tissue (BAT), ist ein wertvolles Element des Körpers, das entscheidend zur Energieproduktion und zur Regulierung der Körpertemperatur beiträgt. Im Gegensatz zu weißem Fett, das vorrangig als Energiespeicher fungiert, besitzt braunes Fett die einzigartige Fähigkeit, Energie direkt in Wärme umzuwandeln. Diese Thermogenese spielt eine zentrale Rolle bei der Aufrechterhaltung der Körpertemperatur und unterstützt aktiv die Steigerung des Energielevels sowie die Verbesserung der Gesundheit. Braunes Fett ist vorwiegend in Bereichen um den Nacken, zwischen den Schulterblättern und den Schlüsselbeinen lokalisiert. Obwohl es nicht direkt sichtbar ist, da es tief im Inneren des Körpers versteckt liegt, ist seine Präsenz für die Thermoregulation unerlässlich. Interessanterweise variiert die Menge an braunem Fett von Individuum zu Individuum, mit einer tendenziell höheren Konzentration bei Neugeborenen und Kleinkindern, die es zum Schutz vor Unterkühlung nutzen. Erwachsene besitzen in der Regel weniger braunes Fett, können jedoch dessen Menge und Aktivität durch Faktoren wie regelmäßige Kälteexposition steigern.

Trotz seiner relativ geringen Menge im Vergleich zum weißen Fett, ist braunes Fett das „gute" Fett, das man im Körper fördern sollte. Seine Effizienz bei der Kalorienverbrennung und Umwandlung in Wärme kurbelt nicht nur den Stoffwechsel an, sondern trägt auch signifikant zur allgemeinen Gesundheit bei. Die Förderung von braunem Fett durch einen bewussten Lebensstil, der Kälteexposition und moderate körperliche Aktivität umfasst, kann somit einen bedeutenden Beitrag zur Steigerung der Energieeffizienz und zum Schutz vor metabolischen Erkrankungen leisten. Das Herzstück der beeindruckenden Fähigkeiten von braunem Fett bilden die Mitochondrien, die als die Energiekraftwerke der Zellen fungieren. Braunes Fett zeichnet sich durch eine außergewöhnlich hohe Dichte dieser leistungsfähigen Zellkraftwerke aus. Diese Mitochondrien nutzen gespeicherte Lipide, um Wärme zu erzeugen, ein Prozess, der als nicht-shivering Thermogenese bekannt ist und zur Produktion von Adenosintriphosphat (ATP), der universellen Energiequelle des Körpers, führt. Erfahrene Kälte-Enthusiasten zittern tatsächlich weniger, selbst bei leichter Bekleidung oder nach einem Eisbad, dank dieses Prozesses. Die erhöhte Aktivität der Mitochondrien in braunem Fett unterstützt nicht nur die Wärmeproduktion, sondern erhöht auch signifikant den Energielevel. Das bedeutet, durch Kältetherapie und einem thermogenen Lebensstil unterstützen man seinen Energiehaushalt und fühlt sich vitaler und stärker.

Ein weiteres charakteristisches Merkmal von braunem Fett ist sein hoher Eisengehalt, der für seine dunkle Färbung verantwortlich ist. Eisen ist essenziell für die optimale Funktion der Mitochondrien, insbesondere bei der Elektronentransportkette, die entscheidend für die ATP-Produktion ist. Der reichhaltige Eisengehalt fördert somit eine effiziente Energiegewinnung und optimiert die Funktionsweise von braunem Fett. Die Vorteile, die eine Steigerung von braunem Fett mit sich bringt, sind umfangreich und bedeutsam für die Gesundheit: Eine erhöhte Energieverbrennung, die beim Abnehmen hilft und das Risiko von Fettleibigkeit und damit verbundenen Krankheiten reduziert; verbesserte Insulinempfindlichkeit, die Typ 2 Diabetes vorbeugen kann; gesteigerte Energielevels, die Leistungsfähigkeit erhöhen; sowie eine verbesserte Regulierung der Körpertemperatur, was besonders in kalten Umgebungen von Vorteil ist.

Kognitiv stärker durch Kälte

Die Exposition gegenüber Kälte hat sich in der wissenschaftlichen Forschung zunehmend als effektive Methode herausgestellt, um das Gehirn positiv zu beeinflussen und dessen Funktionen zu verbessern. Gezielte Forschungen haben eine Reihe faszinierender Entdeckungen über die vielfältigen Wirkungen der Kälte auf das Gehirn zutage gefördert.

Beispielsweise können Kälteanwendungen die primären Kontrollzentren für die Modulation von Schmerz- und Kältereizen im periaquäduktalen Grau (PAG) des Gehirns aktivieren. Dieser Bereich spielt eine zentrale Rolle in der Schmerzregulation. Interessanterweise führt die Aktivierung des

PAG, wie sie durch die Wim-Hof-Methode oder ähnliche Kälteanwendungen erreicht wird, dazu, dass der Körper eine stressinduzierte analgetische Reaktion auslöst. Unter dem Einfluss von Kältestress erlebt der Körper eine natürliche Schmerzunterdrückung, indem er Mechanismen aktiviert, die Schmerzempfindungen verringern. Dies verdeutlicht eindrucksvoll, wie gezielte Kälteexposition die Schmerztoleranz erhöhen und die natürliche Fähigkeit des Körpers zur Schmerzbewältigung verbessern kann.

Forschungen haben gezeigt, dass regelmäßige Kälteexposition die Aktivität des Locus coeruleus im Gehirn und die Freisetzung von Noradrenalin steigert, was auch bei Hitzeanwendungen beobachtet wird. Diese neurochemischen Veränderungen können zu einer Verminderung von Angstgefühlen führen, was darauf hindeutet, dass regelmäßige Kälteexposition nicht nur die körperliche, sondern auch die geistige Widerstandskraft gegenüber Angst und Stress verbessern könnte.

Kälte kann laut Forschungsergebnissen die Produktion des Neurotransmitters Dopamin im Gehirn steigern, was möglicherweise positive Auswirkungen auf die Stimmungsregulation hat. Diese Erkenntnis ist besonders bedeutsam für die Behandlung von Depressionen. Es hat sich gezeigt, dass angepasste Kaltwasserduschen effektiv depressive Symptome lindern können, was darauf hindeutet, dass Kältetherapie ein wirksames Mittel zur Verbesserung der mentalen Gesundheit sein könnte. Kälteexposition kann auch positive Auswirkungen auf grundlegende kognitive Funktionen haben. Studien zeigen, dass akute Kälteexposition und nachfolgende Wiedererwärmung das räumliche Gedächtnis verbessern können. Dies impliziert, dass Kälteexposition nicht nur als Stressbewältigungsmethode dienen kann, sondern auch das Potenzial hat, die kognitive Leistungsfähigkeit zu steigern.

Interessanterweise kann Kältestress die Neuroimmunmodulation beeinflussen, indem er die Aktivität von Mikrogliazellen – den Immunzellen des Gehirns – steigert und gleichzeitig die Produktion entzündungsfördernder Stoffe in Astrogliazellen, einer anderen Art von Gehirnzellen, erhöht. Diese Erkenntnisse deuten darauf hin, dass Kältetherapie hilfreich sein könnte, um Entzündungsreaktionen im Gehirn zu regulieren, was wiederum positive Auswirkungen auf die mentale Gesundheit haben könnte.

Mentaltraining in der Eistonne

Die beeindruckenden Wirkungen der Kälte auf Körper und Geist sind vielfältig, doch besonders faszinierend ist, wie sie das Stressmanagement und die mentale Ruhe unterstützen können. Kälteexpositionen stellen einen der direktesten und intensivsten natürlichen Stressoren dar. Man hört oft, dass man der Kälte nicht entfliehen kann. Das Eintauchen in kaltes Wasser katapultiert einen unmittelbar in die Gegenwart und zwingt zur Konfrontation mit der Realität. Dieser Moment beendet abrupt das Gedankenkarussell um alltägliche Sorgen und Probleme, die vorübergehend in den Hintergrund treten.

Anders als bei der Meditation, die immer noch Raum für ablenkende Gedanken lässt, gibt es in der Kälte nur den gegenwärtigen Moment. Kaltes Wasser, sei es in einem Bach, See oder in einer Eistonne im eigenen Garten, bietet daher eine der effektivsten Möglichkeiten für Mentaltraining und zur Verbesserung der Konzentrationsfähigkeit. Beim Eintauchen in kaltes Wasser erlebt man zunächst die sogenannte „Kälte-Shock-Reaktion" – ein Zustand des Schmerzes, des Stresses, eine Aktivierung des sympathischen Nervensystems, die Kampf- oder Fluchtreaktion. Der Puls steigt, die Atemfrequenz nimmt zu und hormonelle Prozesse werden aktiviert. Die Herausforderung besteht darin, rasch wieder die Kontrolle über den eigenen Zustand zu gewinnen und zur Ruhe zu kommen. Dabei ist es entscheidend, die anfänglich beschleunigte und oberflächliche Atmung zu beruhigen und sich auf tiefe, entspannende Atemzüge zu konzentrieren. Durch diesen Fokus beginnt die angespannte Muskulatur sich zu entspannen, das anfängliche Brennen auf der Haut lässt nach, der Herzschlag wird ruhiger und die Stresshormone sinken wieder. In diesem Prozess erreicht man allmählich einen entspannten, parasympathischen Zustand. Sobald man sich an die Kälte gewöhnt hat, verwandelt sich der anfängliche Stressor in eine angenehme, sogar genussvolle Erfahrung. Viele Fans des Eisbadens berichten, dass nach etwa einer Minute im eiskalten Wasser ein angenehmes, motivierendes und sogar freudiges Gefühl eintritt.

Genau dieser Prozess ist entscheidend, um im Alltag ein Bewusstsein für Stress zu entwickeln und zu verstehen, wie man gezielt Entspannung herbeiführen kann. Die in der Kälte erlernten Techniken können auch in stressigen Situationen im Alltag, im Beruf, vor Prüfungen oder Auftritten angewendet werden. Sie helfen dabei, trotz Belastung und Lampenfieber ruhig zu bleiben und Leistung zu erbringen. Kältetraining ist somit nicht nur eine körperliche Herausforderung, sondern auch ein effektives Werkzeug für mentale Stärke und Resilienz.

{{{ IMPULS-BOX }}}

Kältetherapie oder Eisbaden kann sich als wahrer Wendepunkt für unsere mentale Gesundheit erweisen. Allerdings finden viele die Integration solcher Praktiken in den Alltag herausfordernd. Kalte Duschen stellen oft eine der größten Herausforderungen für Kältebegeisterte dar.

Doch ein gesundheitsfördernder, thermogener Lebensstil, der Körper und Geist unterstützt, beginnt bereits mit viel einfacheren Kälteanwendungen. Schon die Exposition gegenüber kalter Luft im Alltag kann wirksam sein. Forschungsergebnisse deuten darauf hin, dass eine Umgebungstemperatur von etwa 16°C genügt, um positive Effekte zu erzielen, wie beispielsweise die Bildung von braunem Fettgewebe. Dazu ist es lediglich nötig, auf übermäßig warme Kleidung zu verzichten. Indem Sie schwere Daunenjacken und Ähnliches für kurze Wege bei kühlen Temperaturen, etwa auf dem Weg zum Supermarkt oder bei einem Spaziergang, weglassen, fördern Sie die Produktion von braunem Fett. Dieses versorgt Sie in kälteren Zeiten effektiver mit Energie und Wärme. So beeindruckend ist die Funktionsweise unseres Körpers.

Grounding –
Die verlorene Verbindung zur Erde wieder finden

Die stetige Urbanisierung und Technologisierung unserer Umwelt hat uns von der Simplizität und dem heilenden Potenzial der Natur entfernt. Oft finden wir uns in klimatisierten Büros wieder, eingeschlossen unter künstlichem Licht, hoch oben im 20. Stockwerk eines Hochhauses. Selbst wenn wir uns fortbewegen, tun wir dies in Autos, Zügen oder Flugzeugen – mit Geschwindigkeiten, die in der Evolution des Menschen nie vorgesehen waren. Die direkte Berührung mit der Erde, diesem grundlegenden Element unserer Existenz, ist selten geworden. Meist sind es Asphalt, künstliche Böden oder zumindest die Sohlen unserer Schuhe, die uns von ihr trennen. Auf diese Weise bleiben uns die Energie und die natürlichen Frequenzen der Erde oft verborgen.

Hier rückt das Konzept des *Groundings* oder auch *Earthing* (Erdung) immer mehr in den Vordergrund. Die zugrundeliegende Theorie ist einfach und doch revolutionär: Durch den direkten Kontakt unserer Haut mit der Erdoberfläche, ob barfuß im Gras spazierend oder durch Berühren eines Baumes, sollen wir eine elektrische Verbindung mit dem unerschöpflichen Energievorrat unseres Planeten herstellen. Die Theorie besagt, dass diese Verbindung es unserem Körper ermöglicht, freie Elektronen aufzunehmen. Diese Elektronen agieren als natürliche Antioxidantien, die oxidativen Stress mindern und somit unser allgemeines Wohlbefinden fördern.

Die wissenschaftliche Forschung, obwohl noch in ihren Anfängen, hat bereits teilweise vielversprechende Erkenntnisse über die potenziellen Vorteile dieser uralten Praxis zutage gefördert. Es hat sich gezeigt, dass die Erdung sogar zur Reduzierung von Entzündungen beitragen kann. Darüber hinaus berichten viele durch das Grounden von einem tieferen und erholsameren Schlaf. Dies könnte durch die Erdung bewirkte Normalisierung des circadianen Rhythmus und eine Reduzierung des Cortisolspiegels während der Nacht erklärt werden, was zu einem ruhigeren und qualitativ besseren Schlaf führt.

Ein weiterer faszinierender Aspekt der Erdung soll die Fähigkeit sein, Stress zu reduzieren. Dies wird vermutlich durch eine Verschiebung hin zu einer erhöhten Aktivität des Parasympathikus erreicht, dem Teil des Nervensystems, der für Entspannung und Erholung zuständig ist. Die Erdung fördert somit ein Gefühl der Ruhe und des Wohlbefindens. Zusätzlich berichten einige Menschen von einem Anstieg ihrer Energie und Lebenskraft nach regelmäßiger Anwendung der Erdung, was eine indirekte Folge der verbesserten Schlafqualität, dem reduzierten Stresslevel und der verringerten Entzündungen sein könnte.

Weniger Muskelkater durch Erdung?

In einer Pilotstudie aus dem Jahr 2010 wurden die Effekte der Erdung auf verzögert auftretenden Muskelkater (DOMS) untersucht, wobei acht gesunde Teilnehmer nach einem Krafttraining, das Muskelkater in den Wadenmuskeln auslöste, entweder geerdet oder als Kontrollgruppe ohne Erdung behandelt wurden. Die Ergebnisse zeigten laut Autor:innen signifikante Unterschiede in der Aktivität des Immunsystems und der Schmerzempfindung zwischen geerdeten und nicht-geerdeten Teilnehmer:innen. Insbesondere wurden Veränderungen bei der Anzahl weißer Blutkörperchen, Bilirubin, Kreatinkinase und anderen Parametern festgestellt, was, laut der Wissenschaftler:innen, darauf hinweist, dass die Erdung des Körpers die Erholung beschleunigen könnte. Diese Erkenntnisse bieten eine wissenschaftliche Grundlage für die möglichen positiven Auswirkungen der Erdung auf die körperliche Regeneration und Schmerzreduktion nach intensivem Training.

Das große ABER!

Es mehren sich Stimmen, die vermuten, die berichteten Vorteile der Erdung könnten auf den Placeboeffekt zurückzuführen sein – eine Wirkung, die entsteht, wenn Personen auf der Suche nach einer Verbesserung ihres Wohlbefindens sich intensiver mit sich selbst und ihrer Gesundheit auseinandersetzen. Die wissenschaftliche Datenlage zur Erdung ist tatsächlich noch begrenzt, und die vorliegenden Ergebnisse bedürfen weiterer empirischer Bestätigung.

Ein Großteil der Forschung auf diesem Gebiet leidet unter methodischen Mängeln, wie geringe Teilnehmerzahlen, fehlende Doppelblind-Studien und meist auch das Fehlen von Kontrollgruppen. Besonders problematisch ist, dass viele der Studienautor:innen finanzielle Verbindungen zu Unternehmen haben, die Grounding-Produkte wie beispielsweise Erdungsmatten für das Bett vermarkten. Diese Interessenkonflikte werfen Fragen zur Glaubwürdigkeit und Objektivität der Forschungsergebnisse auf.

Erdung trotzdem eine sinnvolle Praxis?

Trotz der Skepsis und der begrenzten wissenschaftlichen Datenlage zum Thema Erdung, eröffnen die vorhandenen Studien eine faszinierende Perspektive auf die möglichen positiven Wechselwirkungen zwischen unserem Körper und der Erde. Die Idee, mehr Zeit in der Natur zu verbringen und direkten Kontakt mit ihr aufzunehmen, erscheint intuitiv sinnvoll. Selbst wenn die beobachteten Vorteile teilweise auf den Placeboeffekt zurückzuführen sind, ist die positive Wirkung nicht zu unterschätzen. Barfuß über eine Wiese zu gehen oder durch einen Bach zu waten, schafft eine mentale Verbindung mit unserer Erde und wirkt entschleunigend. Ganz gleich, ob wir es Earthing, Grounding oder Mental Walk nennen, es tut uns einfach gut. Letztendlich zählt das Ziel, unsere Lebensqualität zu verbessern und ein Gefühl des Wohlbefindens sowie gesteigerter Zufriedenheit zu fördern.

{{{ IMPULS-BOX }}}

Wenn Sie das nächste Mal in einem Park sind oder einen Waldspaziergang machen, nehmen Sie sich einen Moment Zeit für eine besondere Übung: Ziehen Sie Ihre Schuhe aus. Spüren Sie die Erde, das Gras oder den kühlen Bach unter Ihren Füßen. Lassen Sie jede Empfindung bewusst auf sich wirken – die Feuchtigkeit des Grases, die Wärme der Erde, die Kühle des Wassers. Stellen Sie eine direkte physische Verbindung zur Erde her und erfahren Sie dadurch Entschleunigung und mentale Beruhigung. Bereits wenige Minuten können Ihnen helfen, die heilenden Kräfte der Erde zu spüren.

Fotos kann man löschen, Erinnerungen nicht

Der Social Media Hype der letzten 15 Jahre hat uns alle überrollt und in seinen Bann gezogen. Das begann mit Facebook, wurde aber mit Instagram und TikTok noch extremer und vereinnahmender. Das permanente Knipsen von Bildern, das Posten im Internet und das endlose Scrollen durch Feeds verleiten uns dazu, Momente nur durch den Bildschirm eines Geräts zu erleben. Dabei vergessen wir oft, wie es sich anfühlt, das wahre Wesen der Natur mit all unseren Sinnen wahrzunehmen. Dr. Chang Cia-Chen, eine renommierte Biologin, die an der *University of California* im Bereich Evolution & Ökologie tätig ist, hat gemeinsam mit einer Forschungsgruppe Bilder aus sozialen Medien analysiert. Ihr Fazit: Natur und wertvolle Erinnerungen sind unmittelbar miteinander verknüpft. Ein Großteil der schönsten Erlebnisse, die Menschen teilen, finden in der Natur statt. Sie unterstreicht, wie die fortwährende Darstellung und der Konsum von Bildern in sozialen Medien unsere Wahrnehmung der echten Welt beeinflussen.

Ein Foto mag zwar einen schönen Moment festhalten, zeigt aber oft nicht seine ganze Tiefe und Einzigartigkeit. Der sinnliche Genuss, das Rascheln der Blätter zu hören, die kühle Brise auf der Haut zu spüren oder den Duft von frischer feuchter Erde zu riechen, wird durch das ständige Fixieren auf den Bildschirm minimiert. Der gesundheitliche Nutzen, den wir aus der Natur ziehen können, sowohl physisch als auch psychisch, schwindet zumindest teilweise. All die wertvollen Vorteile des Waldbadens, über die wir in den vorherigen Kapiteln sprachen, nehmen ab. Es ist eine traurige Ironie, dass in einer Ära, in der es nie einfacher war, Bilder zu machen und zu teilen, viele von uns vergessen haben, wie man wirklich „sieht".

Das echte Sehen mit unseren Augen geht über das bloße Betrachten hinaus. Es verbindet uns auf einer tieferen Ebene mit dem, was vor uns liegt, und erlaubt es uns, einen Moment vollständig zu bewohnen. Das funktioniert aber nicht, wenn man die Aufmerksamkeit mit einem elektronischen Gerät teilen muss. Mit dem Smartphone in der Hand, ständig auf der Jagd nach dem perfekten Moment, riskieren wir, diesen besonderen Augenblick vollkommen zu übersehen. Oder zumindest fühlen wir uns geteilt, zwischen dem vollen Erleben des Moments und dem unterbewussten Drang, ihn unbedingt mit unserer Community teilen zu müssen.

Fotos können gelöscht werden, doch wahre Erinnerungen und die dazugehörigen Emotionen bleiben uns ein Leben lang erhalten. Ein Bild mag vielleicht die visuelle Pracht eines Sonnenuntergangs festhalten, doch wie steht es um das tiefe Gefühl der Dankbarkeit, das man in solch einem Augenblick verspürt? Forschungen belegen, dass unmittelbare Erlebnisse in der Natur – fernab digitaler Ablenkungen – in ihrer positiven Auswirkung auf unsere psychische Gesundheit unvergleichlich sind. Sie mindern Stress und schaffen eine intensive Bindung zur Natur. Genau das, was wir in der heutigen Zeit mehr denn je benötigen.

Auf den 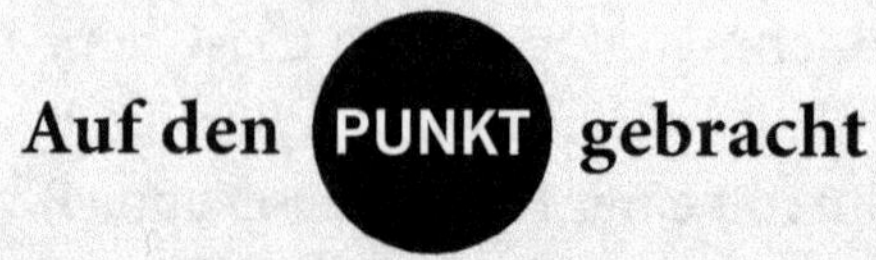 PUNKT gebracht

Kulturelle Praxis in Japan: Shinrin Yoku, oder Waldbaden, ist in Japan nicht nur Freizeitbeschäftigung, sondern auch eine langjährige medizinisch unterstützte Methode zur Förderung der Gesundheit, die intensive Forschung und staatliche Unterstützung genießt. Waldmedizin wird als eigenständiges Fach an Japans Universitäten gelehrt.

Waldbaden und kognitive Leistung: Waldbaden steigert nachweislich die geistigen Fähigkeiten und unterstützt das Arbeitsgedächtnis. Waldbaden macht somit produktiver und auch leistungsfähiger.

Herzgesundheit durch Waldbaden: Waldbaden senkt nachweislich den Blutdruck und hat positive Auswirkungen auf das Herz-Kreislauf-System. Die verschiedenen Baumarten scheinen unterschiedliche organische Wirkungen auf uns zu haben.

Heilkraft des Waldes: Die natürliche Umgebung des Waldes verbessert unser physisches und psychisches Wohlbefinden signifikant, indem sie Stress reduziert und die mentale Gesundheit fördert. Waldtherapie zeigt bei Depressionen oft wirksamere Ergebnisse als konventionelle Therapieansätze in städtischen oder klinischen Umgebungen.

Ergriffenheit: Erlebnisse in der Natur, die starke emotionale Reaktionen wie Ergriffenheit auslösen, tragen zur mentalen Gesundheit bei, indem sie Stress abbauen und eine tiefere Verbindung zur Umwelt fördern.

Immunität und Natur: Regelmäßige Waldspaziergänge steigern die Aktivität der natürlichen Killerzellen, die eine wichtige Rolle in unserer Immunabwehr spielen.

Kinder und Natur: Zugang zu natürlichen Umgebungen fördert bei Kindern Konzentrationsfähigkeit, schulische Leistungen und kognitive Entwicklung signifikant.

Kältetherapie: Regelmäßige Exposition gegenüber Kälte, wie durch Eisbaden praktiziert, macht uns mental stärker, fördert die Durchblutung und stärkt das Immunsystem.

Hitzetherapie: Regelmäßige Saunagänge verbessern die Herzgesundheit, schützen das Gehirn vor Demenz und erhöhen die Endorphinproduktion.

Vitamin-Sea: Die Nähe zum Wasser, ob Meer, See oder Fluss, hat beruhigende Effekte auf das Gehirn und fördert körperliche Aktivitäten, was beides zur allgemeinen Gesundheit beiträgt.

Kapitel 2
Der achtsame Weg

Achtsam Schreiten

Über Jahre hinweg habe ich High Performer und Leistungssportler:innen auf ihrem Weg zum persönlichen Höhepunkt begleitet, mit dem Ziel, ihre Leistungsfähigkeit zu steigern und sie zum Erfolg zu führen. Oft vernachlässigen gerade diese zielorientierten Personen die mentale und spirituelle Selbstpflege – sei es durch übermäßigen Arbeitseifer oder bedingt durch traditionelle bzw. glaubensbasierte Vorbehalte. Diese Aspekte des Wachstums als Schwäche zu sehen, ist ein weitverbreiteter Irrglaube.

In der westlichen Kultur stehen Meditation, Atemübungen, Achtsamkeitstraining und Entspannungstechniken oft nicht an erster Stelle, wenn es um Persönlichkeitsentwicklung geht. Doch viele erkennen nach Herausforderungen und Misserfolgen, dass spirituelle Praktiken oft den Schlüssel zur ersehnten Veränderung oder zum Durchbruch darstellen können. Die Suche nach Ruhe und Ausgeglichenheit ist keinesfalls ein Zeichen von Schwäche. Selbst für ambitionierte Leistungssportler:innen oder engagierte Manager:innen kann der wahre Fortschritt in der Ruhe und Achtsamkeit liegen.

In den nachfolgenden Kapiteln werden wir unter dem Thema ‚Der achtsame Weg‘ verschiedene Modelle eines achtsamen Lebensstils und deren Vorteile kennenlernen. Es ist eine Einladung, aus verschiedenen Kulturen, Traditionen und spirituellen Konzepten Erkenntnisse zu gewinnen und vielleicht für das eigene Leben ein neues Ritual zur Unterstützung der eigenen Balance zu finden. Es ist hier auch von großer Bedeutung, sich mit der wissenschaftlichen Forschung auseinanderzusetzen, um so ein fundiertes

Vertrauen in die verschiedenen Praktiken zu entwickeln. Dieses Vertrauen und vertiefte Verständnis erhöhen die Wahrscheinlichkeit, Achtsamkeitsübungen erfolgreich in unseren Alltag einzubinden.

Mit frischen Augen betrachten

Betrachten Sie diese Kapitel mit neuen Augen, zum Beispiel durch die Linse der zen-philosophischen Shoshin-Lehre. Shoshin bedeutet „Anfängergeist" und lehrt uns, Situationen mit frischen Augen zu betrachten, als ob wir sie zum ersten Mal erleben würden. Diese Perspektive ermöglicht es uns, vorgefasste Meinungen und frühere Erfahrungen beiseitezulegen und einen klaren Blick für die gegenwärtige Situation zu entwickeln. Dies könnte bedeuten, bisherige Ansichten und Prägungen zu spirituellen Themen offen zu hinterfragen und eine neue Meinung zu fassen.

Halten Sie Ihren Geist flexibel, um unterbewusste Glaubenssätze und starre Denkmuster, die Sie von Ihren Eltern oder Ihrer Gemeinschaft übernommen haben, zu erkennen und abzulegen. Vielleicht entdecken Sie genau hier den Schlüssel für Ihre eigene persönliche Veränderung.

Die Atmung steuert die Emotionen

In unserer hektischen Welt, in der Stress ein allgegenwärtiges Phänomen ist, bleibt die Atmung oft eine unterschätzte, aber mächtige Ressource für Stressmanagement und Entspannung. Dieses Kapitel beleuchtet, wie bewusste Atemtechniken als einfache, doch wirkungsvolle Werkzeuge zur Beruhigung des Geistes und zur Reduzierung von Stress eingesetzt werden können. Mit einfachen Übungen, die überall und jederzeit anwendbar sind, lernen wir, die Kontrolle über unsere Emotionen zurückzugewinnen und einen Zustand tiefer innerer Ruhe zu erschließen.

There's No Business like Show Business

Angst zählt zu den intensivsten und herausforderndsten Emotionen, denen wir im Alltagsleben begegnen. Besonders für Personen, die öffentlich im Rampenlicht stehen, wie Menschen im Showbusiness oder die regelmäßig vor anderen sprechen, kann Angst einerseits belasten, aber auch zu Spitzenleistungen motivieren. Forschungen offenbaren diverse Interventionsmethoden, um Ängste, etwa vor Auftritten, zu bewältigen. Eine effektive Methode ist die Atemkontrolle. Laut einer Studie aus dem Jahr 2012 gehört gezieltes Atmen zu den wirkungsvollsten Ansätzen bei Angst. Die Studienautoren betonen, dass besonders kontrolliertes, langsames Atmen bei starkem Angstniveau hilfreich ist. Zudem ist diese Technik kostenlos und zeitsparend. Schon mit wenigen Minuten vor einem Auftritt können wir signifikante Effekte erzielen.

Atemübungen sind im Entertainment-Bereich, besonders bei Sänger:innen, ein wesentliches Werkzeug, um ihre Stimmkontrolle zu verbessern, den Tonumfang zu erweitern und die Stimmkraft zu erhöhen. Durch gezieltes Atmen können sie die Qualität ihres Gesangs optimieren und längere Phrasen ohne Atemnot bewältigen. Atemübungen helfen auch, die Stimmbänder zu entspannen und Stress abzubauen, was besonders vor Auftritten wichtig ist. Diese Techniken sind einerseits unerlässlich für eine dauerhafte Gesangskarriere und zur Vermeidung stimmlicher Verletzungen. Andererseits fördern sie, bewusst oder unbewusst, ein Entspannungsniveau vor wichtigen Proben oder Auftritten.

Auf Angst und Stress Einfluss nehmen

Um zu verstehen, wie Atmung Stress beeinflussen kann, ist es wichtig, die Verbindung zwischen Atmung und unserem Nervensystem zu kennen. Wie wir bereits wissen, aktiviert Stress, beispielsweise vor einem Auftritt, das sympathische Nervensystem, das unseren Körper in den „Kampf-oder-Flucht"-Modus versetzt. Dies führt zu einer schnelleren Atmung, einem erhöhten Herzschlag und angespannter Muskulatur. Dieses beklemmende und einengende Gefühl kennen viele von uns aus dem Alltag. Einerseits ist dies ganz normal, zumindest wenn wir es biologisch und evolutionär betrachten. Unser Körper versucht, uns damit in eine Alarmbereitschaft zu versetzen und auf drohende Gefahr vorzubereiten.

Das Problem an diesem Konzept ist aber, dass wir heute viel zu lange in diesem Zustand verharren, ohne dass eine echte Bedrohung erscheint und wieder verschwindet. Unser Körper kann ohne das Erlangen dieses Höhepunktes nicht mehr runterschalten und bleibt länger als notwendig im angespannten Sicherheitsmodus. Betroffene Menschen verbringen somit zu viel Zeit in der gestressten Sympathikusaktivität und zu wenig in dem entspannten Parasympathikus-Modus. Diesen Modus kennen wir bereits als „Rest-and-Digest"-Modus.

Laut traditioneller Schulmedizin ist die Kontrolle über das autonome Nervensystem, welches diesen Wechsel veranlasst, weitgehend unbewusst, und der Mensch kann nicht willentlich zwischen Sympathikus und Parasympathikus wechseln. Allerdings zeigen neuere Forschungen und Praktiken wie Atemübungen, Meditation und Biofeedback, dass wir einen gewissen Einfluss auf unser ANS ausüben und dadurch Aspekte wie Stressreaktionen und Entspannungszustände modulieren können. Diese Fähigkeit zur Beeinflussung, wenn auch begrenzt, eröffnet neue Perspektiven für das Stressmanagement und das allgemeine Wohlbefinden.

Spezielle Atemübungen stimulieren das parasympathische Nervensystem, das für Entspannung und Erholung zuständig ist, und helfen so, den Körper wieder in einen Zustand der Ruhe und des Gleichgewichts zu bringen. Tiefe Atmung ist eine der effektivsten Methoden, um den Körper zu beruhigen und den Geist zu entspannen. Im Gegensatz zu flacher Atmung, die in stressigen Situationen üblich ist, fördert tiefe Atmung eine vollständige Sauerstoffversorgung des Körpers und führt zu einer Reduzierung der Stresshormone im Blut. Hier zeigt sich, dass wir sehr wohl bis zu einem gewissen Grad auf diesen Wechsel der Nervensysteme einwirken können.

Seufzen für mehr Entspannung

In einer Studie der Stanford University wurde die Wirkung von Atemübungen auf Stimmung und Gedanken untersucht. 108 Teilnehmer:innen praktizierten täglich verschiedene Atemtechniken oder Meditation. Die Ergebnisse zeigten, dass Atemübungen, insbesondere die Seufzer-Atmung, die Stimmung signifikant verbesserten und negative Gedanken sowie Ängste reduzierten. Dabei wurde festgestellt, dass die Atemfrequenz durch die Übungen gesenkt wurde, was auf einen kumulativen positiven Effekt bei regelmäßiger Praxis hinweist.

Unsere Atmung gibt uns eine direkte Möglichkeit, unsere autonomen Reaktionen zu beeinflussen, sagt Stanford Professor und Studienautor Dr. Andre Huberman. Unsere Atemmuster haben einen starken Einfluss auf unser Stresslevel. Es gibt Beobachtungen, dass Menschen und Tiere in Stresssituationen, wie während des Schlafs oder in beengten Räumen, sogenannte physiologische Seufzer zeigen. Diese bestehen aus einem doppelten Einat-

116

men, gefolgt von einem langen Ausatmen, ähnlich dem Schluchzen bei Kindern. Das Ausführen von zwei oder drei dieser physiologischen Seufzer stellt den effektivsten bekannten Weg dar, um die autonome Erregung schnell auf ein normales Niveau zu senken.

Gibt es eine perfekte Atemfrequenz?

Laut einer Studie aus dem Jahr 2014 gibt es sogar die perfekte Atemfrequenz. Diese soll bei 5,5 Atemzüge pro Minute liegen, mit jeweils 5,5 Sekunden für das Ein- und 5,5 Sekunden für das Ausatmen. Bitte lassen Sie die Stoppuhr in der Lade, so genau müssen Sie es nicht nehmen. Aber anscheinend sind 5 bis 6 Atemzüge pro Minute das Optimum für Entspannung und Stressabbau. Gemessen wird diese positive Veränderung anhand der Herzratenvariabilität (HRV), die Schwankungen in den Zeitintervallen zwischen Herzschlägen anzeigt. Eine höhere HRV ist ein Indikator für Entspannung und Widerstandsfähigkeit gegen Stress. Langsames, tiefes Atmen in diesem Rhythmus stimuliert den Vagusnerv, der das parasympathische Nervensystem aktiviert. Wie wir bereits wissen, werden wir dadurch ruhiger und können uns erholen.

Gezielte Entspannung mit der 4-7-8-Atemtechnik

Ein modernes Beispiel für eine erprobte Atemtechnik ist die 4-7-8-Atmung, entwickelt von Dr. Andrew Weil. Sie ist eine einfache, beliebte Methode und nahezu überall einsetzbar. Durch das bewusste Verlängern des Atemzyklus – vier Sekunden einatmen, sieben Sekunden den Atem anhalten und acht Sekunden ausatmen – wird der Körper dazu angeregt, sich zu entspannen und zu beruhigen. Diese Technik ist besonders effektiv, um den Geist zu beruhigen, Stress abzubauen und die Schlafqualität zu verbessern.

Um die Vorteile einer Atemübung wie dieser voll auszuschöpfen, ist es wichtig, sie regelmäßig in den Alltag zu integrieren. Beginnen Sie mit kurzen Sitzungen von drei Minuten und steigern Sie allmählich die Dauer. Ob am Morgen, um den Tag ruhig zu beginnen, oder abends, um sich zu entspannen – die regelmäßige Praxis kann Wunder wirken. Auch zwischendurch, zum Beispiel im Büro, kann eine kurze Atemübung den Alltagsstress abschütteln.

Pranayama-Atmung für mehr körperliches Wohlbefinden

2006 veröffentlichte ein Team an Wissenschaftler:innen des *Augusta Women's Center* in den USA eine Studie über die Wirkung der Pranayama-Atmung. Pranayama zählt zu den ältesten aus indischen Schriften überlieferten Atemtechniken. Es ist ein Begriff aus der Sanskrit-Sprache, der sich aus zwei Elementen zusammensetzt: „Prana" und „Ayama". „Prana" steht für die vitale Lebenskraft, die jedes Wesen und jede Materie durchdringt und ist vergleichbar mit dem „Chi" oder „Qi" in anderen Kulturkreisen. „Ayama" bedeutet im wörtlichen Sinne ‚Ausdehnung' oder ‚Erweiterung'.

Die Ergebnisse der Studie können mehr als spannend betrachtet werden. Die Pranayama-Atmung, eine im Yoga praktizierte Atemtechnik, hat sich als bemerkenswert effektiv erwiesen und bringt eine Reihe von gesundheitlichen Vorteilen mit sich. Sie führt nachweislich zu einem reduzierten Sauerstoffverbrauch, einer Senkung der Herzfrequenz und zu niedrigem Blutdruck. Zudem steigert sie die Aktivität des Parasympathikus, des Teils des Nervensystems, der für Entspannung und Erholung zuständig ist.

Interessanterweise zeigen EEG-Aufzeichnungen, dass während der Pranayama-Atmung die Amplitude der Theta-Wellen im Gehirn erhöht ist. Diese Wellen, die typischerweise in einem Frequenzbereich von 4 bis 8 Hz auftreten, werden häufig mit Zuständen wie Entspannung, Kreativität und leichten Schlafphasen in Verbindung gebracht. In wachem Zustand sind sie oft ein Indikator für tiefe Meditation oder intensive mentale Anstrengung. Trotz ihrer entspannenden Wirkung wird berichtet, dass die Pranayama-Atmung auch belebend wirken kann, was sie zu einer faszinierenden und vielseitigen Praxis im Bereich der Gesundheitsförderung und des Wohlbefindens macht.

Dieser Ansatz legt nahe, dass Pranayama und auch andere Atemtechniken aus dem Yoga bei Verstimmungen, Burn Out und Depressionen helfen können. Dies belegen auch Studien, wie die einer Forschergruppe aus den USA, die zeigen konnten, dass beispielsweise kohärente, also harmonische und ausgeglichene Atmung, selbst bei schweren depressiven Störungen unterstützend wirken kann. Aber es gibt unzählige verschiedene Möglichkeiten, die Atmung zu trainieren, und jeder Mensch findet wahrscheinlich die für ihn passende Version.

Blutdruck regulieren mit Atemübungen?

Es gibt aber noch eine weitere spannende Systematik in unserem Körper, bei der Atemübungen uns helfen können. Das Baroreflex-System. Der Baroreflex ist ein lebenswichtiger Mechanismus, der den Blutdruck reguliert. Dies wird hauptsächlich durch Barorezeptoren gesteuert, die sich in den Wänden von Blutgefäßen befinden, insbesondere in der Halsschlagader (Karotisarterie) und im Aortenbogen. Diese Rezeptoren sind empfindlich für Veränderungen des Blutdrucks und senden entsprechende Signale an das Gehirn, insbesondere an das Kreislaufzentrum im verlängerten Rückenmark (Medulla oblongata), welches dann die Herzfrequenz und die Weite der Blutgefäße reguliert, um den Blutdruck zu stabilisieren. Bei erhöhtem Blutdruck erkennen Sensoren in den Arterien diese Veränderung und senden Signale an das Gehirn, das daraufhin die Herzfrequenz reduziert und die Blutgefäße erweitert, um den Blutdruck zu senken. Im Gegensatz dazu, wenn der Blutdruck fällt, signalisieren die Sensoren dem Gehirn, die Herzfrequenz zu erhöhen und die Blutgefäße zu verengen, wodurch der Blutdruck angehoben und stabilisiert wird. Ein gut funktionierender Baroreflex ist wichtig für die kardiovaskuläre Gesundheit und kann durch Atemübungen positiv beeinflusst werden. Das langsame, tiefe Atmen fördert die Baroreflex-Sensitivität, was wiederum zu einer verbesserten Herzgesundheit beiträgt. Also lassen sich tatsächlich durch gezielte Atemübungen sogar unsere Blutdruckwerte optimieren.

Herzinsuffizienz bekämpfen

Herzinsuffizienz ist oft mit reduzierter Lungenfunktion und eingeschränkter körperlicher Leistungsfähigkeit verbunden. Eine Studie aus dem Jahr 2015 zeigt, dass Atemübungen und Atemmuskeltraining (Inspiratory Muscle Training = IMT) hier sehr hilfreich sein können. Dieses Training, bei dem spezielle Geräte genutzt werden, um Widerstand gegen die Einatmung zu erzeugen, stärkt das Zwerchfell und die interkostalen Muskeln. Die Folge ist eine verbesserte Belüftung der Lunge, was wiederum die körperliche Leistung und viele Symptome der Herzinsuffizienz positiv beeinflusst, die Lebensqualität der Betroffenen erhöht und die Lungenfunktion verbessert.

In einer aktuellen und bahnbrechenden Studie aus dem Jahr 2022, einer Kooperation zwischen irischen und ägyptischen Forschern, wurde ein bisher oft übersehener Aspekt in der Kardiologie beleuchtet. Die Studie mit dem aufschlussreichen Titel „Der Elefant im Raum der kardiologischen Rehabilitation bei Herzinsuffizienz" verwendet diese Metapher, um auf ein wichtiges, aber bislang vollkommen ignoriertes Problem in der Behandlung von Herzinsuffizienz aufmerksam zu machen. Sie zeigt auf, dass Atemübungen eine wichtige Rolle bei der Behandlung von chronischer Herzinsuffizienz (CHF) spielen sollten, ein Aspekt, der bisher oft übersehen wurde. In dieser Studie wurden 40 Patienten mit CHF in zwei Gruppen aufgeteilt: Eine erhielt ein Standard-Rehabilitationsprogramm mit zusätzlichen Atemübungen, die andere nur das Standardprogramm. Die Atemübungen umfassten Inspirationsmuskeltraining und Atemgymnastik, die sechsmal pro Woche für 15–25 Minuten durchgeführt wurden. Nach 12 Wochen zeigte die Gruppe mit den Atemübungen signifikante Verbesserungen in den respiratorischen, kardiovaskulären und kardiopulmonalen Funktionen. Diese Ergebnisse unterstreichen die Bedeutung eines patientenzentrierten Ansatzes in der Rehabilitation von CHF-Patienten, bei dem Atemübungen eine zentrale Rolle spielen.

Auch Schlaf ist ein wesentlicher Faktor für die Rehabilitation und allgemeine Gesundheit, insbesondere bei Herzinsuffizienz. Eine Studie aus dem Jahr 2017 zeigt auf, dass betroffene Patientengruppen, die in speziellen Atemtechniken unterrichtet wurden, eine Reduktion der Atemnot und eine spürbare Verbesserung des Schlafs erfuhren. Das gezielte Einbeziehen dieser Übungen kann also nicht nur die Symptomatik lindern, sondern auch die allgemeine Lebensqualität der Betroffenen maßgeblich verbessern. Diese Studienergebnisse unterstreichen die Bedeutung von Atemübungen als integralen Bestandteil des Behandlungsplans für Herzinsuffizienz. Daraus können wir aber auch ableiten, dass wir Atemtraining als wertvolles Instrument in der Gesundheitsprävention anerkennen sollten. Atemtechniken können ein Schlüsselelement zur Förderung der allgemeinen Gesundheit und des Wohlbefindens darstellen.

Atmung im Leistungssport

Im Bereich der Sportwissenschaft suchen Athlet:innen und Trainer:innen ständig nach Wegen, um die Leistung zu optimieren. Gezielte Atemübungen sind nicht nur mehr Tools für Yogis und gesundheitsinteressierte Menschen, sie entpuppen sich in Studien und in der Praxis als spannende Perspektiven zur Leistungssteigerung.

Im Jahr 2022 untersuchte ein Forscherteam, wie sich Atemstrategien auf die Laufleistung auswirken können. Die Wissenschaftler:innen konzentrierten sich auf die Frage, ob gezieltes, langsames und tiefes Atmen, welches in meditativen Praktiken angewendet wird, die Leistung beeinflussen kann. Die Studie analysierte verschiedene Atemtechniken und ihre Auswirkungen auf das Laufen. Es stellte sich heraus, dass Läufer, die langsame und tiefe Atemtechniken anwendeten, eine verbesserte Toleranz gegenüber der Anstrengung im Lauftraining zeigten. Die Atemtechniken halfen den Läufern, effizienter zu laufen und weniger Erschöpfung während des Laufens zu verspüren. Diese Ergebnisse zeigen, dass gezieltes Atemtraining und die Kontrolle und Optimierung der Atmung beim Laufen nicht nur die physische Leistungsfähigkeit steigern, sondern auch das Gesamterlebnis des Laufens verbessert.

In einer weiteren Studie aus dem Jahr 2021 wurde untersucht, wie Yoga-basierte Atemübung die Leistungsfähigkeit junger Ausdauersportler:innen beeinflussen kann. In einem zweimonatigen Trainingsprogramm erlernten und praktizierten die Athlet:innen spezielle Yoga-Atemtechniken, die sich auf tiefes und kontrolliertes Atmen konzentrieren. Ein regelmäßiger Einsatz der Übungen wurde überwacht. Die Ergebnisse waren verblüffend. Durch die Anwendung der Atemübungen konnten die Athlet:innen ihre Bauch- und Brustmuskeln beim Atmen effizienter einsetzen. Das bedeutet, dass sie beim Sport weniger Energie für die Atmung aufwenden mussten und somit mehr Energie für andere Aspekte ihrer Leistung zur Verfügung hatten. Dies legt nahe, dass Yoga-Atemübungen Sportler:innen dabei unterstützen, ihre Atmung während des Trainings und der Wettkämpfe zu optimieren. Indem sie lernen, ihre Atmungsmuskulatur effizienter zu nutzen, können sie ihre Gesamtleistung verbessern und gleichzeitig Energie sparen.

Mehr Druck auf der Brust für bessere Atmung

Ein Forscher der *Western Washington University* veröffentlichte 2012 im *Journal of Sports Medicine & Doping Studies*, eine ungewöhnliche, aber spannende Methode zur Stärkung der Atemmuskulatur. Das Schlafen mit einem Gewicht auf der Brust. Die Idee hinter dieser Methode ist, dass das Gewicht auf der Brust die Atemmuskulatur während des Schlafs zusätzlich fordert. Indem die Muskeln gegen das Gewicht arbeiten müssen, um die normale Atmung aufrechtzuerhalten, werden sie stärker und ausdauernder. Die Studie zeigt, dass diese Technik tatsächlich die Atemmuskulatur stärken kann. Athlet:innen, die diese Methode anwendeten, konnten eine verbesserte Atemkapazität und -effizienz während des Trainings und der Wettkämpfe erleben. Besonders nützlich scheint diese Technik für Sportarten zu sein, in denen starke Atemmuskulatur von Vorteil ist, wie beim Schwimmen, Radfahren oder Langstreckenlauf. Diese Methode des Schlafens mit einem Gewicht auf der Brust hat im Leistungssport wohl noch wenig Anklang gefunden und wird sich sobald auch nicht als Standard durchsetzen. Dennoch eine faszinierende Idee und zeigt, wie wichtig Innovation im Leistungssport ist, um in einem hochkompetitiven Umfeld einen zusätzlichen Vorteil zu erlangen. In einem Feld, wo jede Kleinigkeit zählt, ist es wie viele andere Strategien eine mögliche Chance, sich mit einem kleinen, aber entscheidenden Schritt vor die Konkurrenz zu setzen.

Die Vielfalt und Wirksamkeit von Atemtechniken im Leistungssport sind beeindruckend und bieten Athletinnen und Athleten eine leistungsstarke Methode, um ihre sportliche Performance signifikant zu verbessern. Durch die Integration dieser gezielten Atemübungen in ihr tägliches Training können sie nicht nur ihre körperliche Leistungsfähigkeit steigern, sondern auch neue Dimensionen der persönlichen Entwicklung erschließen. Atemtechniken fördern Resilienz, mentale Klarheit und bieten das Potential, Stress effektiv zu managen, indem sie direkt auf das Nervensystem einwirken. Diese Fähigkeiten können letztendlich den entscheidenden Unterschied im Erfolg ausmachen, indem sie Athlet:innen ermöglichen, sowohl in Trainingssituationen als auch in Wettkampfumgebungen ihr volles Potenzial auszuschöpfen.

Apnoe: Freitauch-Techniken für mehr Leistung

Forscher des *Department of Experimental Medical Science* an der *Faculty of Medicine* der Lund University in Schweden kamen zu phantastischen Ergebnissen in ihren Arbeiten. Ihre Forschungen und die bereits etablierten Erkenntnisse über den Trigeminocardiac-Reflex (TCR) enthüllen ein faszinierendes Zusammenspiel zwischen Apnoe-Atmungstechniken und dem Tauchreflex, der typischerweise bei Babys zu beobachten ist. Dieses Zusammenspiel bietet interessante Perspektiven für körperliche und geistige Leistungsentwicklung.

Der Trigeminocardiac-Reflex ist eine Schutzreaktion des Körpers, die ausgelöst wird, wenn das Gesicht, insbesondere die Region um die Augen und die Nase, die vom Trigeminusnerv versorgt wird, kaltem Wasser ausgesetzt wird. Dieser Reflex führt zu einer Verlangsamung der Herzfrequenz, einer Verringerung des Blutdrucks und einer verbesserten Sauerstoffversorgung des Gehirns und anderer vitaler Organe. Er ist eine Art Abwehrmechanismus des Körpers gegen potenzielle Sauerstoffmangelzustände.

Eltern kennen diesen Reflex bei Babys, die diesen sehr deutlich zeigen. Taucht man das Gesicht eines Babys ins Wasser, hält es instinktiv den Atem an und seine Herzfrequenz verlangsamt sich, ein Phänomen, das beim Babyschwimmen besonders deutlich wird. In dieser Situation schaltet das Baby reflexartig auf eine Art „Unterwassermodus" um, wobei sein Lungensystem sich anpasst, um den Sauerstoffverbrauch zu minimieren.

Auch bei Erwachsenen ist dieser Reflex vorhanden, wenn auch oft in abgeschwächter Form. Durch gezieltes Training, wie es bei Freitaucher:innen und Schwimmer:innen üblich ist, kann dieser Tauchreflex jedoch intensiviert werden. Dies führt zu einer verbesserten Fähigkeit, den Atem für längere Zeit anzuhalten und die Sauerstoffeffizienz des Körpers zu steigern, was besonders in Disziplinen, die Ausdauer unter Wasser erfordern, von Vorteil ist.

Die Studie des Forscherteams aus Schweden zeigt, dass Apnoe-Atmungstechniken, wie sie beim Freitauchen verwendet werden, den Sauerstoffverbrauch effektiv reduzieren. Das bedeutet, dass durch das Anhalten des Atems und möglicherweise durch die Stimulation des TCR die Sauerstoffreserven in der Lunge langsamer verbraucht werden, was die Ausdauer unter Wasser erhöht und das Risiko einer Hypoxie verringert. Hypoxie ist ein Zustand, bei dem der Körper oder Teile davon nicht ausreichend mit Sauerstoff versorgt werden, was zu verschiedenen gesundheitlichen Problemen führen kann.

Für Sportler:innen, insbesondere in Disziplinen wie Schwimmen, Tauchen oder andere Wassersportarten, kann das Training dieser Reflexe bedeutende Vorteile bringen. Durch das gezielte Üben von Apnoe-Atmungstechniken und das Nutzen des Tauchreflexes können diese Sportler:innen ihre Sauerstoffeffizienz und Ausdauer steigern sowie Herzfrequenz und Sauerstoffverbrauch während intensiver Aktivitäten besser kontrollieren. In einer spannenden Studie aus dem Jahr 2009 haben Forscher die Wirkung von Apnoe-Training auf die Schwimmtechnik untersucht. Vier Schwimmer absolvierten ein dreimonatiges Atemanhalte-Training und zeigten beeindruckende Verbesserungen der Armkoordination, was zu einer effizienteren Schwimmweise führte. Interessanterweise stieg die Kontinuität des Vortriebs im Wasser, obwohl ihre reine Schwimmgeschwindigkeit gleich blieb. Diese Erkenntnisse enthüllen, wie Apnoe-Training nicht nur die Atmung, sondern auch die Bewegungsabläufe beim Schwimmen optimieren kann.

Natürlich bietet Apnoe-Training auch Athletinnen und Athleten aus anderen Disziplinen große Vorteile. Eine Studie von 2010 enthüllt, dass es weit mehr als nur die Verlängerung der Atemanhaltezeit unter Wasser bewirkt. Es verbessert Blut- und Lungenwerte, indem es den Hämatokrit – den Anteil der roten Blutkörperchen im Blut, der für den Sauerstofftransport wichtig ist – und die Erythropoietinkonzentration erhöht, ein Hormon, das die Produktion roter Blutkörperchen anregt. Diese Optimierung der Sauerstoffaufnahme und -verteilung steigert Ausdauer und Gesamtleistungsfähigkeit. Diese umfassenden Effekte verbessern die körperliche und geistige Leistungsfähigkeit und helfen Athlet:innen, besser mit Trainings- und Wettkampfstress umzugehen. Deshalb sieht man immer öfter Sportler:innen aus Bereichen wie dem Kampfsport, die sich dem Apnoe-Training zuwenden.

In meiner persönlichen Erfahrung als Performance Coach habe ich über ein Jahrzehnt mit Aleksandar Rakić, einem der erfolgreichsten MMA-Kampfsportler aus Europa, zusammengearbeitet. Rakić integrierte Freitauchübungen in seine Vorbereitung für Kämpfe. Nach sorgfältigem Aufwärmen und Atemübungen setzte er sich unter Wasser intensiven Übungen aus, wie etwa dem Hochtauchen farbiger Ringe in bestimmten Vorgaben unter Zeitdruck oder dem Tragen von Gewichten am Boden eines bis zu fünf Meter tiefen Pools. Seine herausragendste Leistung in diesem Zusammenhang war es, ein Sportbecken in einem Zug zu durchtauchen. Er konnte seine Strecken-Tauchleistung innerhalb weniger Wochen von 20 auf nahezu 50 Meter steigern – ein beeindruckender Beweis seiner physischen und insbesondere psychischen Entwicklung.

Atemtechniken helfen!

Die Praxis der bewussten Atmung stellt ein kraftvolles, aber oft unterschätztes Instrument im Bereich des Stressmanagements dar. Diese Technik eröffnet einen unmittelbaren Zugang zur Beruhigung des Nervensystems, hilft beim Abbau von Stress und fördert das allgemeine Wohlbefinden. Durch regelmäßiges Training können wir lernen, unseren Atem als stabilisierenden Anker zu verwenden, der uns in Momenten hoher Anspannung zu Ruhe und geistiger Klarheit verhilft.

Der grundlegende Ausspruch „Ohne Atmung gibt es kein Leben" lässt sich um den Gedanken erweitern: „Bewusst atmen für ein besseres Leben". Dies ist nicht nur ein spirituelles Konzept; es wird durch wissenschaftliche Studien und durch meine praktischen Erfahrungen als Nicht-Yogi untermauert. Diese Erkenntnisse bestätigen, dass bewusste Atmung weit mehr ist als nur eine alltägliche Notwendigkeit – sie ist ein Schlüssel zu einem gesünderen und ausgeglicheneren Leben.

Im Gespräch mit Christian Redl

Christian Redl ist ein österreichischer Extremsportler und Weltrekord-halter im Freitauchen. Besonders bekannt ist er für seine spektakulären Tauchgänge unter Eis. Er hält mehrere Weltrekorde, darunter den tiefsten Apnoe-Tauchgang unter Eis mit variablem Gewicht (61 Meter) und den höchstgelegenen Apnoe-Tauchgang auf 5160 Metern Höhe.

1. Wie hat die Apnoe-Praxis deinen Umgang mit Stress und Drucksituationen verändert?

Durch das Apnoe-Training habe ich Folgendes gelernt: Atemtechniken sind ein sehr wirksames Werkzeug. Wir atmen alle falsch! Im Alltag haben wir jedoch gelernt, damit zu leben. Beim Apnoetauchen habe ich jedoch messbar gemacht, dass es entscheidend sein kann. Je entspannter man ist, desto länger kann man unter Wasser bleiben. Stress und Druck bewirken genau das Gegenteil. Mit der richtigen Atemtechnik kann ich Stress und Druck kontrollieren und sogar wegatmen.

2. Inwiefern verstärkt das Unterwassersein die Wirksamkeit mentaler Übungen und fördert es schnelleren Fortschritt im Vergleich zu Übungen an der Oberfläche?

Bei Übungen an der Oberfläche kann man relativ leicht „schummeln" – das ist unter Wasser überhaupt nicht möglich. Unter Wasser ist man sofort mit der Realität konfrontiert. Wasser hat aber auch den

Vorteil, dass sich die meisten Menschen darin sehr wohl fühlen und sich leichter entspannen können. Ein Punkt ist in meinem Training besonders wichtig: „Positive Gedanken verbrauchen weniger Sauerstoff als negative." Dieses Prinzip und seine Wirksamkeit habe ich mehrfach bei meinen Weltrekordversuchen messbar gemacht.

3. Gibt es eine Verbindung zwischen der Verbesserung der Atemkapazität durch Apnoe-Training und der Leistungssteigerung in anderen Lebensbereichen?

Durch das Atemtraining wird die Lunge eindeutig leistungsfähiger. Man lernt, sie besser zu kontrollieren und voll auszunutzen. Dadurch nutzen wir unsere Atmung auch im Alltag besser, was positive Effekte auf unsere Gesundheit hat.

4. Kannst du spezifische Atemtechniken empfehlen, die Menschen in ihrem Alltag anwenden können, um Stress zu reduzieren?

Der Einstieg ist einfach: Einatmen und mindestens doppelt so lange ausatmen! Durch das längere Ausatmen sinkt unser Puls, wir werden ruhiger und haben mehr Sauerstoff im Gehirn zur Verfügung, was eine höhere Konzentration bedeutet. Durch das bewusste Atmen verringert sich auch das Stresslevel und die Gedanken werden leichter kontrollierbar.

Danke für das Gespräch, Christian.

Meditation und Glaube

Meditation, eine Praxis, die so alt ist wie die menschliche Zivilisation selbst, birgt ein Universum an Wissen, Weisheit und Potenzial zur Selbstentdeckung. Ursprünglich in den östlichen Traditionen Asiens und Indiens verwurzelt, hat die Meditation ihren Weg um die Welt gemacht, um zu einem globalen Phänomen zu werden, das Menschen aller Kulturen und Hintergründe anspricht.

Die Wurzeln der Meditation können bis zu den alten vedischen Schriften

Indiens zurückverfolgt werden, und ihre Praxis wurde in vielen spirituellen Traditionen wie dem Hinduismus, Buddhismus und Taoismus weiterentwickelt. Im Laufe der Zeit hat sich Meditation zu einer Vielfalt von Formen und Techniken entwickelt. Von Achtsamkeitsmeditation über transzendentale Meditation bis hin zu modernen, säkularen, also nicht religiösen Ansätzen.

Heute wird Meditation von Millionen von Menschen weltweit praktiziert, von buddhistischen Mönchen in abgelegenen Klöstern bis hin zu geschäftigen Berufstätigen in den Metropolen. Die Anziehungskraft der Meditation liegt in ihrer Einfachheit und ihrer universellen Anwendbarkeit. Sie benötigt keine speziellen Geräte oder Orte und kann von jedem, unabhängig von Alter oder körperlicher Verfassung, nahezu jederzeit praktiziert werden.

Meditation wirkt

Die Vorteile der Meditation sind so vielfältig wie ihre Formen. Wissenschaftliche Studien belegen eindrücklich, dass Meditation das allgemeine Wohlbefinden steigern und Stress sowie Angst signifikant verringern kann. Michaela C. Pascoe, Wissenschaftlerin am *Institute for Health & Sport* der *University of Melbourne*, konnte im Jahr 2017 eine richtungsweisende Übersichtsarbeit schaffen. Gemeinsam mit ihrem Team analysierte sie Daten aus zahlreichen Studien und konnte ein beeindruckendes Bild schaffen. Ihre Forschungsergebnisse zeigten, dass Meditation ein effektives Werkzeug ist, um messbare Stressmarker im Körper zu senken. Zu diesen Schlüsselindikatoren zählen essenzielle physiologische Werte wie Herzfrequenz, Blutdruck und Hormone, wie beispielsweise das Stresshormon Cortisol. Ebenso belegen weitere Studien, dass biologische Marker wie Interleukin-6, ein Indikator für systemische Entzündungen im Körper, durch Meditation positiv beeinflusst werden können.

Meditation beruhigt das autonome Nervensystem, das wie eine innere Alarmanlage bei Stress reagiert, und wirkt so auf die Ausschüttung von Stresshormonen. Dies kann besonders hilfreich sein, um Angstzustände und stressbedingte psychische Probleme zu lindern. Diese Erkenntnisse betonen die starke Wirkung der Achtsamkeitsmeditation nicht nur auf den Geist, sondern auch auf den physischen Körper.

Dies zeigt sich auch in einer Studie zum Thema Schmerzmanagement, die im Jahr 1985 unter der Leitung von Jon Kabat-Zinn, Gründer der *Stress Reduction Clinic* in Massachusetts, veröffentlicht wurde.

Kabat-Zinn und seine Mitautoren konnten zeigen, wie Achtsamkeitsmeditation chronische Schmerzen lindern kann. Sie fanden heraus, dass diese Form der Meditation nicht nur direkt Schmerzen reduziert, sondern auch die damit verbundenen psychischen Belastungen wie Angst und Depression mindert. Die Praxis der Achtsamkeit hilft den Patient:innen, ihre Schmerzen besser zu verstehen und zu bewältigen, was zu einer allgemeinen Verbesserung des Wohlbefindens führt. Diese Erkenntnisse zeigen, dass Achtsamkeitsmeditation ein effektives Instrument zur Schmerzkontrolle und Steigerung der Lebensqualität bei Patient:innen sein kann.

Meditation wird populär

Die wachsende Popularität der Meditation in verschiedenen Gesellschaftsschichten ist ein bemerkenswertes Phänomen. Verstärkt hat dies natürlich die Annahme dieser Praxis durch bekannte Persönlichkeiten aus unterschiedlichsten Bereichen. Stars wie Oprah Winfrey, Paul McCartney und Madonna nutzen Meditation regelmäßig, um Stress zu reduzieren und ein höheres Maß an geistiger Klarheit und Kreativität zu erlangen. Diese Berühmtheiten dienen oft als Inspiration und Vorbild für viele Menschen, die sich ebenfalls nach innerem Frieden und mentaler Stärke sehnen.

Neben prominenten Künstlern und Entertainern hat Meditation auch in der Geschäftswelt Fuß gefasst. Hochrangige CEOs wie Marc Benioff von Salesforce und Jeff Weiner von LinkedIn sind nur zwei Beispiele für Führungspersönlichkeiten, die die positiven Auswirkungen der Meditation auf ihr Berufs- und Privatleben öffentlich anerkennen. Sie betonen, wie Meditation ihnen hilft, besser mit Stress umzugehen, ihre Konzentrationsfähigkeit zu verbessern und eine achtsame und ausgewogene Führungspersönlichkeit zu werden.

Große Technologieunternehmen im Silicon Valley haben schon vor einiger Zeit die Vorteile von Meditation und Achtsamkeitsübungen für ihre Mitarbeiter erkannt. Sie bieten aktiv Meditationsräume und -programme an, um den Mitarbeitern zu helfen, mit den Herausforderungen des beruflichen Alltags umzugehen. Unternehmen wie Google, Apple und Intel haben verstanden, dass Meditation nicht nur die Kreativität fördert und die Konzentration steigert, sondern auch maßgeblich zum Abbau von Stress beiträgt. Dies wirkt sich natürlich positiv auf die Krankenstände und somit auf das wirtschaftliche Ergebnis des Unternehmens aus.

In Bildungseinrichtungen wird Meditation ebenfalls immer beliebter. Schulen und Universitäten auf der ganzen Welt integrieren Achtsamkeits- und Meditationsprogramme in ihre Lehrpläne, um Schüler:innen und Student:innen zu helfen, mit Prüfungsstress umzugehen, ihre Konzentration zu verbessern und ihr allgemeines Wohlbefinden zu steigern. Auch im Gesundheitswesen findet Meditation zunehmend Anerkennung als therapeutisches Instrument. Mediziner:innen und Therapeut:innen empfehlen Meditation zur Linderung von Symptomen bei Angstzuständen, Depressionen und stressbedingten Erkrankungen. Klinische Studien unterstützen diese Empfehlungen, indem sie die vielfältigen gesundheitlichen Vorteile der Meditation, wie Blutdrucksenkung und verbesserte Immunfunktion, aufzeigen.

Diese Entwicklung zeigt, dass Meditation kein Nischeninteresse mehr ist, sondern eine weitverbreitete Praxis, die Menschen unabhängig von ihrem Hintergrund oder ihrer Karriere anspricht. Die Popularität der Meditation in so vielen Lebensbereichen spiegelt eine tiefere gesellschaftliche Veränderung und zunehmendes Bewusstsein für die Bedeutung mentaler Gesundheit wider.

Besser Schlafen mit meditativen Übungen

Insbesondere die Wirkung auf die Schlafqualität durch Meditation wird oft als Argument erwähnt. Und das ist berechtigt! Das Thema Schlaf enthüllt, wie Meditation die Gesundheit und Leistungsfähigkeit unterstützen kann. Besserer Schlaf führt oft zu mehr Zufriedenheit, Erfolg und kognitiver Widerstandsfähigkeit. Dies wird eindrucksvoll durch eine wissenschaftliche Überblicksarbeit untermauert, die erst vor Kurzem veröffentlicht wurde. Diese herausragende Forschungsarbeit beleuchtet die Herausforderungen bei Schlafproblemen und offenbart, wie meditative Bewegungen – denken Sie an entspannende Praktiken wie Qigong, Tai Chi und Yoga – effektiv zur Verbesserung der Schlafqualität beitragen können. Interessanterweise zeigt diese Studie, dass Meditation nicht immer in Stille praktiziert werden muss, um Entspannung zu fördern und die Vorteile der Meditation zu genießen.

Die zentrale Erkenntnis dieser Forschung? Meditative Bewegungen sind mehr als nur eine Methode zur Beruhigung des Geistes. Sie stellen sich als effektive Abendroutine heraus, die einen tiefgreifenden Einfluss auf die Schlafqualität hat. Aber es geht nicht nur um den Schlaf allein. Die Studien zeigen, dass eine verbesserte Schlafqualität durch meditative Bewegungen auch andere Lebensbereiche positiv beeinflusst. Dazu zählen eine gesteigerte allgemeine Lebensqualität, verbesserte körperliche Leistungsfähigkeit und eine erhöhte psychische Gesundheit, einschließlich einer deutlichen Reduzierung von Depressionen.

Meditation und Achtsamkeit für extreme Situationen

Forschungen belegen, dass Achtsamkeitstraining und Meditation nicht nur im Alltagsleben effektiv sind, sondern auch unter den anspruchsvollen Bedingungen militärischer Einsätze. Studien zufolge weisen Marines, die sich auf Einsätze vorbereiten und Achtsamkeitstraining durchlaufen, eine verbesserte Stressbewältigung und geringere Reaktionen auf stressige Ereignisse, wie psychisch und physisch anspruchsvolles Training, auf. Diese Fähigkeit ist entscheidend, um psychischen Herausforderungen in Kampfeinsätzen besser begegnen zu können und im Kopf klar zu bleiben. Zudem wurde festgestellt, dass Achtsamkeitstraining bei Militärpersonal das Arbeitsgedächtnis stärkt, was für die Bewältigung komplexer Situationen unerlässlich ist. Dadurch agiert militärisches Personal in kritischen Situationen konzentrierter und begeht weniger Fehler.

Darüber hinaus unterstützen Achtsamkeitspraktiken und Meditation die Therapie psychischer Gesundheitsprobleme wie posttraumatischer Belastungsstörungen. Diese Techniken sind sowohl präventiv als auch therapeutisch in Extremsituationen nützlich. Meditation ist nicht nur für Militärangehörige ein wertvolles Instrument. Auch in anderen extremen Bereichen, wie der Weltraumforschung oder Langzeitprojekten in der Antarktis, wo raue Bedingungen, Isolation und begrenzte soziale Interaktionen herrschen, kann die Integration von Meditation in die Vorbereitung und während des Einsatzes entscheidend zur Verbesserung des psychischen Wohlbefindens beitragen.

Moderne Forschung trifft auf alte Praktiken

Sie fragen sich vielleicht, wie Meditation in Studien tatsächlich greifbare Ergebnisse liefern kann? Schließlich ist Meditation keine Pille, deren Wirkung man einfach abwarten oder in doppelt verblindeten Studien umfassend testen kann. Forscher:innen haben jedoch schon seit geraumer Zeit bildgebende Verfahren wie die funktionelle Magnetresonanztomographie (fMRT) eingesetzt, um Veränderungen im Gehirn sichtbar zu machen. So hat sich beispielsweise gezeigt, dass regelmäßige Meditation messbare Veränderungen in der grauen Substanz des Gehirns bewirkt, insbesondere in Bereichen, die mit Aufmerksamkeit, Emotionsregulation und Selbstbewusstsein assoziiert sind. Diese wissenschaftlichen Erkenntnisse bieten faszinierende Einblicke in die tatsächlichen Auswirkungen der Meditation auf das Gehirn und gibt uns die Möglichkeit, seine Wirkung nachzuvollziehen.

Die Verschmelzung mit moderner Technologie

Die High-Tech-Meditation stellt eine beeindruckende Verbindung zwischen traditionellen Meditationspraktiken und moderner Technologie her. In dieser innovativen Form der Meditation kommen fortschrittliche Technologien wie EEG-Headsets, VR-Systeme und Smartphone-Apps zum Einsatz, um das meditative Erlebnis zu vertiefen und individuell anzupassen.

Geräte wie EEG-Headsets ermöglichen es den Nutzern, ihre Gehirnwellen in Echtzeit zu überwachen. Dies bietet einen direkten Einblick in den meditativen Zustand und hilft besonders Anfängern, die Schwierigkeiten haben, in die Meditation einzutauchen. Sie können beobachten, wie sich ihre Gehirnwellenmuster verändern und wie sie in Zustände tiefer Entspannung gelangen.

Die Virtuelle Realität (VR) eröffnet eine neue Dimension der Meditation, indem sie eine vollständig immersive Umgebung bietet, die speziell auf Entspannung und Achtsamkeit ausgerichtet ist. Durch VR-Technologien können Nutzer in eine Welt eintauchen, die frei von den Ablenkungen und dem Stress des Alltags ist, und so eine tiefere Ebene der Konzentration und Achtsamkeit erreichen. Während diese moderne Form der Meditation möglicherweise nicht dem traditionellen Bild der spirituellen Arbeit entspricht, bietet sie dennoch eine wirksame Methode zur Entspannung und Stressbewältigung. Durch den Einsatz von VR in der Meditation wird ein Raum geschaffen, in dem man sich geistig erholen und regenerieren kann, was in dieser hektischen Welt von unschätzbarem Wert ist. Besonders Smartphone-Apps haben die Meditation revolutioniert und eine neue Ära der Achtsamkeit eingeläutet. Mit einer umfangreichen Auswahl an Meditations-Apps sind geführte Meditationen, Achtsamkeitsübungen und Entspannungstechniken nun jederzeit und überall verfügbar. Diese Apps sind darauf ausgerichtet, personalisierte und benutzerfreundliche Meditationserfahrungen zu bieten, die auf die individuellen Bedürfnisse und Vorlieben der Nutzer zugeschnitten sind. Dadurch wird die jahrtausendealte Praxis der Meditation modernisiert und einem breiten, oft westlich orientierten Publikum zugänglich gemacht. Diese Entwicklungen unterstreichen die Flexibilität und Anpassungsfähigkeit der Meditation als Methode zur Förderung von Gesundheit und Wohlbefinden. Wir erhalten dadurch die Möglichkeit, inmitten dieser schnelllebigen und oft stressigen Welt Momente der Ruhe und des inneren Friedens zu finden.

Der Glaube und Religion in dieser Veränderung

In der westlichen Welt, speziell in unseren Breiten, erleben wir einen markanten Aufschwung der Meditation, während die Akzeptanz traditioneller religiöser Riten abnimmt. Dieser Kontrast zeigt, dass in einer Welt, die sich immer schneller zu drehen scheint, das Bedürfnis nach Spiritualität und innerer Ruhe stärker wird. Trotz dieses Wandels bleibt das Gebet, unabhängig von der Religion, ein bedeutendes Instrument zur Stärkung der geistigen und seelischen Gesundheit. Es bietet einen Rückzugsort für Reflexion und Kontemplation und erlaubt eine tiefere Verbindung mit dem, was für den Einzelnen von wahrer Bedeutung ist.

Meditation und Gebet, obwohl in unterschiedlichen kulturellen und religiösen Kontexten verwurzelt, teilen viele grundlegende Elemente. Beide sind achtsame Praktiken, die darauf abzielen, den Geist zu beruhigen und eine tiefere Verbindung mit dem Selbst oder einer höheren Macht herzustellen. Atmung, Ruhe, und Entspannung sind sowohl in der Meditation als auch im Gebet zentrale Aspekte. Diese Praktiken bieten eine Auszeit vom Alltagsstress und ermöglichen es den Ausübenden, sich auf das Wesentliche zu konzentrieren und innere Klarheit zu finden. In vielen Religionen wird das Gebet als eine meditative Praxis angesehen, bei der die Wiederholung von Worten oder Phrasen dazu dient – ähnlich wie bei Mantras in der Meditation – einen Zustand tieferer Bewusstheit zu erreichen. Dies kann zu einer geistigen Entwicklung führen, die der Meditation sehr ähnlich ist.

Es gibt jedoch auch Unterschiede. Während Meditation oft als eine säkulare, nach innen gerichtete Praxis angesehen wird, die auf Selbstbeobachtung und -bewusstsein abzielt, ist das Gebet in der Regel nach außen gerichtet – es ist ein Dialog mit einer höheren Macht oder Gottheit. Dennoch können beide Praktiken tiefe persönliche Einsichten und ein Gefühl des Friedens und der Verbundenheit fördern.

Glaube hält gesund

Obwohl Meditation und Gebete in vielerlei Hinsicht unterschiedlich sind, vereint sie eine wichtige Gemeinsamkeit: Beide Praktiken erfahren zunehmend Bestätigung und Unterstützung durch eine wachsende Fülle wissenschaftlicher Arbeiten. Studien zeigen, dass Menschen, die aktiv in Glaubensgemeinschaften involviert sind und regelmäßig den Gottesdienst besuchen, weniger an Herzkreislauferkrankungen leiden und signifikant länger leben. Dies zeigt sich auch in muslimischen Gebeten. Das Salah-Gebet, eine fundamentale Säule des Islam, das täglich fünfmal verrichtet wird, ist nicht nur von spiritueller Bedeutung, sondern bringt auch gesundheitliche Vorteile mit sich. Neuere Studien belegen, dass durch regelmäßige Anwendung die psychische und physische Gesundheit deutlich verbessert, Stress reduziert, die zwischenmenschliche Sensibilität gesteigert und die Selbstbeherrschung gefördert wird. Darüber hinaus kann das Salah-Gebet in die Psychotherapie religiöser muslimischer Klienten integriert werden, was den therapeutischen Prozess bereichert und dynamisiert. Diese Erkenntnisse zeigen, dass Glaubenspraktiken nicht nur die Seele bereichern, sondern auch Schlüsselelemente für eine bessere Gesundheit und ein längeres Leben sein können.

{{{ IMPULS-BOX }}}

Möchten Sie eine einfach anzuwendende Meditation kennenlernen, die ohne Geräte oder Equipment auskommt und sich ideal für stressige Momente im Alltag eignet – sei es am Bahnhof oder im Büro kurz vor einem Meeting? Das Zählen Ihrer Atemzüge ist eine der einfachsten, doch effektivsten Methoden, um Ihren Herzschlag zu beruhigen, das Ausatmen zu verlängern und den Parasympathikus zu aktivieren, welcher für Ruhe und Entspannung sorgt.

1. **Finden Sie eine bequeme Position**: Sie können diese Meditation sitzend oder stehend durchführen. Wenn möglich, schließen Sie die Augen, um Ablenkungen zu minimieren.

2. **Atmen Sie ein und aus**: Konzentrieren Sie sich ausschließlich auf das Ausatmen. Atmen Sie durch die Nase ein und langsam wieder aus.

3. **Zählen Sie bewusst**: Beginnen Sie beim Ausatmen zu zählen – Einatmen, ausatmen 1; einatmen, ausatmen 2; einatmen, ausatmen 3, und so weiter.

4. **Passen Sie die Dauer an**: Bei viel Zeit zählen Sie bis 100 für eine ausgedehnte Meditationssession. Bei wenig Zeit genügen 20 bis 30 Zählungen.

5. **Wiederholen Sie nach Bedarf**: Diese Technik kann mehrmals täglich angewandt werden, um den beruhigenden Effekt kennenzulernen und zu vertiefen.

Je langsamer und bewusster Sie bei dieser Übung vorgehen, desto effektiver ist die Entspannung. Es ist eine flexible Methode, die sich nahtlos in jeden Tagesablauf integrieren lässt und schnell zu Ihrer Wohlfühl-Routine werden kann.

Im Gespräch mit Dr. Peter Riedl

Dr. Peter Riedl ist Arzt, Meditationslehrer und Autor mehrerer Bücher zum Thema Achtsamkeit und Meditation.

Seit 1984 geht er einen spirituellen, buddhistischen Übungsweg, auf dessen Basis er den methodischen Übungsweg WISDOM zur bewussten Gestaltung eines gelingenden Lebens entwickelt hat. Dieser ist für aufgeklärte Menschen geeignet, die nach Antworten auf die wichtigsten Fragen des Lebens suchen. Dieser Weg ist weder religiös noch esoterisch. Er ist mit der Wissenschaft kompatibel und gilt für alle Menschen, unabhängig davon, ob sie einer Religion angehören oder nicht.

Peter Riedl leitet Meditations- und Achtsamkeitsseminare und betreibt das spirituelle Wohn- und Seminarzentrum Mandalahof in Wien. 2023 gründete er PELI Kastri, eine Retreat- und Achtsamkeitslocation mit kleinem Guesthouse am Pilion in Griechenland. 2023 erschien sein neuestes Buch ‚Das Geheimnis der Achtsamkeit'.

1. Herr Dr. Riedl, könnten Sie eine transformative Erfahrung teilen, die Sie persönlich durch Meditation erlebt haben oder die Sie in Ihrer Arbeit mit anderen beobachtet haben?

Erfahrungen kann man nicht teilen. Man kann sie beschreiben, aber die Beschreibung ist nicht die Erfahrung. Und mit der Transformation ist das eine ganz besondere Sache. Transformation bedeutet ja, sich in etwas Neues zu wandeln. Aber das Wesen des Neuen ist ja, dass es unbekannt ist.

Ich habe zahlreiche transformative Erfahrungen gemacht. Im Augenblick wurde ich dadurch ein anderer. Aber ich musste mich sehr bemühen, dieser andere zu bleiben.

Man kann sich nicht vorstellen, wie es ist, ein anderer zu sein. Das Gleichnis vom Adepten und dem Wassertropfen, dass ich gerade erfunden habe, soll das besser verständlich machen. Der Wassertropfen, der noch nie Eis oder Dampf gewesen ist, kann sich auch nicht vorstellen, wie es ist, Eis oder Dampf zu sein. Hat er sich einmal transformiert, ist die Erfahrung eine ganz Selbstverständliche und kann wiederholt werden. Das Besondere am spirituellen Weg ist, dass Transformation nicht nur passiv geschieht, sondern aktiv hergestellt werden kann. Der Wassertropfen hat es nicht in der Hand, Eis oder Dampf zu werden. Ein Abfall oder Anstieg der äußeren Temperatur bedingen die Transformation. Auf das Wasser bezogen wäre eine echte spirituelle Praxis, der Wassertropfen könnte die Temperatur selbst regeln und somit selbst bestimmen, ob, wann und wie er Dampf oder Eis werden möchte. Gelungene Transformation ist dann vorhanden, wenn der Mensch seine Bewusstseinszustände, seine Gefühle und Gedanken aktiv und bewusst herstellen kann.

2. Inwiefern bietet Meditation einen Mehrwert für unser Wohlbefinden im Vergleich zu Aktivitäten wie Spaziergängen oder Entspannen auf der Couch?

Wohlbefinden ist nicht das eigentliche Ziel der Meditation. Aber wenn man richtig meditiert, fühlt man sich wohl. Der Unterschied zum Wohlbefinden beim Spazierengehen oder der Entspannung auf der Couch liegt darin, das Wohlbefinden, ruhige Zustände, aktiv herstellen zu können.

3. Bei der Fülle an bekannten Meditationsmethoden, welche würden Sie als besonders wirkungsvoll hervorheben und aus welchem Grund?

Es gibt angeblich 108.000 Meditationsmethoden. Das ist natürlich eine mythische Zahl und soll nur verdeutlichen, es gibt ganz, ganz viele. Die Königsmethode ist die sogenannte Einsichtsmeditation, Vipassana, jene Methode, mit der sich Buddha selbst erleuchtet hat. Es wird gesagt, wer Vipassana beherrscht, braucht keine andere Methode, keine Psychotherapie. Die Methode ist nicht ganz einfach, sie ist komplex. Ich liebe sie mittlerweile und übe sie seit 40 Jahren, wann immer ich kann und wann immer ich sie brauche.

4. Wie kann ich Meditation im Alltag ohne großen Aufwand integrieren?

Ganz einfach. Wenn ich eine Zeit lang am Sitzkissen geübt habe, gar nicht so lange, vielleicht 10 bis 30 Jahre, gelingt Meditation auch im Alltag ganz einfach. Das ist das Ziel der Methode. Aber so schlimm ist das gar nicht. Es ist ja ein stufenweiser Weg. Um ein Prozent bewusster und achtsamer zu sein, als früher, dass es mir um ein Prozent besser geht als früher, das ist auch schon viel wert und das ist gar nicht so schwer zu erreichen, vermutlich schon nach ein bis drei Tagen.

5. Gibt es beim Thema Meditation Ihrer Meinung nach so etwas wie richtig oder falsch?

Man kann ganz viel falsch machen, eigentlich alles, denn es geht ja in etwas völlig Neues, völlig Unbekanntes und daher ist es nicht verwunderlich, dass alles, was man tut, eigentlich falsch ist und genau das ist das Richtige. Versuch und Irrtum, Versuch und Irrtum, Versuch und Irrtum, immer wieder.

Richtig zu meditieren heißt, nicht aufzuhören, wenn man Fehler macht, immer weiter zu üben.

Man kann aber auch Grundsätzliches falsch machen. Etwa zu meditieren, um etwas erreichen zu wollen, Bedeutung zu haben, reich zu werden, berühmt zu sein. Das kann trotzdem passieren. Man kann Bedeutung bekommen, reich und berühmt werden. Doch das ist nicht das Ziel richtiger Meditation. Das Ziel richtiger Meditation ist es, immer bewusst zu sein, achtsam zu sein, liebevoll, mitfühlend, freudvoll und gleichmütig zu sein, ohne Anstrengung. Doch dass das immer der Fall ist, das dauert schon eine Zeit lang, ein paar Jahre. Aber wenn die Übung Freude macht, spielt das keine Rolle.

Danke für das wertvolle Gespräch Herr Dr. Riedl.

Gehen – wie die Grundlage der Fortbewegung noch wirken kann

Das Gehen, eine scheinbar einfache Handlung, birgt tiefe Bedeutung. Es ist für Menschen eine grundlegende Fortbewegungsart, doch sein Wert reicht weit über das bloße Vorwärtsschreiten hinaus. Im Rhythmus der Schritte, sei es allein oder in Begleitung, entdecken wir meditative Tiefe und kreative Inspiration. Alleine bietet das Gehen Raum für Reflexion und Erholung, während es in Gesellschaft zum Austausch und zur Ideenfindung anregt. So erweist sich das Gehen als eine Quelle der Inspiration und des Wohlbefindens, die weit mehr als nur von einem Ort zum anderen zu gelangen ermöglicht.

Mental Walk

Die Einfachheit des Gehens birgt eine überraschende Tiefe. Forschungen belegen, dass achtsames Gehen effektiv Stress, Angst und depressive Stimmungen mildern kann. Beim Mental Walk richtet sich die Aufmerksamkeit voll und ganz auf den Moment: Die Teilnehmer nehmen bewusst jeden Schritt wahr, fühlen den Boden unter den Füßen und geben ihren Gedanken und Gefühlen Raum, sich natürlich zu entfalten. Dieser bodenständige Ansatz verwandelt das alltägliche Gehen in ein kraftvolles Werkzeug zur Förderung des geistigen Wohlbefindens. Übersetzen kann man *Mental Walk* mit *Gehmeditation*, die in buddhistischen Traditionen ihren Ursprung hat und seit jeher als Methode zur Förderung des allgemeinen Wohlbefindens und zur effektiven Stressbewältigung angesehen wird. Der renommierte buddhistische Mönch Thich Nhat Hanh hat die Praxis des achtsamen Gehens popularisiert, indem er lehrte, dass jeder bewusste Schritt den Weg zu innerem Frieden und Klarheit ebnen kann.

Essenziell ist, dass der Mental Walk nicht bloß ein Fortbewegen von Punkt A nach B unter Begleitung von Musik und Kopfhörern darstellt, noch zielt er darauf ab, durch schnelles Gehen zusätzliche Kalorien zu verbrennen. Vielmehr ist es ein Prozess der Achtsamkeit, der uns im Hier und Jetzt verankert und den Geist von Ablenkungen löst. Es handelt sich um eine Phase der Selbstreflexion und des inneren Friedens. In der taoistischen Philosophie verkörpert der Leitsatz „Bewegung ist die Grundlage der Stille" das harmonische Zusammenspiel von Gegensätzlichkeiten: Aktivität mündet in innerer Ruhe und Stille fördert wiederum die Bewegung. Dieses Prinzip findet im Mental Walk seine Anwendung, wo die körperliche Fortbewegung den Weg zu innerer Klarheit und Gelassenheit ebnet.

Ludwig van Beethoven fand in der subtilen Kunst seiner Spaziergänge eine besondere Form kreativer Anregung. Für ihn war der Gang durch die Natur oft eine Quelle der musikalischen Inspiration. Dieses Phänomen könnte man als *Creative Walk* oder *Kreatives Gehen* beschreiben. Beethoven war nicht allein in seiner Methode, durch das Gehen zu kreativen Höhenflügen zu gelangen. Ein weiteres glänzendes Beispiel ist der renommierte englische Schriftsteller Charles Dickens. Für Dickens waren Spaziergänge mehr als nur ein einfacher Zeitvertreib. Man konnte ihn oft bei nächtlichen Streifzügen durch London antreffen, bei denen er für seine Romane Charaktere formte und in seinen Gedanken Szenen für seine Geschichten zum Leben erweckte.

Parallel dazu hat das Gehen in einem ganz anderen Kontext auch den Geschäftsbereich revolutioniert. Viele Führungskräfte waren es leid in stickigen Konferenzräumen zu sitzen und erkannten die Vorteile von *Walking Meetings* oder *Besprechungen im Gehen*. Egal ob mit Mitarbeiter:innen oder Geschäftspartner:innen, die Unterhaltung im Gehen abzuhalten, fördert, wie Beethoven schon bewies, die Kreativität und hilft, Barrieren abzubauen. In der Tat haben Studien gezeigt, dass leichte Bewegung zu klarem Denken, besserer Konzentration und erhöhter Kreativität führen kann. Steve Jobs, der verstorbene CEO von Apple, war bekannt für seine Gehbesprechungen. Jobs glaubte, dass das Gehen die besten Ideen hervorbringt, und viele seiner innovativsten Entdeckungen und Diskussionen fanden während solcher Spaziergänge statt. Auch Sigmund Freud, der Begründer der Psychoanalyse ging oft mit Patienten spazieren, anstatt traditionelle Sitzungen abzuhalten, da er glaubte, dass die Bewegung und die Umgebung helfen könnten, Gedanken und Gefühle freizusetzen.

Ob zur Selbstreflexion, auf der Suche nach einer kreativen Eingebung oder zur gemeinsamen Problemlösung – im Gehen liegt anscheinend eine besondere Kraft. Es ist ein einfacher, aber tiefgründiger Akt, der sowohl den Körper als auch den Geist belebt. Und in einer Welt, die oft im Überfluss an Hektik und Lärm versinkt, kann das Gehen ein Weg zurück zur Klarheit, Ruhe und Erkenntnis sein.

{{{ IMPULS-BOX }}}

Fühlen Sie sich im Alltag oft überlastet, vom Büroalltag oder familiären Pflichten vereinnahmt, mit wenig Zeit für sich selbst? Bewusste Spaziergänge können ein Segen sein, um den Kopf zu klären und sich eine Atempause vom Trubel zu gönnen. Sie brauchen keine umfangreiche Vorbereitung, keinen speziellen Ort und auch nicht viel Zeit. Warum nicht eine Haltestelle früher aus dem Bus aussteigen, auf dem Weg zur Arbeit, oder nach dem Mittagessen einen kleinen Umweg durch den Park machen? Planen Sie bewusst Spaziergänge in Ihren Kalender ein, um diesen Momenten Bedeutung zu verleihen. Obwohl Sie diese Zeiten nutzen können, um mit Kollegen zu sprechen oder Anrufe zu tätigen, gönnen Sie sich auch bewusst einige Minuten der Einsamkeit, ganz für sich. Sie werden überrascht sein, wie selbst zehn Minuten ruhigen Gehens Ihre Stimmung heben und Ihren Geist klären können.

Stille Handlungen – Wie Monotonie uns entspannt und erdet

Einst, in einem alten japanischen Dorf, beschloss ein junger Mann, die Bedeutung von Frieden und Gelassenheit zu entdecken. Er reiste durch das Land, erklomm Berge und durchquerte Wälder, auf der Suche nach Weisheit und Erleuchtung. Doch niemand konnte seinen Durst stillen. Nach vielen Monaten erreichte er einen Tempel, versteckt inmitten eines dichten Bambuswaldes. Er wurde von einem weisen Mönch begrüßt. „Meister", sagte der junge Mann, „ich bin hier, um den inneren Frieden zu finden." Der Mönch lächelte und sagte: „Hacke Holz, trage Wasser!" Der junge Mann war verwirrt. Aber er vertraute dem Mönch und verbrachte Tage, Wochen und Monate damit, Holz zu hacken und Wasser zu tragen. Was sich zuerst wie eine endlose Schleife sinnloser Arbeit anfühlte, wurde bald zur Mediation. In der Wiederholung fand er Ruhe. In der Monotonie fand der junge Mann Frieden.

„Hacke Holz, trage Wasser" ist ein bekanntes Zen-Sprichwort aus der buddhistischen Lehre, das die Bedeutung von Achtsamkeit und Sinnhaftigkeit in alltäglichen Verrichtungen betont. Es erinnert uns daran, dass das wahre Geheimnis eines erfüllten Lebens nicht in der ständigen Suche nach außergewöhnlichen oder überirdischen Erfahrungen liegt, sondern in der Wertschätzung der einfachen, alltäglichen Momente.

Die volle Redewendung lautet oft:

„Vor der Erleuchtung: Holz hacken und Wasser tragen. Nach der Erleuchtung: Holz Hacken und Wasser tragen."

Die Bedeutung dahinter ist, dass, egal wo man auf seinem spirituellen oder lebenslangen Weg ist, die alltäglichen Aufgaben weitergehen und ihre eigene Bedeutung haben. Selbst wenn man einen großen Durchbruch oder eine Erkenntnis erlebt, wie inneren Frieden zu finden, ändern sich die Grundlagen des Lebens nicht. Es ist eine Erinnerung daran, im gegenwärtigen Moment präsent zu sein und Wert in den einfachen Tätigkeiten des Lebens zu finden. Das Geheimnis eines erfüllten Lebens liegt oft in den einfachsten Handlungen und Routinen. Dafür muss man sich nicht von den realen, physischen Aufgaben des Lebens distanzieren. Wenn Sie es lieben, im Garten zu arbeiten oder sich bei häuslichen Bauarbeiten die Hände schmutzig zu machen, sollten Sie nicht erwarten, dass am Ende dieses Pfades die Erleuchtung wartet. Doch sicherlich bringt jede dieser Tätigkeiten eine ordentliche Portion Entspannung und geistige Stärkung mit sich.

Sir Winston Churchill, der berühmte britische Premierminister, war ein vielseitiger Mann mit vielen Hobbys und Interessen. Neben seiner herausragenden und sehr belastenden politischen Karriere fand Churchill Entspannung in literarischen Unternehmungen, der Malerei und tatsächlich auch im Mauerbau. Churchill lernte das Handwerk des Mauerbaus in den 1920er Jahren, nachdem er die Politik vorübergehend verlassen hatte, und baute mehrere Mauern auf seinem Anwesen in Chartwell, Kent. Er fand in dieser körperlichen Arbeit eine willkommene Abwechslung und konnte so auch mental Abstand nehmen zu seinen beruflichen Herausforderungen und teilweise schweren Niederlagen. Für Churchill war das Mauern ein therapeutisches Hobby, das ihm half, den Stress und die Belastungen seiner Karriere abzubauen. Er sagte einmal: „Wenn man einen Tag lang hart gearbeitet hat, ist es eine gute Sache, am Abend sich zurückzuziehen und seine Gedanken zu entspannen. Ein Mann kann für Stunden arbeiten, und wenn er aufhört, wird er feststellen, dass er genauso frisch und klar im Kopf ist, wie wenn er begonnen hat." Das Mauern war für Churchill eine Form der Meditation – eine Möglichkeit, sich auf eine konkrete, physische Aufgabe zu konzentrieren und den Geist von den Sorgen und dem Druck des Tages zu befreien. Es ist ein weiteres Beispiel dafür, wie einfache, wiederholende Aufgaben Menschen helfen können, sich zu entspannen und zu erden.

Wissenschaftlich gesehen haben monotone Tätigkeiten tatsächlich einen beruhigenden Effekt auf das menschliche Gehirn. Beim Ausführen von simplen und wiederholenden Aufgaben wird der Parasympathikus aktiviert – jener Teil des Nervensystems, der dabei hilft, sich zu entspannen und zu erholen. Es ist ein bisschen wie das sanfte Wiegen eines Kindes. Die Gleichförmigkeit und Vorhersehbarkeit solcher Tätigkeiten kann eine beruhigende Wirkung haben. Man erwartet weder bewusst noch unterbewusst, dass sich in dieser Tätigkeit etwas Unvorhersehbares oder gar Negatives ereignet. Denken Sie an das letzte Mal zurück, als Sie Geschirr mit der Hand gespült oder Holz gehackt haben. Es gibt einen Grund, warum viele diese scheinbar einfachen Aufgaben als beinahe meditativ empfinden. Der Teller, der in Ihren Händen liegt, das warme Wasser, das über Ihre Finger fließt, das monotone Geräusch, das dabei entsteht – all das schafft eine kleine Oase der Ruhe in einem sonst hektischen Alltag. Viele Menschen wie auch Winston Churchill kommen bei solchen Tätigkeiten in einen angenehmen und entspannenden Flow.

Ein weiteres prominentes Beispiel ist Mahatma Gandhi. Gandhi betonte die Wichtigkeit der manuellen Arbeit und verbrachte täglich Zeit damit, an einem traditionellen Webstuhl, dem Charkha, Garn zu spinnen. Dies wurde zu einem zentralen Symbol für den indischen Unabhängigkeitskampf. Für Gandhi war das Spinnen nicht nur eine politische Handlung, sondern auch eine Form der Meditation und ein Mittel zur Selbstfindung. Beide Figuren, Churchill und Gandhi, sahen in wiederholenden, manuellen Tätigkeiten nicht nur eine physische Arbeit, sondern auch eine Gelegenheit zur Reflexion, Meditation und geistigen Entwicklung.

Das süße Nichtstun

In der heutigen Zeit bestimmen Termine und Verpflichtungen oft unseren täglichen Rhythmus. Ohne die Hilfe von Kalendern auf Smartphones würden sich viele organisatorisch verloren fühlen. Stunden werden zu bloßen Zeitschlitzen auf einem Bildschirm, ohne dass ihre tatsächliche Bedeutung wahrgenommen wird. Während Besprechungen die Zeit scheinbar rasch verfliegen lassen, rauben sie uns oft das volle Bewusstsein für den Moment. Am Ende des Tages bemerken wir, wie schnell er vorübergezogen ist, ohne uns der Fülle der Erlebnisse wirklich bewusst zu sein.

Viele Menschen empfinden ein Gefühl der Unruhe, wenn sie untätig sind, aus Sorge, etwas zu verpassen oder aus Angst vor Kritik. Uns wurde oft suggeriert, dass Untätigkeit gleichbedeutend mit Faulheit ist, und dieses Denkmuster hat sich tief in unser Unterbewusstsein eingeprägt.

Es scheint, als hätten wir akzeptiert, dass ständige Betriebsamkeit der Norm entspricht. Doch müssen wir uns fragen: Ist das wirklich so?

Viele Kulturen kennen und schätzen die Kunst des „Nichtstuns". In Italien bezeichnet man dies als *Il dolce far niente*, was „das süße Nichtstun" bedeutet. Es ist die Kunst, sich zurückzulehnen und den Moment zu genießen, während die Zeit einfach an einem vorbeizieht. Diese Haltung steht scheinbar im Gegensatz zum Bild von Vespa-Fahrern, die durch enge Gassen sausen, oder lebhaft gestikulierenden Menschen in belebten Cafés. Aber genau hier zeigt sich, dass in einer Kultur sowohl Raum für Ruhe als auch für Lebendigkeit sein kann. Ruhe und Dynamik können nebeneinander existieren und geben der italienischen Lebensweise ihre besondere Note. Es ist ein harmonisches Gleichgewicht, das die Italiener:innen in ihrer Lebenskunst perfektioniert haben.

In den Niederlanden gibt es den Begriff *Niksen*. Es steht für das bewusste Innehalten, das Nichtstun und Nichtdenken – einfach im Moment präsent zu sein. Niksen ist nicht nur eine Handlung, sondern eine kulturelle Praxis und Kunstform. Es könnte widersprüchlich klingen, Nichtstun als eine Form der Aktivität zu betrachten, doch genau darin liegt das Wesen von Niksen: sich bewusst dafür zu entscheiden, nichts zu unternehmen und einfach das Sein zu genießen. Es ist wichtig zu betonen, dass bei *Niksen* alltägliche Tätigkeiten wie Gartenarbeit, Filme schauen oder Meditation nicht inbegriffen sind. Die Idee hinter dieser Praxis ist, dass durch das bewusste Nichtstun, Kreativität angeregt, Stress reduziert und sowohl die körperliche als auch die mentale Gesundheit gefördert werden. In einer immer hektischeren Welt stellt *Niksen* für die Niederländer:innen eine Oase der Ruhe und Reflexion dar.

In Dänemark gibt es das Prinzip des *Hygge* (ausgesprochen „hyooguh"), das eine Nuance aktiver ist. Hygge steht für das tief empfundene Gefühl von Gemütlichkeit und Wohlbehagen. Es sind die kleinen Dinge und Augenblicke, die dieses Gefühl erwecken: Ein gutes Buch bei einer Tasse Tee und im Schein einer Kerze, oder ein Glas Wein vor dem Kamin. Es ist das bewusste Verweilen im gegenwärtigen Moment, ohne sich mit der Vergangenheit oder der Zukunft auseinanderzusetzen. Alltägliche Sorgen werden beiseitegeschoben, denn sie können warten. Hygge ist nicht nur eine individuelle Erfahrung. Es wird auch in Gesellschaft praktiziert, sei es mit Familie oder Freunden. Gemeinsam kochen, Musik hören oder einfach zusammen sein – solange man völlig im Jetzt verankert ist, ist es Hygge. Es ist kein Zufall, dass Dänemark in Statistiken oft als eines der glücklichsten Länder der Welt geführt wird. Wer also nach einer Quelle für Glück und Wohlbehagen sucht, sollte vielleicht die Kunst des Hygge ausprobieren.

Die Perspektive des *Wu Wei*

Angesichts unseres fortwährenden Dranges, aktiv zu sein, Dinge voranzutreiben und Kontrolle zu suchen, eröffnet uns der chinesische Taoismus eine alternative Sichtweise. Das Konzept des *Wu Wei* ermutigt dazu, sich dem natürlichen Verlauf der Dinge hinzugeben und die Ereignisse so anzunehmen, wie sie kommen. Das beständige Ringen um vorherbestimmte Ergebnisse wird durch eine harmonische und ausgeglichene Herangehensweise ersetzt. *Wu Wei* lässt sich mit „nicht handeln" oder „nicht tun" übersetzen, sollte jedoch nicht mit bloßer Untätigkeit verwechselt werden. Es steht vielmehr für eine Handlungsweise, die im Einklang mit dem natürlichen Rhythmus des Universums steht – das sogenannte „Handeln durch Nicht-Handeln". In spiritueller Hinsicht kann man es sich so vorstellen, dass man sich vom Fluss des Lebens leiten lässt, ohne dagegen anzukämpfen oder es zu steuern. Obwohl es nach einem Verlust von Kontrolle klingen mag, stützt sich *Wu Wei* tatsächlich auf tiefe, angeborene Instinkte und erworbene Weisheiten. Dadurch erhält alles um uns herum den Raum, sich auf eine natürliche und organische Weise zu entwickeln. Es ist ein Ansatz, bei dem Spontanität und Intuition die traditionelle Planung und starre Zielsetzung ersetzen.

Einfach mal *Chillen*

Die Jugend hat ihre eigene Antwort auf das globale Bedürfnis nach Entschleunigung gefunden, und dieser Begriff ist international wohl bekannt: *Chillen*. Im Grunde genommen bedeutet es, sich bewusst eine Auszeit zu nehmen und das Leben in einem entspannten Tempo zu erleben. In einer Welt, in der die Kinder immer mehr unter Druck gesetzt werden und früh in ein System von Leistung und Erfolg integriert werden sollen, ist dieses *Chillen* ein intuitiver Rückzug und eine Pause, die sie sich selbst geben. Wenn man *Chillen* oberflächlich betrachtet, könnte es als unproduktive Zeit erscheinen. Aber tatsächlich repräsentiert es eine wertvolle Fähigkeit, sich Pausen zu gönnen und die Dinge in einem ruhigeren Tempo anzugehen. Eine Fähigkeit, die wir im Erwachsenenalter häufig verlieren und die wir bei Kindern und Jugendlichen oft kritisieren. Doch genau das sollten wir überdenken, denn es kann als Teil produktiver Prozesse betrachtet werden.

Kreativ durch Langeweile

Ein weiterer Begriff, der in der Erwachsenenwelt scheinbar verdrängt wird, ist „Langeweile". Erinnern wir uns zurück an unsere Kindheit, war sie ein stetiger Begleiter. Wann haben Sie sich zuletzt gelangweilt? Ein bekannter Werbeslogan eines Handelshauses proklamiert: „Es gibt immer was zu tun!" – Doch ist das wirklich immer erstrebenswert? Langeweile ist weit mehr als ein bloßes Nichtstun. Sie öffnet die Türen zur Kreativität, bietet Raum zur Selbstreflexion und lässt unser Gehirn neue Ideen und Gedanken formen. Vor allem bietet sie Abstand vom täglichen Rauschen und kann uns verdiente Erholung liefern. Statt Langeweile als Feind zu betrachten, sollten wir sie als Atempause zur Selbstfürsorge sehen. Lassen Sie sie zu.

All diese Momente der Ruhe und Reflexion sind letztlich Ausdrücke des Bedürfnisses nach Entschleunigung – einer bewussten Antwort auf unseren oft rasanten Lebensrhythmus. Wer solche Pausen sucht und schätzt, sollte nicht als faul betrachtet werden. Vielmehr fördert dieses achtsame Leben unsere innere Balance, Energieerneuerung und langfristige Leistungsfähigkeit.

{{{ IMPULS-BOX }}}

Suchen Sie sich ein Lokal aus, das Ihren Geschmack trifft und in dem Sie sich vollkommen entspannen können, egal ob es eine moderne Lounge oder ein Café mit reicher Geschichte ist. Gönnen Sie sich Ihr Lieblingsgetränk und lassen Sie dann alles andere beiseite – keine Zeitung, kein Gespräch, und lassen Sie vor allem Ihr Smartphone in der Tasche. Fordern Sie die Langeweile heraus! Beobachten Sie, wie lange Sie dem Drang widerstehen können, etwas zu tun. Wiederholen Sie diesen Vorgang und versuchen Sie, jedes Mal ein wenig länger zu verweilen, bis Sie die Zeit vergessen und einfach das Leben um Sie herum genießen können: das geschäftige Treiben des Personals, die Gespräche der Gäste, das Vorbeiziehen einer Straßenbahn oder einen sich streckenden Hund. Beginnen Sie, Ihre Gedanken zu bemerken und lenken Sie diese behutsam. Haben Sie Geduld – *Nichtstun* braucht Übung.

Einsamkeit – erschreckend und befreiend zugleich

„Einsamkeit ist das Lebensrisiko Nummer eins", konstatiert der renommierte Psychiater und Gehirnforscher Manfred Spitzer in seinem Buch *Einsamkeit*. Diese bittere Wahrheit mussten Millionen von Menschen während der Corona-Pandemie am eigenen Leib erfahren. Nicht nur hat Covid-19 die physische Gesundheit global beeinträchtigt, sondern es hinterließ auch tiefe Spuren in der psychischen Verfassung und dem Wohlbefinden vieler. Ein zentraler Aspekt dieser Krise war die Zunahme von Einsamkeit und sozialer Isolation, die weitreichende Konsequenzen für die individuelle Gesundheit nach sich zogen.

Einsamkeit, ein Gefühl, das viele während der Lockdowns und der sozialen Distanzierungsmaßnahmen erlebt haben, war mit einer Reihe von mentalen Gesundheitsproblemen verknüpft. Junge Erwachsene, Frauen, Alleinlebende, Personen mit niedrigerem Einkommen und ältere Menschen waren besonders anfällig für psychische Symptome wie Depressionen, Angstzustände und leider auch erhöhten Konsum von Alkohol und anderen Drogen. Diese Herausforderungen waren nicht bloß flüchtige Phänomene; sie hinterließen Spuren, die die Lebensqualität nachhaltig beeinflussten. Diese Erkenntnisse unterstreichen die dringende Notwendigkeit, Einsamkeit und soziale Isolation als ernsthafte Gesundheitsprobleme zu erkennen. Es ist entscheidend, entsprechende Maßnahmen zu ergreifen, um die psychische Gesundheit der Bevölkerung sowohl während als auch nach globalen Krisen zu schützen und zu fördern. Auch wenn die Pandemie der Vergangenheit angehört, leiden noch immer viele Menschen unter den akuten und langfristigen Auswirkungen der Einsamkeit.

Junge Menschen sind besonders betroffen

Besonders alarmierend sind die Folgen von Einsamkeit bei Kindern und Jugendlichen. Der abrupte Einbruch in ihrem sozialen Leben und der gewohnten Schulroutine hat bereits in diesem jungen Alter zu einer gesteigerten Neigung zu Depressionen und Angststörungen geführt. Diese Altersgruppe, die sich normalerweise in einer entscheidenden Phase der sozialen und emotionalen Entwicklung befindet, erlebte durch die Isolation einen unerwarteten Rückschlag. In Zeiten der Pandemie waren junge Menschen darauf beschränkt, ihre Freundschaften ausschließlich digital zu pflegen – eine Methode, die die tiefgreifenden Bedürfnisse nach echter Nähe, gemeinsamen Erlebnissen und persönlichen Austausch bei weitem nicht erfüllen konnte. Junge Menschen bilden nicht nur die am schnellsten wachsende Gruppe bezüglich psychischer Probleme, sondern erfahren auch die geringste Unterstützung im deutschsprachigen Raum. Das Netz an qualifizierten Fachkräften, die in Krisensituationen Hilfe leisten können, ist äußerst lückenhaft. Besonders in einigen Regionen Österreichs, wie beispielsweise dem Burgenland, gab es zeitweise keine einzige psychologische Anlaufstelle für junge Menschen in Notlagen.

Studien belegen, dass Einsamkeit und soziale Isolation das Risiko für kognitiven Verfall und Substanzmissbrauch erhöhen. Die mentalen Belastungen, die durch den Lockdown verursacht wurden, verstärken nicht nur tiefgreifende Gefühle von Wut, sondern können auch zu posttraumatischen Belastungsstörungen führen, was die komplexe Natur dieser Problematik unterstreicht.

Doch es gibt auch Lichtblicke: Die wachsende Anerkennung dieser Probleme hat zu verstärkten Bemühungen in der psychischen Gesundheitsvorsorge und zu einer größeren Solidarität in Gemeinschaften geführt. Diese Entwicklung birgt die Hoffnung auf ein verstärktes Bewusstsein und bessere Unterstützung für diejenigen, die unter den unsichtbaren Folgen von Isolation und Einsamkeit leiden. Doch es bedarf in Zukunft noch erheblicher Anstrengungen, um die Unterstützung in diesem Bereich dauerhaft zu verstärken.

Einsamkeit in einem positiven Licht

Aber selbst das heikle Thema Einsamkeit lässt sich durchaus positiv betrachten – wie ein halbvolles Glas. Bewusst gewählte Einsamkeit bietet eine wertvolle Gelegenheit zur Selbstreflexion und kann den Weg für persönliches Wachstum ebnen, indem sie Raum für innere Einkehr und die Entwicklung neuer Perspektiven schafft. Das Wunderkind Wolfgang Amadeus Mozart fand in der Stille und Abgeschiedenheit Inspiration für seine Musik. Viele seiner berühmtesten Werke wurden in Zeiten tiefer Einsamkeit und Konzentration geschrieben. Es ist wichtig, zu verstehen, dass es einen Unterschied gibt zwischen „Alleinsein" und sich einsam und von der Gesellschaft abgeschnitten und isoliert zu fühlen. Einsamkeit im Sinne des bewussten gewünschten Alleinseins ist eine entscheidende Zeit, um sich auf sich selbst zu konzentrieren, den Geist zu beruhigen und innere Ruhe zu finden. Durch den gezielten Rückzug in die Einsamkeit kann man sich vom täglichen Tempo des Umfelds distanzieren und sich auf die eigenen Bedürfnisse konzentrieren. Wenn wir aus einem Alltag kommen, der mit sehr viel Stress verbunden ist, dann kann die gewählte Einsamkeit sogar biologische Parameter verbessern. Blutdruck, Herzfrequenz und sogar der Stresshormonspiegel erfahren durch ein gesundes Maß an sozialer Distanz einen positiven Einfluss.

Der berühmte deutsche Philosoph Friedrich Nietzsche war bekannt für seine Vorliebe für die Einsamkeit. Er glaubte, dass Einsamkeit notwendig sei, um tiefgründige Gedanken und Ideen zu entwickeln. Viele seiner Werke, darunter „Also sprach Zarathustra“, wurden in Zeiten intensiver Einsamkeit geschrieben. Einsamkeit bietet auch Raum und Zeit, neue Gewohnheiten zu entwickeln, die das körperliche Wohlbefinden fördern. Vielleicht nimmt man sich endlich Zeit für gesunde Rituale wie eine Teezeremonie oder die Gartenarbeit. Man entschleunigt dadurch bewusst und betritt die Spielwiese des Geistes. Dafür braucht es nicht unbedingt eine Berghütte in den Alpen. Natürlich wäre dies hilfreich, aber diesen Rückzug kann man auch in den eigenen vier Wänden schaffen. Stecken Sie das Internet-Modem ab, schalten Sie das Smartphone ab und hängen Sie ein Zettelchen mit „Bitte nicht läuten“ an die Türe.

In Bezug auf die Leistungssteigerung ist die bewusste Einsamkeit ein wirksames Werkzeug zur Steigerung der Kreativität und Produktivität. Die Stille und der Raum, den die Einsamkeit bietet, ermöglichen es, die Gedanken zu ordnen und sich auf das zu konzentrieren, was wirklich wichtig ist. Fernab vom Lärm und der Hektik des Büros, in absoluter Ruhe, eröffnen sich neue Potenziale des Geistes. Große Denker und Innovatoren haben ihre besten Ideen und Arbeiten in Zeiten der Einsamkeit entwickelt. Isaac Newton beispielsweise verbrachte 1665, während der großen Pest in London, fast zwei Jahre in Einsamkeit auf dem Land. Während dieser Zeit entwickelte er mathematische Grundsätze, formulierte die Gesetze der Bewegung und hatte seine bahnbrechende Erkenntnis zur Schwerkraft. Auch der sonst so gesellige Albert Einstein schätzte die Momente der Einsamkeit für sein tiefgründiges Denken. Er war bekannt dafür, stundenlang allein in seinem Büro zu sitzen, nur in Begleitung seiner Gedanken. Viele seiner revolutionären Ideen, einschließlich der Relativitätstheorie, wurden in solchen Momenten der Einsamkeit entwickelt. Wie soll man auch mit einem rasenden Geist die Kapazität für eine kreative und bahnbrechende Idee aufbringen? Betrachten wir die Einsamkeit nicht als Gegner, sondern als Verbündeten. Sie bietet eine wertvolle Gelegenheit, sich selbst intensiver zu erforschen, tiefer mit den eigenen Gedanken zu verbinden und möglicherweise Großartiges zu schaffen. Wie in allen Lebensbereichen ist auch hier das Gleichgewicht entscheidend. Empfangen Sie die Einsamkeit also nicht mit Widerwillen, sondern als eine Chance für einen achtsamen Rückzug, eine Zeit, in der kreative Potenziale entfaltet werden können. In den stillen Momenten offenbaren sich oft die tiefsten Einsichten und Inspiration für unsere kreativsten Leistungen.

Den Unterschied erkennen

Es ist jedoch ebenso wichtig, den Unterschied zu erkennen, wenn Einsamkeit nicht mehr heilsam ist und in Isolation umschlägt. Wenn Sie spüren, dass die Einsamkeit beginnt, Ihrer Seele oder der eines Mitmenschen zu schaden, ist es Zeit, zu handeln und Verbindung zu anderen Menschen zu suchen. Durch eine differenzierte Sichtweise können wir die Einsamkeit als wertvolle Ressource für persönliches Wachstum nutzen, während wir zugleich wachsam bleiben für die Momente, in denen Gemeinschaft und Verbundenheit benötigt werden.

Die Kunst der Geduld: Der Weg zu bewusster Entscheidungsfindung

Blitzkredite, Just-in-Time-Lieferungen und Instant Messaging prägen unseren Alltag. Überall spüren wir das Drängen der Schnelligkeit, bis hin zur heimischen Küche, wo der Schnellkochtopf und Fertigspeisen dominieren. In dieser Welt des ständigen „Jetzt" und der ununterbrochenen Erreichbarkeit verlieren viele von uns das Gespür dafür, wie es ist, einfach zu warten und manchen Dingen einfach Zeit zu geben. Für viele hat sich Geduld zu einem beinahe vergessenen Konzept entwickelt, das wir nicht nur uns selbst gegenüber, sondern auch gegenüber dem Neuling an der Kaffeemaschine in der Bäckerei kaum noch aufbringen.

Der renommierte Unternehmer und Philanthrop Warren Buffett prägte den Satz: „Einem Unternehmen benötigt zehn Jahre, um sich ein gutes

Image aufzubauen, doch nur wenige Sekunden, um es zu zerstören." Buffets Ansatz besteht darin, in starke Unternehmen mit kompetentem Management zu investieren, die Aktien zu halten und zuzuschauen, wie sich das Kapital vermehrt. Obwohl ich nicht beurteilen kann, ob diese Strategie für jeden funktioniert, hat Buffett im Laufe seiner mittlerweile 93 Lebensjahre fast 120 Milliarden Dollar angehäuft. Es lässt sich sicherlich argumentieren, dass dieser Mann einen beachtlichen Grad an Geduld besitzt. Geduld definiert sich aber nicht durch das stille Ausharren. Es ist die aktive Akzeptanz des Prozesses, der notwendig ist, um unsere Ziele zu erreichen. Geduld lehrt uns, dass wahrer Wert Zeit zur Entfaltung benötigt und dass in beharrlichem Verweilen oft ein beschleunigter Pfad zum Triumph liegt. Doch diese Erkenntnis ist nicht nur auf das Geschäftsleben beschränkt. Die Natur selbst folgt diesem Prinzip: Ein Baum kann über Jahrhunderte, gar Jahrtausende, in stiller Beständigkeit wachsen, bevor er als majestätischer Riese des Waldes über alles emporragt.

Der Stein der Weisen

J.K. Rowling, die visionäre Autorin hinter der „Harry Potter"-Reihe, ist ein lebhaftes Beispiel für den Wert von Geduld. Zu Beginn ihrer literarischen Reise wurde sie von mehreren Verlagshäusern abgelehnt. Als alleinerziehende Mutter, die von Sozialhilfe lebte, stand sie vor immensen Herausforderungen. Dennoch behielt sie ihren Glauben an die Magie ihrer Geschichte und blieb geduldig. Nachdem ihr Debütwerk schließlich veröffentlicht wurde, verkaufte sie anfänglich nur 500 Exemplare. Zu einer Zeit, in der viele Verlage nicht an den Erfolg weiblicher Autoren glaubten, setzte sie ihren Weg unbeirrt fort. Ihre Geduld zahlte sich schließlich aus: Nach dem überwältigenden Erfolg ihrer siebenteiligen Buchreihe wurde ihr Vermögen auf über eine Milliarde Dollar geschätzt. Hatte sie Geduld? Ohne Zweifel.

Neurologische Wurzeln der Geduld

Wenn wir an Geduld denken, betrachten wir sie oft als moralische Tugend oder als Ergebnis von Disziplin und Willenskraft. Die Wissenschaft hingegen zeigt, dass es auch eine tiefe neurologische Grundlage für diese Eigenschaft gibt. In unserem Gehirn gibt es bestimmte Bereiche, die mit Selbstkontrolle und Impulsregulation zu tun haben, insbesondere der präfrontale Kortex. Dieser Bereich ist dafür verantwortlich, unsere Impulse zu überwachen und zu regulieren. Wenn wir uns also dazu entschließen, geduldig zu sein und nicht sofortigen Belohnungen nachzugeben, aktivieren und stärken wir den präfrontalen Kortex. Neuere Forschungen haben auch gezeigt, dass Menschen, die regelmäßig ihre Geduld trainieren – sei es durch Meditation, Achtsamkeitsübungen oder andere Praktiken – tatsächlich Veränderungen in den neuronalen Verbindungen dieses Gehirnbereichs zeigen. Diese Veränderungen können zu einer besseren Impulskontrolle und emotionaler Regulation führen. Da der präfrontale Kortex unter anderem für unsere Handlungssteuerung, unsere Problemlösungskompetenz sowie die Steuerung von Risiken und Ängsten zuständig ist, kann seine Stärkung zu einer gesteigerten Kompetenz in diesen Aspekten führen. Mit anderen Worten, das Training von Geduld kann uns buchstäblich dabei helfen, unser Gehirn zum Wachstum anzuregen, neu zu verkabeln, und unsere kognitive Kompetenz erhöhen.

Das Marshmallow-Experiment

Das „Marshmallow-Experiment" ist eine berühmte Studienreihe, die in den 1960er und 1970er Jahren von Walter Mischel und seinen Kollegen an der *Stanford University* durchgeführt wurde. Das Experiment untersuchte die Fähigkeit von Vorschulkindern zur Verzögerung der Belohnung und deren Beziehung zum späteren Lebenserfolg. In einem klassischen Experiment wurde Kindern ein Marshmallow präsentiert, verbunden mit der Wahlmöglichkeit: Sie konnten diesen sofort essen oder, falls sie es schafften, etwa 15 Minuten zu warten, ohne ihn zu verzehren, als Belohnung ein zweites Marshmallow erhalten. Faszinierenderweise entschieden sich manche Kinder sofort für den Genuss, während andere kreative Strategien entwickelten, um die Wartezeit zu überbrücken und sich somit die größere Belohnung zu sichern.

Der wirklich aufschlussreiche Teil der Studie kam jedoch Jahre später. Die Forscher:innen verfolgten die ursprünglichen Teilnehmer:innen und fanden heraus, dass die Kinder, die in der Lage waren, die sofortige Befriedigung aufzuschieben und auf die größere Belohnung zu warten, in vielen Lebensbereichen erfolgreicher waren. Sie schnitten in schulischen Tests besser ab, hatten weniger Probleme mit Drogen und Alkohol und wiesen einen niedrigeren Body-Mass-Index auf. Die Studie unterstreicht die Bedeutung von Selbstkontrolle und Geduld in der Kindheit und deren Auswirkungen auf den späteren Lebenserfolg. Obwohl diese Fähigkeiten bereits in jungen Jahren vorhanden sein können, lassen sie sich zu jedem Zeitpunkt im Leben durch verschiedene Techniken und Übungen weiterentwickeln.

Kinder haben ihr eigenes Tempo

In der heutigen schnelllebigen Gesellschaft kann es leicht passieren, dass wir von unseren Kindern erwarten, sich unseren Rhythmen und Zeitplänen anzupassen. Aber Kinder haben ihre eigene Taktung, ihr eigenes Verständnistempo und ihre eigene Art, die Welt um sich herum zu verarbeiten. Geduldiges Erziehen bedeutet, diesem natürlichen Rhythmus des Kindes Raum zu geben. Anstatt durch lautes Schreien oder strenge Ermahnungen schnell Ergebnisse erzwingen zu wollen, sollten wir lernen, mit unseren Kindern gemeinsam zu wachsen und sie auf ihrer individuellen Entdeckungsreise zu begleiten. Ein geduldiger Erziehungsansatz verzichtet auf harte Strafen und fördert stattdessen Verständnis und Kommunikation. Wenn Kinder das Gefühl haben, dass sie in ihrem eigenen Tempo lernen und sich entwickeln dürfen, ohne ständigem Druck ausgesetzt zu sein, können sie Selbstvertrauen und Resilienz aufbauen. Diese Herangehensweise erfordert von uns Erwachsenen oft eine tiefe Reflexion über unsere eigenen Erziehungsmethoden und Geduldsgrenzen. Doch die Belohnung – eine vertrauensvolle, respektvolle Beziehung zu unseren Kindern – ist den Aufwand wert.

Geduldige Menschen führen bessere soziale Beziehungen!

Geduld kann das Rückgrat einer erfolgreichen sozialen Beziehung sein. Menschen, die Geduld in ihren Beziehungen zeigen, neigen dazu, Konflikte auf friedliche Weise zu lösen und entwickeln ein tieferes Verständnis und eine engere Bindung zu ihren Mitmenschen. Dieses Maß an Geduld fördert Empathie und Mitgefühl, da man sich die Zeit nimmt, anderen wirklich zuzuhören und ihre Perspektiven zu verstehen. Auch im Berufsleben spielt Geduld eine entscheidende Rolle. Sie hilft Menschen, bei schwierigen Aufgaben oder Herausforderungen ausdauernd dranzubleiben, was zu besseren Ergebnissen führen kann. Zudem kann Geduld in einem Team-Umfeld wertvoll sein, da sie Raum für verschiedene Meinungen und Ideen schafft und dadurch die Zusammenarbeit effektiver gestaltet.

Wie wir bessere Entscheidungen treffen

Kennen Sie das Gefühl, wenn Sie vor einer Entscheidung stehen und Ihr Bauchgefühl laut „Ja!", schreit, während Ihr Kopf sagt: „Warte mal, denk darüber nach!"? Diese inneren Konflikte sind keine Launen der Natur, sondern tief in der Arbeitsweise unseres Gehirns verankert. Stellen Sie sich vor, Sie besitzen zwei Gehirne: eines, das intuitiv und blitzschnell reagiert, und ein anderes, das bedächtig und analytisch überlegt. Dieses Konzept wurde insbesondere durch den israelisch-US-amerikanischen Psychologen und Nobelpreisträger Daniel Kahneman in seinem bahnbrechenden Buch „Schnelles Denken, langsames Denken" bekannt gemacht. Er bezeichnet diese als System 1 und System 2.

Das erste, System 1, ist unser „schnelles" Gehirn. Es reagiert automatisch und oft unbewusst. Unser Bauchgefühl basiert oft auf Heuristiken, mentalen Abkürzungen, die als Daumenregeln fungieren. Ein typisches Beispiel dafür wäre die Annahme, dass jemand in einem teuren Auto wohlhabend sein muss. Doch bei genauerem Nachdenken könnte uns auch der Gedanke kommen, dass diese Person vielleicht der Chauffeur ist.

Man könnte sagen, es ist unser innerer Autopilot, der uns durch das tägliche Leben steuert. Dieses System ist tief in unserem evolutionären Erbe verwurzelt, speziell in den Bereichen des limbischen Systems, das für emotionale und schnelle Reaktionen verantwortlich ist.

Das zweite, System 2, ist unser „langsames" Gehirn. Wenn wir uns die Zeit nehmen, Informationen zu prüfen, kritisch zu überlegen und Entscheidungen sorgfältig abzuwägen, dann nutzen wir dieses System. Es ist eng mit dem präfrontalen Kortex verbunden, einem Bereich im Gehirn, den wir bereits kennen, der uns hilft, komplexe Probleme zu analysieren und Entscheidungen sorgfältig zu überdenken. In seinem Buch „Schnelles Denken, langsames Denken" unterstreicht Kahneman die Bedeutung des Verständnisses der beiden Systeme für fundierte Entscheidungsfindungen. Besonders im Finanzbereich betont er die Notwendigkeit von Geduld und eine sorgfältige Abwägung aller Vor- und Nachteile. Er zeigt auf, wie ein Bewusstsein dieser Systeme in komplexen Situationen, wie bei finanziellen Überlegungen, zu besseren Entscheidungen führen kann.

Aber wie gehen wir am besten mit diesen beiden Systemen um? Es gibt Zeiten, in denen wir unserem Bauchgefühl vertrauen können. Aber es gibt auch viele Gelegenheiten, bei denen ein Moment der Besinnung und Analyse uns vor kostspieligen Fehlern bewahren kann. Wer kennt nicht den Rat-schlag, bei wichtigen Entscheidungen eine Nacht darüber zu schlafen? Dies gibt System 2 die Möglichkeit, die intuitive Reaktion von System 1 zu prüfen und zu korrigieren. Es ist jedoch wichtig zu beachten, dass unsere Neigung zu System 1 unter Müdigkeit oder Stress steigt, wodurch unser kritisches Denken, repräsentiert durch System 2, in den Hintergrund tritt. Ein Schlüssel zum Erfolg im Leben und in der Geschäftswelt besteht darin, zu erkennen, wann man sich auf welches System verlassen sollte. Es ist eine Reise, um sich selbst besser kennenzulernen und zu verstehen, wie diese beiden mächtigen Systeme in unserem Gehirn interagieren. Auch das erfordert ein gewisses Maß an Geduld.

Geduld und ihre biochemische Grundlage

Im Zentrum der biochemischen Diskussion um Geduld steht die Funk-tion bestimmter Neurotransmitter, vor allem Serotonin und Dopamin. Diese chemischen Botenstoffe steuern unsere Erwartungen und unser Streben nach Belohnungen. Ein Ungleichgewicht oder eine erhöhte Akti-vität dieser Neurotransmitter kann unsere Impulsivität verstärken und somit zur Quelle unserer Ungeduld werden. Diese Vorgänge, tief in unse-rem Gehirn verwurzelt, motivieren uns, schnell Belohnungen – sprich, eine Ausschüttung dieser Neurotransmitter – zu suchen. Indem wir jedoch gezielt Methoden und Techniken anwenden, die Geduld und Selbstkontrolle stärken, können wir lernen, diese Prozesse besser zu ver-stehen und zu steuern. Ein ausgewogenes Neurotransmitter-System ist esseniell für einen wachen und achtsamen Geist.

Wie Geduld Legenden formte

Abraham Lincoln, der 16. Präsident der Vereinigten Staaten, ist ein bemer-kenswertes Beispiel für Beharrlichkeit und Geduld. Bevor er dieses hohe Amt bekleidete, begegnete Lincoln einer Vielzahl von Hindernissen und Rückschlägen. Anfangs erlebte er den Bankrott seines Geschäfts und sah sich tiefen finanziellen Schwierigkeiten gegenüber. Im politischen Bereich war er auch nicht sofort erfolgreich: Er verlor acht Wahlen, darunter auch die für den US-Senat. Auf einer persönlichen Ebene erlebte er den schmerz-haften Verlust seines Sohnes und litt wiederholt unter Depressionen. Doch trotz all dieser Widrigkeiten und Herzschmerzen blieb Lincoln geduldig und unbeirrt. Er glaubte fest an seine Prinzipien und Visionen für eine geeinte Nation. Schließlich wurde er 1860 zum Präsidenten gewählt und führte das Land durch eine seiner schwierigsten Zeiten, den Bürgerkrieg. Unter seiner Führung gelang es, die Union zu bewahren und die Sklaverei abzuschaffen. Seine Geduld und Ausdauer machten ihn zu einem der bedeutendsten Präsidenten in der Geschichte der Vereinigten Staaten.

Insgesamt zeigt die Wissenschaft, dass Geduld nicht nur eine Frage des Charakters oder der Erziehung ist. Es ist tief in der Struktur und Funktion unseres Gehirns verankert bzw. spielt auch die Biochemie eine Rolle. Mit dem richtigen Training und Verständnis können wir diese neurologischen Pfade stärken und uns dabei helfen, ein geduldiges und ausgeglicheneres Leben zu führen.

{{{ IMPULS-BOX }}}

Geduld ist eine essenzielle Kompetenz bei der Entscheidungsfindung. Um diese Kompetenz auszubauen, beginnen Sie am besten mit kleinen, aber bedeutsamen Entscheidungen, die Ihnen die Freiheit lassen, sich Zeit zu nehmen, ohne sofortige Konsequenzen fürchten zu müssen. Bevor Sie beispielsweise ein neues Kleidungsstück oder ein elektronisches Gerät kaufen, geben Sie sich die Möglichkeit, darüber zu schlafen und Ihre Entscheidung sorgfältig zu überdenken. Lassen Sie bewusst Ihr reflektierendes Denken (System 2) die Führung übernehmen. Indem Sie sich auch bei kleineren Entscheidungen Zeit für gründliches Abwägen nehmen, schärfen Sie Ihre Geduld. Diese Praxis hilft Ihnen, geduldiges Abwägen zu einem festen Bestandteil Ihres Entscheidungsprozesses zu machen.

Wabi-Sabi statt Perfektion

In einer Welt, die oft von hohen Erwartungen und dem Streben nach makelloser Perfektion geprägt ist, fühlen sich viele von uns unaufhörlich getrieben, diesen Standards gerecht zu werden. Der unerbittliche Drang, alles perfekt zu machen, sei es in unseren beruflichen Bestrebungen, unseren persönlichen Beziehungen oder unserem äußeren Erscheinungsbild, kann zu einem signifikanten Stressfaktor werden. Diese unaufhörliche Suche nach Perfektionismus kann paradoxerweise zu Depression und Unzufriedenheit führen. Im Gegensatz hierzu steht der Wabi-Sabi-Stil, ein traditionelles japanisches Konzept, das dazu einlädt, die Schönheit in der Unvollkommenheit zu erkennen und die Vergänglichkeit des Seins zu akzeptieren. Es kann äußerst entspannend sein, zu erkennen und zu akzeptieren, dass Perfektionismus uns nur daran hindert, wahrhaft zufrieden zu sein. Indem Sie die Prinzipien des Wabi-Sabi-Stils in Ihr Leben integrieren, können Sie ein tieferes Verständnis für die Schönheit des Moments und die Akzeptanz des Unvollkommenen entwickeln. Diese Perspektive kann Ihnen helfen, Stress zu reduzieren und ein entspannteres Leben zu führen.

Die vier grundlegenden Schlüsselkonzepte des Wabi-Sabi-Stils:

Die Schönheit des Unvollkommenen
Im Wabi-Sabi-Stil wird die Schönheit von Rissen, Kratzern und Unvollkommenheiten geschätzt. Anstatt sich über die eigene Unvollkommenheit zu ärgern, lernt man, diese als Teil der eigenen Geschichte zu akzeptieren. Diese Perspektive kann dazu beitragen, den Druck loszulassen, immer perfekt sein zu müssen. Hat nicht auch die alte Lederjacke ihres Großvaters mehr Charakter und Charme als eine neue von der Stange?

Die Vergänglichkeit der Dinge
Wabi-Sabi erinnert uns daran, dass alles vergänglich ist und nichts für die Ewigkeit bestimmt ist. Indem wir uns bewusst werden, dass Veränderung und Endlichkeit natürliche Bestandteile des Lebens sind, können wir eine tiefere Wertschätzung für das Hier und Jetzt entwickeln. Dies kann helfen, die Angst vor der Zukunft zu mindern und den Fokus auf das Gegenwär-

tige zu lenken. In den Jahreszeiten finden wir ein treffendes Beispiel. Während im Frühling alles in einer prächtigen Farbpalette erblüht, uns in den warmen Sommer begleitet und unsere Stimmung erhellt, erleben wir im Herbst eine Veränderung, wenn die Blumen langsam verwelken und die Bäume ihre Blätter zu Boden fallen lassen. Doch dieser Zyklus ist kein Grund zur Traurigkeit. Vielmehr können wir auch in dieser natürlichen Abfolge die Schönheit der Natur erkennen und uns auf die gemütliche Winterzeit freuen.

Einfachheit und Natürlichkeit

Wabi-Sabi findet Schönheit in Einfachheit und Natürlichkeit. Vereinfachen wir unser Leben, reduzieren wir Überflüssiges und umgeben uns mit Natürlichem, um Stress zu mindern und Ruhe zu fördern. Beispielsweise in unserer Wohnung oder Haus. Ein inspirierendes Beispiel hierfür zeigt sich im skandinavischen Wohnraumdesign, welches für seine natürliche Bodenständigkeit bekannt ist. Helle, freundliche Holzmöbel dominieren diese Einrichtungsstile und stehen im Kontrast zu hochglanzpolierten Designer-Interieurs. Diese Gegenüberstellung verdeutlicht eindrucksvoll, wie die Betonung von Natürlichkeit und Schlichtheit im Wabi-Sabi-Stil zu einer beruhigenden und einladenden Umgebung führen kann, die sich positiv auf Ihr Wohlbefinden auswirkt.

Achtsamkeit und Kontemplation

Indem wir uns Zeit nehmen, um die kleinen Freuden des Alltags zu schätzen und zu reflektieren, können wir eine tiefere Achtsamkeit entwickeln. Wabi-Sabi ermutigt dazu, Momente der Stille und Kontemplation in den Alltag zu integrieren, um eine tiefere Verbundenheit mit uns selbst und unserer Umgebung zu entwickeln. Wir sollten den Alltag nicht zu ernst nehmen und uns die Freiheit erlauben, auszubrechen, indem wir gelegentlich Routinen und To-Do-Listen über Bord werfen.

Lachen bis sich die Sorgen biegen

Ein Lächeln mag ein einfaches Geschenk sein, doch herzhaftes Lachen wirkt wie eine Therapie. Sowohl alte Weisheiten als auch aktuelle wissenschaftliche Erkenntnisse bestätigen: Lachen besitzt eine heilende Kraft, die das Wohlbefinden steigert. Wissenschaftliche Forschung bestätigt, dass Lachen Stresshormone wie Cortisol reduziert, während es gleichzeitig gesundheitsfördernde Hormone wie Endorphine freisetzt. Diese biochemischen Veränderungen bieten einen sofortigen, natürlichen Boost für die Stimmung und eine langfristige Verteidigung gegen den Druck des Alltags. Lachen erweitert die Gefäße, verbessert den Blutfluss und kann sogar das Immunsystem stärken. In der Therapie wird das Lachen genutzt, um Patienten zu helfen, mit Schmerzen und chronischem Stress umzugehen. Eine Studie mit mehr als 17.000 Teilnehmer:innen zeigt, dass Menschen, die in ihrem Alltag lachten, seltener an Herzkreislauferkrankungen litten und länger lebten. Lachen ist anscheinend eine einfache, freudvolle und mächtige Medizin, die jederzeit und überall verfügbar ist, um Ihr Leben gesünder und glücklicher zu gestalten.

Die Lachtherapie der Vera Birkenbihl

Die deutsche Pädagogin und Management-Trainerin Vera F. Birkenbihl, bekannt für ihre pragmatische und humorvolle Herangehensweise an Bildung und Persönlichkeitsentwicklung, hat die Bedeutung des Lachens hervorgehoben. In ihren Vorträgen verwies sie oft auf das Konzept der „Lachtherapie", ein Ansatz, der die psychische und physische Entlastung durch Lachen nutzt. Birkenbihl betonte, wie wichtig es ist, Humor nicht nur als Unterhaltung, sondern als strategisches Werkzeug für professionelle Entwicklung und persönliches Wachstum zu sehen. Sie vermittelte, dass Lachen mehr als nur Ausdruck von Freude ist – es ist eine erlernbare Fähigkeit, die sowohl die Lebensqualität als auch die Arbeitsleistung steigern kann. Wenn man lacht, löst man eine Kaskade von Ereignissen im Körper aus, die einem helfen, zu entspannen, Bindungen zu stärken und eine positive Einstellung zu fördern. Lachen verbindet Menschen, bricht Barrieren und fördert ein Umfeld, in dem Ideen gedeihen und Probleme kleiner erscheinen.

Gesund durch Lachen

Die Psychologin PD Dr. Jenny Rosendahl und die Medizinstudentin Katharina Stiwi aus Jena haben sich der Frage gewidmet, ob Lachen tatsächlich gesundheitsfördernd ist. In ihrer Forschungsarbeit haben sie umfangreiche internationale Studien der letzten 30 Jahre, die sich dem Thema Lachen widmen, zusammengetragen und ausgewertet. „Unsere Analysen zeigen eine deutliche positive Wirkung von Lachinterventionen", resümiert Katharina Stiwi. Diese Effekte erstrecken sich sowohl auf physiologische und physische Gesundheitsaspekte als auch auf mentale Faktoren. Interessanterweise zeigte sich, dass spontanes Lachen geringere Auswirkungen hatte als das bewusste, simulierte Lachen – wie es häufig in Gruppentherapien praktiziert wird, oft in Verbindung mit Atem- und Entspannungsübungen.

Schmerzen weglachen

Norman Cousins war ein amerikanischer Journalist, der in den 1960er Jahren an einer schweren Form einer Arthritis erkrankte, bekannt als Spondylitis ankylosans. Die Ärzte gaben ihm nur eine geringe Chance auf Besserung. Norman jedoch entschied sich für einen unkonventionellen Weg: Er entdeckte, dass kurze Perioden intensiven Lachens ihm eine deutliche Schmerzlinderung verschafften. Er begann, sich regelmäßig lustige Filme und Comedy-Shows anzusehen, und stellte fest, dass er nach jeder Lachepisode mehrere Stunden schmerzfrei und mit einem Gefühl des Wohlbefindens verbringen konnte. Cousins entwickelte die Theorie, dass Lachen biochemische Veränderungen im Körper hervorruft, die Schmerzen lindern und heilende Prozesse unterstützen können. Seine Erfahrungen und Überlegungen veröffentlichte er später in einem Buch mit dem Titel *Anatomy of an Illness*, das die Bedeutung von Positivität und Lachen in der Heilung betonte. Diese Geschichte ist ein berühmtes Beispiel dafür, wie Lachen die physische und psychische Gesundheit positiv beeinflussen kann.

Die Birkenbihl-Minute

Laut Vera Birkenbihl kann Lachen unsere Lebensspanne verlängern und das Leben mit Freude und Zufriedenheit füllen. Probieren Sie es aus: Blicken Sie auf die Uhr und lächeln Sie lautlos 60 Sekunden lang. Dies kann sofort Ihre Stimmung verbessern und Anspannung reduzieren. Die Birkenbihl-Minute kann so vor Meetings oder wichtigen Gesprächen zu einem effektiven Stimmungsaufheller werden.

Die Macht der Worte: Journaling als Therapie

Die Bedeutung des gesprochenen Wortes ist in der therapeutischen Praxis von zentraler Bedeutung. Für Menschen, die mit psychischen Herausforderungen kämpfen, stellen Gespräche mit qualifiziertem Fachpersonal häufig einen Wendepunkt in ihrem Heilungsprozess dar. Der Dialog, gekennzeichnet durch seine Kraft und die Möglichkeit zur sofortigen Reflexion, ist ein unerlässliches Werkzeug in der Bewältigung psychischer Leiden. Gesprächstherapie, als eine direkte und interaktive Behandlungsmethode, ermöglicht oft tiefgreifende Veränderungen und Einsichten, indem sie eine intensive Verarbeitung psychischer Probleme fördert. Wie verhält es sich jedoch mit dem geschriebenen Wort? Kann dieses als Mittel zur Selbstreflexion dienen, um Sorgen, Ängste und sogar Traumata zu verarbeiten? In der Tat gibt es zu dieser Frage eine umfangreiche und überzeugende Menge an Forschungsdaten, die es verdienen, an dieser Stelle eingehender betrachtet zu werden.

Das Führen eines Tagebuchs, bekannt als Journaling, stellt eine effektive Methode dar, um emotionales Gleichgewicht wiederzugewinnen. Diese Praxis, so alt wie die Schriftkunst selbst, hat bis heute in unserer modernen Welt nichts an Bedeutung verloren. Journaling geht weit über die bloße Aufzeichnung täglicher Geschehnisse hinaus; es ist ein Dialog mit dem eigenen Inneren und eine introspektive Reise, die es uns erlaubt, in unsere tiefsten Gedanken, Ängste und Hoffnungen einzutauchen.

Lockdown-Journal

Die Wissenschaftlerin Gloria Park unterstreicht in ihrer Studie ‚Quarantine Diaries' die Bedeutung des Journaling während der Covid-19 Lockdowns. Sie illustriert, wie das regelmäßige Tagebuchschreiben für viele zu einem essenziellen Instrument wurde, um mit den emotionalen Herausforderungen der Isolation umzugehen. Indem sie ihre Gedanken und Gefühle zu Papier gebracht haben, konnten die Menschen ihre Ängste und Unsicherheiten besser erkennen und verarbeiten. Das Journaling fungierte als ein Raum für Selbstreflexion, der dazu beitrug, ein stärkeres Gefühl der Selbstakzeptanz und des Selbstvertrauens zu entwickeln. Diese Praxis bot nicht nur Trost in herausfordernden Zeiten, sondern zeigte sich auch als effektive Methode zur Förderung der psychischen Gesundheit und emotionalen Widerstandsfähigkeit.

Fundamentale Erkenntnis zum expressiven Schreiben

Einige der aufschlussreichsten Erkenntnisse im Bereich des Journaling stammen von Dr. James Pennebaker, einem angesehenen Psychologen und Professor an der *University of Texas* in Austin. Bekannt für seine bahnbrechenden Forschungen im Bereich des expressiven Schreibens, fand Pennebaker heraus, dass das Verfassen von Texten über emotionale Erlebnisse signifikante positive Effekte auf die physische und psychische Gesundheit haben kann. Seine Studien belegen, dass Personen, die ihre tiefsten Gedanken und Gefühle niederschreiben, oft eine Verbesserung ihres allgemeinen Wohlbefindens und eine Verringerung von Stresssymptomen erfahren. Dr. Pennebakers Arbeit hat wesentlich dazu beigetragen, das Fundament für das Verständnis des expressiven Schreibens als therapeutisches Instrument zu legen.

Journaling als Therapie für College-Studenten

Als Beispiel untersuchte Pennebaker im Jahr 2006 die Auswirkungen von expressiven Schreibinterventionen auf depressive Symptome und die körperliche Gesundheit von College-Studenten. Diese Studie fokussierte sich auf die Frage, inwieweit das expressive Schreiben – ein Prozess, bei dem Personen ihre tiefsten Gedanken und Gefühle zu Papier bringen – als therapeutisches Mittel zur Minderung depressiver Symptome und zur Förderung der allgemeinen Gesundheit eingesetzt werden kann. Die Teilnehmenden der Studie waren College-Studenten mit klinisch relevanten Depressionssymptomen. Die Intervention umfasste mehrere Schreibsitzungen, die an drei bis vier aufeinanderfolgenden Tagen für jeweils 15-20 Minuten stattfanden. Die Teilnehmerinnen und Teilnehmer wurden dazu angehalten, über ihre emotional belastenden Erfahrungen zu schreiben, beispielsweise über das, was sie in ihrem Leben am meisten ängstigte. Ziel dieser Sitzungen war es, den Studierenden eine Plattform zu bieten, um ihre Emotionen auszudrücken und zu verarbeiten. Dabei waren Inhalt, Stil und Grammatik keine Bedeutung beigemessen, und die verfassten Journale blieben privat, ohne dass sie von anderen gelesen wurden.

Für die Teilnehmenden war es von entscheidender Bedeutung, sich auf die Erkundung und Reflexion ihrer emotionalen Erfahrungen zu fokussieren, anstatt sich auf die reine Formulierung von Fakten zu beschränken. Ein wesentlicher Bestandteil der Intervention war die Aufforderung, zu erforschen und zu beschreiben, wie sich der Moment einer traumatischen Erfahrung zum damaligen Zeitpunkt angefühlt hatte und was damals empfunden wurde. Ebenso wichtig war es, diese Empfindungen mit dem aktuellen Zustand im Moment des Schreibens zu vergleichen. Dieser tiefgehende Fokus auf das emotionale Erlebnis stellte einen wesentlichen Aspekt der therapeutischen Effektivität der Intervention dar. Die Studienergebnisse bestätigten, dass expressives Schreiben eine deutliche Reduktion depressiver Symptome unter den Studentinnen und Studenten bewirkte. Zudem ergaben die Untersuchungen positive Einflüsse dieser Schreibmethode auf die körperliche Gesundheit. Ein wesentlicher Befund war die Effektivität der Auffrischungssitzungen in der Verstärkung der langfristigen Auswirkungen der Intervention, was die Bedeutung von regelmäßigem, reflektiertem Schreiben als langfristige Strategie zur Depressionsbewältigung untermauert.

Die Langzeitwirkung der Schreibtherapie

Die Auffrischungssitzungen in den beschriebenen Studien, waren darauf ausgerichtet die Effektivität der initialen Schreibintervention zu steigern und langfristige Ergebnisse zu sichern. In diesen Sitzungen wurden die Teilnehmenden ermutigt, ihre früheren Texte zu revidieren und zusätzliche Reflexionen zu ihren Erlebnissen hinzuzufügen. Diese Sitzungen erwiesen sich als sehr effektiv in der Verstärkung der Langzeitwirkung der

Intervention. Sie verstärkten die Annahme, dass regelmäßiges, reflektiertes Schreiben ein nachhaltiges Werkzeug zur Überwindung von Depressionen und Ängsten darstellen kann. Die Langzeitwirkungen des expressiven Schreibens wurden auch durch weitere Studien untermauert. So stellten Forscher des *Institute of Ethnology* in Taipeh fest, dass das Führen eines Tagebuchs nicht nur unmittelbar nach jeder Schreibsession zu einer Verringerung negativer und einer Steigerung positiver Emotionen führte, sondern auch das psychische Wohlbefinden für mindestens zwei Wochen danach erhöhte. Diese Ergebnisse demonstrieren, dass die positiven Effekte des expressiven Schreibens über den eigentlichen Schreibakt hinausgehen und einen nachhaltigen, positiven Einfluss auf die psychische Gesundheit ausüben können. Diese Erkenntnisse sind insbesondere für Personen von großer Bedeutung, die nach Methoden suchen, um ihre emotionale Widerstandsfähigkeit und ihr allgemeines Wohlbefinden langfristig zu fördern.

Die ideale Zeitspanne

Besonders interessant ist, dass die Dauer von vier Tagen zu je 15-30min Journaling in vielen Studien zum Konsens wurde, die ideale Zeitspanne für eine intensive, aber nicht überfordernde Intervention. Natürlich kann man täglich schreiben, aber die Autor:innen kamen zu der Erkenntnis, dass vier aufeinanderfolgende Tage genügend Raum geben, um in die Tiefe der eigenen Gedanken und Gefühle einzutauchen. Das ist für die emotionale Verarbeitung entscheidend.

Journaling für körperliches Wohlbefinden

Es ist essenziell, die bemerkenswerte Verbindung zwischen Journaling und der Förderung der körperlichen Gesundheit hervorzuheben. Dies wird durch die Arbeiten von Pennebaker und zahlreichen weiterführenden Studien belegt. Expressives Schreiben offenbart beeindruckende physiologische Vorteile, die weit über die reine Stressbewältigung hinausgehen. Es hat sich gezeigt, dass regelmäßiges Journaling das Immunsystem stärkt. Das Festhalten der tiefsten Gedanken und Emotionen auf Papier kann körperliche Abwehrmechanismen aktivieren und somit eine stärkere Resistenz gegenüber Krankheiten fördern. Dies ist besonders bedeutsam in Zeiten, in denen das Immunsystem fortwährenden Herausforderungen begegnet. Journaling scheint auch unseren Hormonhaushalt positiv zu beeinflussen und den Cortisolspiegel zu senken. In emotional belastenden Zeiten ermöglicht das expressive Schreiben eine Form der Entlastung, die sich positiv auf den Blutdruck und den kardiovaskulären Zustand auswirkt.

Effektive Erholung durch expressives Schreiben

Ein weiterer bedeutender Vorteil des Journalings ist die Verbesserung der Schlafqualität. Viele kennen die Nächte, in denen wir wach liegen, weil wir gedanklich immer wieder die Projekte bei der Arbeit oder Auseinandersetzungen mit Kollegen durchgehen. Diese endlosen Gedankenschleifen können uns wach halten. Das Niederschreiben solcher belastenden Gedanken vor dem Schlafengehen kann das Grübeln verringern und dadurch zu einem ruhigen und erholsamen Schlaf führen.

Auch für Menschen, die mit chronischen Schmerzen leben, kann Journaling eine bedeutende Rolle in der Bewältigung dieser spielen. Indem sie ihre Erfahrungen und Empfindungen ausdrücken, können sie eine veränderte Wahrnehmung ihrer Schmerzen erfahren, was zu einer Linderung beitragen kann. Schließlich deuten Studienergebnisse darauf hin, dass Patient:innen, die sich dem expressiven Schreiben widmen, nach medizinischen Eingriffen eine schnellere Genesung erleben. Dieses Werkzeug des Selbstausdrucks kann somit einen entscheidenden Beitrag zur Heilung und Erholung leisten.

Schreiben als Hilfe in stark belastenden Berufen

Viele Studien zeigen, dass medizinisches Fachpersonal wegen langer Arbeitszeiten und ständiger Konfrontation mit belastenden Ereignissen oft emotionalen Stress, Depressionen und ähnliche Probleme erlebt. Eine spezifische Studie aus dem Jahr 2017 mit dem Titel „Ausdrucksstarkes Schreiben: Ein Hilfsmittel zur Unterstützung von Gesundheitspersonal" untersuchte die Auswirkungen des expressiven Schreibens auf medizinische Fachkräfte. Freies Schreiben fördert nicht nur die Entwicklung effektiverer Strategien zur Stressbewältigung, sondern steigert auch die Kommunikationszufriedenheit am Arbeitsplatz sowie kognitive Fähigkeiten und soziale Interaktionen bei Gesundheitspersonal. Aber Journaling stellt nicht nur für medizinisches Fachpersonal ein wertvolles Instrument dar, sondern bietet auch Menschen in Berufen, die regelmäßig sozialen und emotionalen Herausforderungen gegenüberstehen, erheblichen Nutzen. Dies gilt besonders für den öffentlichen Dienst, in Bereichen wie Sozialarbeit, Polizei, Krisenhilfe, Feuerwehr und im Bildungswesen. Eine im Jahr 2022 veröffentlichte Studie betont, dass expressives Schreiben für Lehrkräfte ein effektives Mittel zur Bewältigung der emotionalen Herausforderungen ihres anspruchsvollen Berufs ist. Es wurde festgestellt, dass Lehramtsstudierende durch das Schreiben ihre Haltung zum Unterrichten verbessern, was sowohl ihre emotionale Resilienz als auch ihre berufliche Leistung positiv beeinflusst. Angesichts des dauerhaften psychologischen Drucks, dem Lehrkräfte heute ausgesetzt sind, was langfristig zu gesundheitlichen Problemen führen kann, erweist sich Journaling auch hier als eine wertvolle Unterstützung. Ein wesentlicher Punkt ist, dass expressives Schreiben das Arbeitsgedächtnis verbessern kann. Dies deutet darauf hin, dass das Verarbeiten emotionaler Erfahrungen durch Schreiben kognitive Kapazitäten freisetzt, die sonst durch das Festhalten an belastende Gedanken gebunden wären.

Jugendliche im Brennpunkt

Es ist ebenfalls wichtig, die Bedeutung von Journaling für Jugendliche und junge Erwachsene hervorzuheben. Depressionen und andere psychische Belastungen sind in diesen Altersgruppen signifikant hoch, eine Situation, die durch die Pandemie, den Ausbruch von Kriegen in unserer unmittelbaren Nähe und die unsichere wirtschaftliche Zukunft noch verstärkt wurde. Es ist alarmierend, dass ein beträchtlicher Anteil psychisch belasteter Personen noch minderjährig ist.

Journaling hat sich auch für diese jüngere Generation als wertvolles Instrument erwiesen. Eine Studie belegt, dass regelmäßiges Tagebuchschreiben über einen Zeitraum von vier Wochen das allgemeine Wohlbefinden steigern und bei der Prävention von Depressionen hilfreich sein kann. Diese Methode bietet Jugendlichen eine wirksame Möglichkeit, ihre emotionale Gesundheit zu stärken und sich besser auf die Herausforderungen des Erwachsenwerdens vorzubereiten.

Expressives Schreiben, Journaling oder Tagebuch führen?

Unabhängig wie wir es bezeichnen, ob Journaling, Tagebuchführen oder expressives Schreiben – der Nutzen ist unbestritten. Diese Praxis ermöglicht es, tiefere Einblicke in unser Inneres zu gewinnen, indem sie das Unsichtbare sichtbar und das Unaussprechliche greifbar macht. Journaling hilft, Emotionen zu entwirren, Stressfaktoren zu erkennen und Verhaltensmuster zu durchschauen, die unseren Alltag beeinflussen. Diese fast meditative Tätigkeit wirkt therapeutisch und bietet einen sicheren Raum für Selbstheilung.

{{{ IMPULS-BOX }}}

Erkunden Sie das Journaling oder expressives Schreiben, indem Sie an vier Tagen für je 20 Minuten intensiv über ein bedeutsames Thema, eine Sorge oder eine Angst schreiben. Gehen Sie ins Detail, beschreiben Sie Ihre Erlebnisse und notieren Sie sowohl damalige als auch aktuelle Emotionen. Lassen Sie Ihre Aufzeichnungen anschließend ruhen und kehren Sie nach etwa zwei Wochen zurück, um sie zu überarbeiten. Streichen Sie unnötige Teile, ergänzen Sie neue Gedanken, Emotionen oder Informationen. Dieses Verfahren ermöglicht es Ihnen, emotional wichtige Themen nachhaltig, aber mit geringem Zeitaufwand aufzuarbeiten.

Mit Dankbarkeit negative Gedanken bremsen

Viele von uns sind, ob bewusst oder unbewusst, dem Reiz von Dopamin erlegen. Ständig auf der Suche nach dem nächsten Dopamin-Schub, verlieren wir oft die Wertschätzung für das bereits Vorhandene in unserem Leben. Besonders für die kleinen Dinge des Alltags. Ein aromatisch guter Kaffee in der Morgensonne, ein tiefgreifendes Gespräch mit Arbeitskolleg:innen oder das erfüllende Gefühl nach einem Lauf im Wald – all dies kann im Trubel unseres Alltags in den Hintergrund treten und an Bedeutung verlieren. Über die Jahrtausende hat die Menschheit Beeindruckendes geschaffen, aber durch das rasante Tempo des Fortschritts sind wir vollkommen überstimuliert und sehen alles als selbstverständlich.

Der renommierte Historiker und Autor Yuval Noah Harari hat einmal treffend gesagt: „Die Herausforderungen, die hinter der nächsten Ecke lauern, sind so groß, dass wir, um ihnen erfolgreich begegnen zu können, eigentlich das schätzen müssen, was wir schon erreicht haben." Harari hat mehrmals in Interviews hervorgehoben, dass wir Menschen heutzutage nicht genug Dankbarkeit für den vorhandenen Wohlstand zeigen. Er meinte, wenn seine Ururururururgroßmutter aus dem Mittelalter uns heute sehen könnte, würde sie wahrscheinlich denken, wir müssten jeden Morgen vor lauter Glück tanzen und singen. So gut geht es uns.

Doch oft nehmen wir uns weder die Zeit, noch erkennen den Wert dessen, was wir bereits erreicht haben. An dieser Stelle setzt die Strategie der aktiven Dankbarkeit an: Dankbarkeit bedeutet, tiefes Bewusstsein und Wertschätzung für das zu entwickeln, was bereits vorhanden ist. Es geht nicht unbedingt um materielle Dinge, sondern um Zwischenmenschliches, um Erlebnisse und selbst um Herausforderungen, die uns wachsen lassen. Das *Cambridge Dictionary* definiert es als „ein starkes Gefühl der Wertschätzung" für etwas, das in unserem Leben existent ist. Es ist ein kraftvolles Gefühl, das uns daran erinnert, dass wahres Glück oft in dem liegt, was direkt vor uns steht und nicht immer in dem, was wir als Nächstes anstreben.

Forschung zur Dankbarkeit

Robert A. Emmons, ein führender Experte in Sachen Dankbarkeit, hat durch seine Forschung die weitreichenden Vorteile von Dankbarkeit aufgezeigt. Er sieht Dankbarkeit weniger als flüchtiges Gefühl, sondern vielmehr als bewusste Entscheidung und Lebensphilosophie mit zahlreichen Vorteilen für die Psyche, den Körper und soziale Beziehungen. Er argumentiert, Dankbarkeit könne das Leben verändern, indem sie den Fokus auf Positives legt, selbst in schwierigen Zeiten. Um ihre Kraft voll auszuschöpfen, schlägt er Methoden wie das Führen eines Dankbarkeitstagebuchs vor. Selbstverständlich schätzen wir neben philosophischen und spirituellen Betrachtungen auch konkrete, greifbare Erkenntnisse. Emmons' Arbeiten verdeutlichen, dass Menschen, die Dankbarkeit als Lebensprinzip annehmen, tendenziell einen gesünderen Lebensstil pflegen. Dies zeigt sich in geringerem Stress, seltenerem Konsum von Alkohol oder Tabak und spiegelt sich positiv in grundlegenden Gesundheitsindikatoren, wie beispielsweise dem Blutdruck, wider. Des Weiteren sind sie körperlich aktiver und betreiben mehr Sport.

Die mentale und soziale Gesundheit wird stark von einer dankbaren Grundeinstellung beeinflusst. Wie Forschungsergebnisse zeigen, unterstützt Dankbarkeit Menschen dabei, besser mit negativen Erfahrungen und Trauer umzugehen und fördert gleichzeitig positive Emotionen. Es stärkt das Selbstvertrauen, reduziert neidvolle Gedanken und macht uns geduldiger. Wir werden durch einen dankbaren Lebensstil grundlegend optimistischer. In einer Studie wurde die Wirksamkeit einer Online-Dankbarkeitsintervention bei griechischen Gesundheitsfachkräften mit Symptomen von Depression, Angst, Stress und Burnout untersucht. Die Teilnehmer, die Dankbarkeitsübungen durchführten, erlebten im Vergleich zur Kontrollgruppe, die Placebo-Aktivitäten erhielt, einen signifikanten Rückgang ihrer Symptome und eine Verbesserung ihrer Lebenszufriedenheit. Die Ergebnisse legen nahe, dass solche psychologischen Maßnahmen medizinischem Fachpersonal, das im Beruf hohem Druck ausgesetzt ist, helfen könnten, ihre Herausforderungen effektiver zu bewältigen.

Besser Schlafen durch mehr Dankbarkeit

Für jeden Menschen von großem Interesse ist sicherlich die positive Wirkung auf das Schlafverhalten. Eine Studie aus dem Jahr 2009 zeigt, dass sich Dankbarkeit wohltuend auf unseren Schlaf auswirken kann. Die Forscher:innen stellten sich die Frage, ob eine positive Einstellung und das aktive Praktizieren von Dankbarkeit die Dauer des Einschlafens verkürzen und auch die Schlafqualität heben kann. Auch wurde darauf geachtet, ob die Persönlichkeit der Probanden einen Unterschied macht. Die Resultate sprechen für sich. Menschen, die in einem Zustand der Dankbarkeit verweilen, genießen nicht nur eine bessere Schlafqualität, sondern schlafen auch länger. Das Einschlafen fällt ihnen leichter und am nächsten Tag fühlen sie sich erfrischt und bereit, den Tag zu begrüßen. Ein Schlüssel dazu liegt in den positiven Gedanken, die sie kurz vor dem Einschlafen hegen, und in der Abwesenheit von belastenden negativen Gedanken. Die positiven Auswirkungen waren nicht an bestimmte Persönlichkeitsmerkmale gebunden, sondern waren allen zugänglich.

Dopaminbremse Dankbarkeit

Wissenschaftlich gesehen hat Dankbarkeit einen faszinierenden Effekt auf das Gehirn. In einer Zeit, in der man ständig nach Dopamin lechzt, der Chemikalie, die einem ein kurzfristiges Hochgefühl gibt, wirkt Dankbarkeit wie eine Bremse. Dankbarkeit aktiviert spezifische Gehirnregionen, die für positive Emotionen und die Bewertung sozialer Bindungen zuständig sind, wie den präfrontalen Cortex und die Amygdala. Diese Aktivierung kann das ständige Verlangen nach sofortiger Belohnung, das durch Dopamin ausgelöst wird, dämpfen. Statt immer mehr zu wollen, hilft Dankbarkeit, zufrieden zu sein mit dem, was wir haben. Ein wesentlicher Vorteil dieser Haltung ist, dass man sich weniger gestresst und überwältigt fühlt, was zu einer klareren Gedankenführung beiträgt. Dankbarkeit erlaubt es, das zu schätzen, was man bereits besitzt, führt zu einer tieferen Zufriedenheit und man erkennt den Wert im aktuellen Leben, anstatt ständig nach dem nächsten Kick zu streben. Diese Verschiebung in der Wahrnehmung kann auch Beziehungen verbessern, da Dankbarkeit oft mit erhöhter Empathie und sozialem Engagement verbunden ist, was dazu beiträgt, den Wert der momentanen Erfahrungen und Bindungen zu erkennen.

Mit Dankbarkeit gegen Traumata

Eine Studie mit Kriegsveteranen, die an posttraumatischer Belastungsstörung (PTBS) litten, zeigte die erstaunliche Wirkung von Dankbarkeit auf das psychische Wohlbefinden. Die Teilnehmer:innen wurden angeleitet, täglich in einem Dankbarkeitstagebuch zu schreiben, in dem sie Dinge notierten, für die sie dankbar waren. Im Laufe der Zeit zeigte sich bei denjenigen, die konsequent in ihrem Dankbarkeitstagebuch schrieben, eine signifikante Verbesserung ihrer psychischen Gesundheit im Vergleich zu denen, die dies nicht taten. Sie berichteten von verringerten PTBS-Symptomen, einem verbesserten allgemeinen Wohlbefinden und einer positiveren Lebenseinstellung. Diese Studie unterstreicht, wie eine einfache tägliche Praxis der Dankbarkeit tiefgreifende Auswirkungen auf Menschen haben kann, die intensive Traumata erlebt haben.

Alles ist ein Wunder

Oprah Winfrey, die weltbekannte Fernseh-Ikone, hat die Kraft der Dankbarkeit in ihrem Leben nicht nur erkannt, sondern sie auch zu einem zentralen Bestandteil ihrer täglichen Gewohnheiten gemacht. Über die Jahre hat sie immer wieder betont, wie entscheidend ihr Dankbarkeitstagebuch für ihr persönliches Wachstum und ihre Zufriedenheit war. Indem sie sich täglich Zeit nahm, um auf das zu reflektieren, wofür sie dankbar war, konnte sie ihre Perspektive schärfen und sich auf die positiven Aspekte ihres Lebens konzentrieren. Ein Dankbarkeitstagebuch ist ein Tool, das diese Perspektive fördert. Indem man sich Zeit nimmt, täglich die positiven Aspekte des Lebens aufzuschreiben, schult man seinen Blick für das Schöne. Es ist mehr als nur das Dokumentieren schöner Momente – es ist eine Übung, die hilft, positiver zu denken und zu fühlen. Es ist ganz einfach. Ein positiver Gedanke ersetzt einen negativen. Oder um es mit den Worten von Albert Einstein zu sagen: „Es gibt zwei Arten zu leben: Entweder so, als wäre nichts ein Wunder, oder so, als wäre alles ein Wunder." Das ist eine wundervolle Einstellung, um auch die kleinen Dinge im Leben wertzuschätzen.

{{{ IMPULS-BOX }}}

Abendliches Dankbarkeitsritual

Nehmen Sie sich jeden Abend kurz vor dem Schlafengehen zwei bis drei Minuten Zeit, um die Dinge, für die Sie dankbar sind, in einem Notizbuch festzuhalten. Dieses einfache Ritual kann nicht nur die Qualität Ihres Schlafes verbessern, sondern auch zu einem gesteigerten Gefühl von Wohlbefinden und Lebenszufriedenheit beitragen. Indem Sie Ihre Dankbarkeiten niederschreiben, schaffen Sie einen Moment der Positivität, der hilft, die Lasten des Tages zu verringern und beruhigt in die Nacht zu gehen.

Auf den 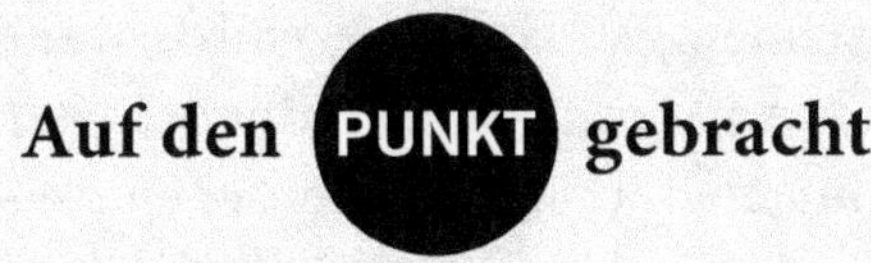 PUNKT gebracht

Achtsamkeit: Hochleistungssportler und Top-Performer erkennen zunehmend, dass Achtsamkeit und mentale Selbstpflege keinesfalls Schwächen darstellen, sondern vielmehr körperlich und geistig stärken und Schlüssel zum nachhaltigen Erfolg sein können.

Atemtechniken: Bewusste Atemtechniken können effektiv Stress abbauen und helfen, unsere Emotionen zu steuern, indem sie das autonome Nervensystem beruhigen und innere Ruhe fördern. Sie können auch die stimmliche Leistung beeinflussen, besonders wichtig für öffentlich auftretende Personen in Beruf und Entertainment.

Meditation: Wissenschaftliche Studien bestätigen, dass Meditation physische Stressmarker wie Blutdruck und Entzündungsindikatoren senken kann, was direkte positive Effekte auf das allgemeine Wohlbefinden hat.

Monotonie und Gelassenheit: Einfache, repetitive Aufgaben können meditative Zustände fördern und zu tiefem inneren Frieden führen, wie das Zen-Sprichwort „Hacke Holz, trage Wasser" illustriert.

Das süße Nichtstun: Bekannt als „Il dolce far niente" in Italien und „Niksen" in Dänemark, wird das bewusste Nichtstun weltweit als wertvolle Praxis geschätzt, die entspannt, das Leben bereichert, Stress reduziert und das Wohlbefinden fördert.

Mental Walk: Meditatives Gehen fördert nicht nur körperliches Wohlbefinden, sondern auch geistige Klarheit und kreative Inspiration. Berühmte Persönlichkeiten wie Beethoven und Dickens nutzten Spaziergänge zur Ideenfindung und Inspiration.

Einsamkeit: Einsamkeit, ein zweischneidiges Schwert, wurde während der Corona-Pandemie als ernsthaftes Gesundheitsrisiko identifiziert, das vor allem bei jungen und älteren Menschen psychische Belastungen verursacht. Zugleich bietet sie jedoch Möglichkeiten und Raum für persönliches Wachstum durch Selbstreflexion.

Lachen: Wissenschaftliche Studien bestätigen, dass Lachen Stress reduziert, die Gesundheit fördert und sogar die Lebensdauer verlängern kann.

Dankbarkeit: Aktive Dankbarkeit kann Stress reduzieren und das allgemeine Wohlbefinden verbessern. Sie hilft uns, das Gute im Hier und Jetzt zu schätzen und den mentalen Fokus positiv zu verschieben.

Journaling: Das Führen eines Tagebuchs unterstützt die emotionale und psychische Gesundheit durch Selbstreflexion und Verarbeitung von Gefühlen, Gedanken und sogar Traumata.

Kapitel 3

Der moderne Weg

Das Dilemma ständiger Erreichbarkeit

In der digitalisierten Arbeitswelt von heute kann sich der Alltag im Büro schnell in eine endlose Kette von Benachrichtigungen verwandeln. Stellen Sie sich vor, Sie sind umgeben von ständig blinkenden, vibrierenden und Geräusche machenden Telefonen und Computern – ein alltägliches Szenario, oder? Eine E-Mail Ihrer Vorgesetzten erscheint auf Ihrem Bildschirm, während Sie gleichzeitig eine Erinnerung aus Ihrer Projektmanagement-Software erhalten. Ein Kollege bestätigt über Google Meet einen Termin für den nächsten Tag, was umgehend auf Ihrem Smartphone angezeigt wird. Dann ein weiteres Signal: In fünf Minuten beginnt Ihr nächstes Meeting, obwohl Sie eigentlich noch eine Stunde zur Vorbereitung Ihrer Präsentation bräuchten. Im Eiltempo schnappen Sie sich einen Kaffee und eilen zum Konferenzraum, als Ihr Telefon erneut klingelt – ein wichtiger Kunde. Sie lehnen schweren Herzens ab, nur um sofort eine drängende WhatsApp-Nachricht zu erhalten. Diese muss warten. Im Meeting setzt sich das ununterbrochene Vibrieren fort. Sie folgen der Sitzung nur halbherzig, abgelenkt durch den Chat mit Ihrem Kunden.

Klingt das bekannt? Fühlen Sie sich in dieser Beschreibung des Arbeitsalltags wieder?

Haben Sie sich schon mal überlegt, wie viel Zeit des Tages Sie tatsächlich mit Ihrem Smartphone verbringen? Ob beim Browsen im Internet, auf sozialen Plattformen, beim Chatten oder sogar beim Spielen – die Faszination ist offensichtlich. Die Gestaltung dieser digitalen Welten zielt darauf ab, uns möglichst lange zu binden. „Nichts ist so stark in seiner Fähigkeit unseren Geist zu zerstreuen und ständig wieder aufzufüllen.", sagt der Autor und Philosoph Michael Girkinger. Womit er recht hat! Schauen Sie sich mal die geräteinternen und persönlichen Statistiken Ihres Smartphones an. Welche Anwendungen beanspruchen am meisten Ihre Aufmerksamkeit? Oder kennen Sie diese Momente? Sie möchten etwas Spezifisches in Ihrem Telefon nachsehen, verlieren sich aber prompt in einem Strudel an anderen, teilweise nutzlosen Informationen. Eine neue Message, eine Mail, Fotos von Freunden auf Social Media. Nach Minuten des Tippens und Streichens fällt Ihnen ein, dass Sie ja etwas ganz anderes nachsehen wollten. Aber was war das nur?

Viele von uns verbringen täglich Stunden mit digitalen Aktivitäten, was fast zur Norm geworden ist. Doch es ist wichtig, sich deswegen keine Vorwürfe zu machen. Wir haben die Einführung und Entwicklung von Mobiltelefonen und Smartphones hautnah erlebt, eine zweifellos faszinierende Zeit. Doch auf diesem Weg haben wir teilweise das Gefühl für angemessenen digitalen Konsum verloren. Häufig greifen wir aus Gewohnheit, Instinkt oder Langeweile zum Handy, selbst während eines Telefonats prüfen wir neue Nachrichten und führen oft mehrere Gespräche gleichzeitig. Dies kann für das Energielevel unseres Gehirns belastend und wenig produktiv sein. Wie bekannt ist, existiert wahres Multitasking in einer produktiven Welt nicht.

Rhythmusverlust am Arbeitsplatz

Unterbrechungen, vor allem durch Smartphone-Benachrichtigungen, können Ihren Arbeitsfluss und Ihre Konzentration stark beeinträchtigen. Studien zeigen, dass es nach einer Unterbrechung, wie dem Lesen einer Nachricht, bis zu 30 Minuten dauern kann, bis man wieder vollständig im Arbeitsrhythmus ist. Ein konstanter, produktiver Arbeitsmodus ist nahezu unerreichbar, wenn wir ständig von Benachrichtigungen überhäuft werden. Der schwierigste, jedoch effektivste Schritt ist es, alle aufdringlichen Benachrichtigungen zu deaktivieren. Ständige Updates durch WhatsApp-Nachrichten, „Likes" auf Instagram und TikTok, signalisiert durch Vibrationen, Töne und Bildschirmvorschauen, fordern unser Gehirn enorm heraus. Besonders in Großraumbüros kann das dauerhafte Klingeln und Piepsen von Geräten stark belasten. Mit einer Smartwatch, am Handgelenk, scheint es zudem fast unmöglich, eine Nachricht zu übersehen.

In meinem Alltag habe ich mein Smartphone so konfiguriert, dass es lediglich bei Anrufen vibriert. Klingeltöne sind generell ausgeschaltet und alle anderen Benachrichtigungen wie Messenger-Dienste sind stummgeschaltet. Während intensiver Arbeitsphasen gehe ich noch einen Schritt weiter und stelle mein Smartphone auf den Modus „FOKUS", sodass nur Anrufe von Notfallkontakten, wie der Schule oder der Mutter meines Kindes, durchkommen. Den Rest schaue ich mir in Ruhe an, nachdem ich mich konzentriert meiner Arbeit gewidmet habe. Insbesondere Social Media sollte warten, bis die prioritären Aufgaben erledigt sind. Selbstverständlich ist diese Herangehensweise sehr individuell und es bedarf einer gewissen Anpassungszeit, um das persönliche Optimum zu finden.

Phantomvibration und Ringing-Syndrom

Forschungsarbeiten zeigen, dass ständige elektronische Benachrichtigungen sich nicht nur auf die kognitive Leistungsfähigkeit auswirken, sie beeinträchtigen Lernprozesse und können auch Stimmungsstörungen begünstigen. Darüber hinaus steht eine permanente Flut an Benachrichtigungen im Zusammenhang mit Stress, Angstzuständen, Depressionen und mangelnder Selbstkontrolle. Trotz der vielen Vorteile, die Smartphones bieten, darf man die gesundheitlichen Folgen einer intensiven Nutzung nicht unterschätzen. Die handlichen, 7x15 cm messenden Technikjuwelen, die man täglich bei sich trägt, sind Auslöser für eine Reihe von Trugwahrnehmungen – Phantomvibrationen und das Ringing-Syndrom sind dafür beispielhaft. Wie oft hat man das Gefühl, das Smartphone hätte vibriert oder geklingelt, obwohl kein Anruf oder keine Nachricht eingegangen ist? Dieses Phänomen, das sich so real anfühlt, zwingt einen fast reflexartig, doch einmal nachzusehen – ein unerklärliches, aber nicht seltenes Ereignis. Dieser seltsame, fast gespenstische Reflex schafft eine Atmosphäre der ständigen Alarmbereitschaft und nicht gerade eine Oase der Ruhe.

Social-Media-Delirium

Social Media setzt dem Ganzen die Krone auf. Kurze, wahrhaft fesselnde Videos verstärken den Drang, sich ständig weiter in TikTok und Co zu verlieren, was langfristig zu einer Reduzierung der Aufmerksamkeitsspanne und der Konzentrationsfähigkeit führen kann. Kennen Sie das? Sie möchten nur ein paar Minuten entspannen und öffnen Instagram. Sie streichen ein wenig durch den Feed und schauen sich die neuesten Katzen-, Fitness- und Heimwerker-Hoppala-Videos an. Es ist zum komplett totlachen, wie ungeschickt witzig sich manche Menschen anstellen. Und die kleine Miezekatze, so süß, wie sie das Milchschälchen umkippt.

Eine halbe Stunde später reißt es Sie aus ihrem digitalen Delirium raus und Sie realisieren, dass aus einer kleinen Pause eine große wurde. Die Augen brennen und Sie brauchen kurz, um zu realisieren, wo Sie überhaupt sind. Selbst die kurze Satzpause in einem Krafttraining mit einem schnellen Check auf Instagram zu verbringen, kann die Performance der Folgesätze negativ beeinträchtigen, wie Studien zeigen.

Tausche globale Vernetzung gegen Gesundheit und Performance

Während soziale Medien positive Aspekte wie globale Vernetzung und den Austausch von Erfahrungen bieten, kann der übermäßige Konsum langfristig zu gesundheitlichen Beeinträchtigungen führen. Eine übermäßige Bildschirmzeit kann die kognitive Leistungsfähigkeit einschränken und zu Schlafstörungen führen, was die allgemeine Lebensqualität beeinträchtigt. Der wohl wichtigste Aspekt ist, dass man weder die Zeit der Arbeit, des Studiums oder Pausen dazwischen nutzen sollte, um sich auf Social Media die Zeit zu vertreiben. Ich möchte kein Spielverderber sein, aber sie schaden nachhaltig ihrer Produktivität und geistigen Gesundheit. Halten Sie den Fokus!

Deep Learning statt Lernschwäche

Ihr Gehirn kann kognitiv effektiv maximal eine Stunde arbeiten, bevor es eine kurze Pause benötigt. Bei intensiverer Arbeit ist es bis zu zwei Stunden belastbar, anschließend ist eine längere Erholungsphase angebracht. Nutzen Sie diese Pausen gezielt, um Ihre Produktivität zu steigern. Legen Sie täglich mindestens einen zweistündigen Fokus-Block fest, währenddessen das Smartphone beiseite bleibt. In dieser ungestörten Zeit können Sie oft mehr erreichen als an einem ganzen Tag voller Unterbrechungen.

{{{ IMPULS-BOX }}}

Haben Sie schon einmal darüber nachgedacht, Ihr Smartphone auf stumm zu schalten und ausschließlich für Notfallkontakte einen Klingelton zu erlauben? Oder als ersten Schritt zumindest sämtliche Benachrichtigungen auf dem Display zu deaktivieren? Diese Maßnahmen könnten die Häufigkeit, mit der Sie auf Ihr Smartphone schauen, deutlich verringern und somit Ihre Konzentration und Produktivität erheblich steigern. Es ist nicht wichtig, jedes einzelne neue Like auf Social Media direkt auf ihrem Sperrbildschirm angezeigt zu bekommen.

Im Gespräch mit Dr. Andreas Salcher

Dr. Andreas Salcher ist Unternehmensberater, Bestsellerautor und ein kritischer Vordenker in Bildungsthemen. Er ist Mitbegründer der „Sir Karl Popper Schule" für besonders begabte Kinder. 2004 initiierte er die „Waldzell Meetings" im Stift Melk, an denen sieben Nobelpreisträger und der Dalai Lama teilgenommen haben. Seit 2008 engagiert sich Andreas Salcher mit seinem „CURRICULUM PROJECT" für bessere Schulen. Mit neun #1 Bestsellern und über 250.000 verkauften Büchern gilt er als einer der erfolgreichsten Sachbuchautoren von Österreich. Im Oktober 2023 erschien das aktuelle Buch mit dem Titel „Unsere neue beste Freundin, die Zukunft."

1. Herr Dr. Salcher, wie gehen Sie mit den Anforderungen moderner Kommunikationstechnologien und der Notwendigkeit ständiger Erreichbarkeit um?

Als Selbständiger habe ich das Privileg, meine Kommunikation steuern zu können. Ich bin nicht ständig erreichbar, mein Mobiltelefon ist fast immer auf die Mailbox umgeleitet und ich entscheide, wann ich wen zurückrufe. „Nein" ist ein Zauberwort, wenn man die Macht über sein Leben gewinnen will. Nein zu sagen bedeutet konkret, sich bei allen Aktivitäten, Verpflichtungen und Aufgaben zu fragen „Muss ich es tun und will ich es tun?"

Wenn Sie zweimal mit Nein antworten möchten, dann sagen Sie auch Nein dazu. Die Macht, ohne schlechtes Gewissen oder Furcht vor Konsequenzen Nein sagen zu dürfen, ist für viele Menschen nicht selbstverständlich. Ein ehrliches Nein ist den Menschen zumutbar. Und ganz wichtig: Ein Vielleicht ist das Nein der Feiglinge. Offenbar erfordert es Entschlossenheit, Nein zu den vielen Dingen zu sagen, die wir weder tun wollen noch tun müssen. Am einfachsten geht das bei der Zeit, die Menschen sinnlos mit sozialen Medien verbringen. Das ist ein halber Arbeitstag pro Woche, 26 Tage die wir im Jahr verschwenden. Wer sich beklagt, dass ihn Facebook, TikTok und Instagram erschöpfen, ist selbst schuld.

2. Welche täglichen Routinen haben Sie etabliert, um Ihren Stress zu regulieren und Ihr allgemeines Wohlbefinden zu gewährleisten?

Je digitaler unsere Welt wird, desto mehr Rituale brauchen wir. Ich starte den Tag mit ca. 20 Minuten Körperübungen und mache danach Transzendentale Meditation, mit der ich auch den Arbeitstag abschließe. Am wichtigsten ist, dass ich möglichst viel von dem tue, was mir Freude macht, dann kann ich auch sieben Tage die Woche mit voller Energie arbeiten.

3. Welche Methoden finden Sie besonders effektiv, um mit Ängsten und Sorgen umzugehen?

Ich glaube nicht an die „Universal Theory of Everything", die unsere komplizierte Welt rezepthaft auf Handlungsanleitungen reduziert. Die fünf Regeln, die für jeden in jeder Lebenssituation passen, gibt es nicht. Stattdessen möchte ich Ihnen die Lebenserfahrung und Weisheit von drei bedeutenden Lehrern aus der Wissenschaft und Spiritualität anbieten. Zwei von Ihnen kannte ich persönlich sehr gut und konnte viele Gespräche mit ihnen führen.

— *Viktor Frankls Lehre hilft uns, auch in schwierigsten Situationen Freiräume zu erkennen.*

— *Der Benediktinermönch David Steindl-Rast zeigt uns die vielen Chancen auf, dankbar für unser Leben zu sein.*

— *Der Glücksforscher Mihaly Csikszentmihalyi weist uns den Weg, wie wir mit dem richtigen Maß an Anstrengung, Glück statt Erschöpfung erfahren können.*

Es ist verblüffend, wie viele Gemeinsamkeiten sich in den Lehren dieser drei so unterschiedlichen Persönlichkeiten finden. Es handelt sich um universelle Botschaften, die uns allen helfen können, ein zufriedeneres, sinnvolleres und letztlich glückliches Leben zu führen. Der Psychiater Viktor Frankl, der Forscher Mihaly Csikszentmihalyi und der Benediktinermönch David Steindl-Rast kommen aus verschiedenen Disziplinen. Trotzdem teilen sie eine zentrale Erkenntnis, die auch auf den Umgang mit Erschöpfung zutrifft: Wir sind für unser Denken und Handeln, unsere Sicht auf die Welt und deren Konsequenzen selbst verantwortlich.

Vielen Dank für das spannende Gespräch Herr Dr. Salcher.

Rundum reizüberflutet und dauerstimuliert

Das Problem mit unserer Smartphone-Nutzung und der generellen Reizüberflutung in unserem Lebensalltag ist jedoch deutlich größer und weitreichender, als es auf den ersten Blick erscheinen mag. Aufdringliche Reklametafeln leuchten grell im urbanen Dschungel und treiben die Menschen in einen konstanten Kaufrausch. Moderne Verlockungen verstärken unseren Drang, mehr zu besitzen, mehr zu erreichen und mehr zu erleben. Doch trotz dieses ständigen Strebens gelangen wir selten zu wahrer Zufriedenheit. Unsere Gehirnchemie wird ausgetrickst und verändert sich stetig in Richtung Überstimulation, was tiefgreifende Auswirkungen auf unser Wohlbefinden, unser Verhalten und unsere Gesundheit hat.

Alles, was du hast, hat irgendwann dich

Im gewaltigen Strudel der modernen Konsumkultur werden wir oft unweigerlich in eine Welt des materiellen Exzesses hineingezogen. Wir kaufen nicht um zu nutzen, wir kaufen um zu besitzen. Objekte, die wir zuerst begehrten, werden zu Verpflichtungen, die unsere Aufmerksamkeit und Pflege beanspruchen. Oder sie landen einfach in einer Ecke oder Kommode. Der Besitz kann dabei zu einer stillen Last werden, einer beharrlichen Unruhe in uns, die ein gewisses Maß an Aufmerksamkeit bindet. Bewusst oder unterbewusst.

Es ist eine subtile, doch eindringliche Wahrheit: „Alles, was du hast, hat irgendwann dich." Wie es die fiktive Figur Tyler Durden, gespielt von Brad Pitt, im Film „Fight Club" formuliert hat. Die Objekte, die wir sammeln, formen allmählich die Mauern eines goldenen Käfigs, in dem wir uns selbst einsperren. Und paradoxerweise finden wir oft erst wahre Freiheit und Sorglosigkeit, wenn wir in der Lage sind, das, was wir besitzen, loszulassen. Wir erkennen erst das wahre Gewicht unseres Gepäcks, wenn wir es ablegen. Den Konsum zu kontrollieren und Dinge, die bereits in unserem Besitz sind loszulassen, ist eine hohe Kunst.

Digitaler Dopaminrausch

Aber nicht nur der Wunsch nach Besitz löst in uns einen Dopaminrausch aus. Betrachten wir die Szene während einer typischen U-Bahnfahrt. Die Mehrheit der Passagiere hat den Kopf gesenkt, die Augen sind fest auf die Bildschirme ihrer Smartphones fixiert. Sie sind versunken in der digitalen Welt der Social-Media-Plattformen, Messaging- und Streaming-Diensten. Ständig fluten neue Informationen auf uns ein, während wir unentwegt durch digitale Welten scrollen. Es ist wie ein unaufhörliches Ringen mit einer Welle aus Daten, die unsere Daumen und unser Gehirn müde macht.

Inmitten der ständigen Reizüberflutung befindet sich unser Dopamin-System in einem stetigen Wechselspiel, bei dem es sowohl der Anführer als auch oft das Opfer ist. Aber was ist eigentlich dieses geheimnisvolle Dopamin? Dopamin ist ein Neurotransmitter im Gehirn, ein Botenstoff, der zwischen unseren Nervenzellen kommuniziert. Es ist Teil unseres Belohnungssystems und beeinflusst damit, wie wir uns fühlen, motivieren und Freude empfinden. Das Problem besteht darin, dass unser Gehirn nicht darauf programmiert ist, permanent gereizt zu werden und ständig im Dopamin zu baden. Wenn wir unser Gehirn kontinuierlich mit Dopamin überfluten, führt dies zu einer Dopaminresistenz. Dies bedeutet, dass unsere Nervenzellen sich an die hohen Dopaminkonzentrationen anpassen und weniger sensitiv darauf reagieren. Folglich benötigen wir immer größere Mengen von Dopamin oder intensivere Reize, um dasselbe Niveau an Zufriedenheit zu erreichen. Diese Dynamik mündet in einen Teufelskreis, in dem zunehmende Dopaminmengen nicht länger die ersehnte Befriedigung erbringen. Es ähnelt dem Trinken von Salzwasser, um den Durst zu löschen. Die Folgen einer solchen Dopaminresistenz können gravierend sein. Sie kann zu chronischem Stress, Depressionen, Suchtverhalten und Burnout führen. Die ständige Jagd nach dem nächsten Dopaminkick lässt uns ausgebrannt und leer zurück.

Wie Fast Food unser Belohnungssystem manipuliert

Auch Fast Food und Dopamin stehen in einer engen Beziehung, die tief in unserem Belohnungssystem verwurzelt ist. Fast Food ist oft reich an Zucker, Fett und Salz – Inhaltsstoffe, die das Gehirn dazu anregen, Dopamin freizusetzen, einen Neurotransmitter, der mit Vergnügen und Belohnung verbunden ist. Wenn wir Fast Food essen, erleben wir deshalb oft eine sofortige, wenn auch vorübergehende, Steigerung unserer Stimmung und ein Gefühl der Befriedigung.

Diese Dopamin-Ausschüttung erklärt, warum Fast Food süchtig machen kann. Mit der Zeit kann der Körper eine Toleranz gegenüber den durch Fast Food Konsum ausgelösten Dopamin-Schüben entwickeln, was zu einer Art Dopaminresistenz führt. Um dasselbe Zufriedenheitsgefühl zu erreichen, könnten Menschen dazu verleitet werden, noch häufiger zu Fast Food zu greifen, was den Teufelskreis der Sucht verstärkt.

Zusätzlich kann der regelmäßige Konsum von Fast Food zu gesundheitlichen Problemen führen, wie Übergewicht, Typ 2 Diabetes und Herzkrankheiten, was wiederum die Dopaminregulation im Gehirn beeinflussen und zu weiteren Verhaltensänderungen führen kann. Ein bewusster Umgang mit der Ernährung und der Reduktion von Fast Food kann helfen, den Dopaminspiegel zu normalisieren und die Gesundheit langfristig zu verbessern.

Den Teufelskreis der Dopaminresistenz durchbrechen

Was können wir also tun, um diesen zerstörerischen Zyklus zu durchbrechen? Hier kommt das Konzept des Dopamin-Fastens ins Spiel. Dieser Ansatz zielt darauf ab, die Menge an Stimuli, die das Gehirn empfängt, zu reduzieren, damit die Dopaminrezeptoren wieder empfindlicher werden. Es geht nicht darum, sämtliche Vergnügen aufzugeben, sondern darum, eine bewusste Entscheidung zu treffen, welche Reize wir zulassen und welche wir meiden. Das kann bedeuten, die Nutzung von Smartphones, Computern und Fernsehen einzuschränken, weniger zu konsumieren und sich in weniger stressigen Umgebungen aufzuhalten. Ein Smartphone könnte seine Zeit auch anders verbringen als in unseren Händen. In der Tasche beispielsweise, wo es auch früher die meiste Zeit verbracht hat, als es noch nicht so smart war. Das schrittweise Reduzieren von Digitalkonsum, Kaufimpulsen oder übermäßigem Fast Food Konsum und die Steigerung des Bewusstseins hierfür tragen signifikant zur Positivität bei. Ziel ist es, den Dopaminspiegel im Gehirn zu normalisieren und die Rezeptoren zu ihrem natürlichen Zustand zurückzuführen.

Das Dopamin-Fasten ist kein Allheilmittel und es erfordert Disziplin und Ausdauer. Aber es ist ein erster Schritt, um aus dem endlosen Kreislauf von Überstimulation und Unzufriedenheit auszubrechen. Indem wir lernen, uns auf das Wesentliche zu konzentrieren und die unaufhörliche Jagd nach mehr aufzugeben, können wir uns wieder mit dem verbinden, was uns wirklich Freude bereitet und erfüllt - und das auf eine nachhaltige, gesunde Weise, die unser Dopamin-System schont und uns ermöglicht, das Leben in all seinen Facetten wirklich zu genießen.

{{{ IMPULS-BOX }}}

Um Reizüberflutung zu reduzieren, integrieren Sie tägliche Digitalpausen in Ihren Alltag. Starten Sie mit einer einfachen Regel: Legen Sie Ihr Smartphone beim Essen, eine Stunde vor dem Schlafengehen, in der ersten Stunde nach dem Aufwachen und während persönlicher Gespräche in Ihre Tasche oder in einen anderen Raum.

Diese kleinen Auszeiten vom Bildschirm unterbrechen die ständige Suche nach digitaler Anerkennung und reduzieren die Abhängigkeit von der sofortigen Befriedigung, die soziale Medien und Messenger-Dienste bieten. Eine kleine Reduktion ihrer Bildschirmzeit ist ein großer Schritt für Ihr Wohlbefinden.

Der Ton macht die Musik

Am Anfang dieses Buches erzählte ich davon, in welchem kleinstädtischen Umfeld ich am Rande Wiens aufwuchs. Wien war damals eine Stadt, die sich klein und groß zugleich anfühlte. Natürlich war Lärm auch damals ein Thema, aber er erreichte bei Weitem nicht das heutige Niveau. Heute empfinde ich Wien als deutlich lauter und hektischer als in den 1990er Jahren – eine subjektive Wahrnehmung, der ich allerdings tiefes Vertrauen schenke. Die Statistik Austria zeichnet aber ein anderes Bild. Gemäß den zwischen 1970 und 2019 erhobenen Daten fühlen sich Wiener:innen insgesamt weniger vom Lärm belastet. Die Stadt hat auch in den vergangenen Jahren bedeutend in den Bau von Grünanlagen, verkehrsberuhigten Zonen und Lärmschutzwänden investiert. Hinzu kommt der technologische Fortschritt, der Autos leiser und Fenster besser isoliert hat. Das hat zweifellos zur Reduktion der Lärmbelästigung beigetragen. Anscheinend hat mich mein persönliches Empfinden getäuscht und vielleicht bin ich durch die generelle Belastung in meinem Leben beeinflusst. Möglicherweise bin ich heute auch weniger tolerant gegenüber Stress und insbesondere Lärm. Ich meide Lärm tatsächlich zunehmend.

Lärm belastet

Lärmbelastung ist ein ernsthaftes Problem, das die Lebensqualität der Menschen erheblich beeinträchtigen kann. 2 Millionen Österreicher:innen sind von Lärm im Alltag betroffen, was fast einem Viertel der Gesamtbevölkerung des Landes entspricht. 2019 gaben 33,3 % der Wiener:innen an, sich in ihren eigenen vier Wänden durch Lärm gestört zu fühlen. Insbesondere durch

Verkehr, Industrie, Gastronomie, Baustellen und Nachbarn. Es ist nachvollziehbar, dass in größeren Städten die wahrgenommene Lärmbelästigung höher ist als in ländlichen Regionen. Besonders bemerkenswert ist, dass sich die Altersgruppe zwischen 30 und 40 Jahren am meisten durch Lärm belastet fühlt.

Die Lärmbelastung und ihre Auswirkungen auf den allgemeinen Stresspegel sowie die daraus resultierenden gesundheitlichen Probleme dürfen nicht unterschätzt werden. Lärm lenkt nicht nur ab und mindert die Produktivität, sondern stellt auch eine erwiesene Gefahr für die Gesundheit dar, wie bereits im Kapitel „Wie Stress den Körper krank macht" erläutert wurde. Dies unterstreicht auch die Studie *Burden of disease from environmental noise* („Krankheitslast durch Umgebungslärm") der Weltgesundheitsorganisation (WHO). Laut dieser Untersuchung gehen in den EU-Mitgliedstaaten und anderen westeuropäischen Ländern jährlich über eine Million gesunde Lebensjahre aufgrund von verkehrsbedingtem Lärm verloren. Die Studie untersuchte den Zusammenhang zwischen Lärm und verschiedenen gesundheitlichen Problemen, darunter kardiovaskuläre Erkrankungen, Schlafstörungen, Tinnitus und kognitive Beeinträchtigungen bei Kindern oder Jugendlichen. Insbesondere die durch Lärm resultierenden Schlafstörungen tragen maßgeblich zu diesem Problem bei.

Lärm und unser Schlaf

Verkehrslärm, hervorgerufen durch Autos, Züge und Flugzeuge, kann erheblichen physiologischen Schaden verursachen und unseren Schlaf beeinträchtigen. Dies wurde in der 2019 veröffentlichten SiRENE-Studie von Schweizer Forschern bestätigt. In einem Teil dieser Studie wurde auch die Wirkung von nächtlichem Lärm in einem Schlaflabor aufgezeigt. Die Ergebnisse zeigten, dass selbst dezenter Hintergrundlärm das Einschlafen, die Schlafdauer und die Schlafqualität erheblich beeinträchtigen kann. Die Proband:innen berichteten, dass ihr Gefühl der „subjektiven Frische" am Morgen im Vergleich zu einer ruhigen Nacht deutlich beeinträchtigt war. Nach vier Nächten mit Lärmeinfluss im Schlaflabor zeigten junge Teilnehmer:innen im Vergleich zur ersten ruhigen Nacht eine verringerte Glukosetoleranz und Insulinsensitivität. Dies benötigte zudem eine zusätzliche Erholungsnacht, um sich wieder zu normalisieren. Schon in kurzer Zeit zeigen sich erste Hinweise auf prädiabetische Zustände, was die Bedeutung von lärmbelastetem Schlaf als langfristigen Risikofaktor für die Entstehung von Diabetes betont. Aber auch das Risiko für Herzkreislauferkrankungen kann steigen. Eine durch Lärm beeinträchtigte Nachtruhe kann zur arteriellen Steifheit führen. Ein erhöhter Grad der arteriellen Steifheit korreliert mit einem höheren Risiko für spätere kardiovaskuläre Erkrankungen.

Lärm als Gefahr

Biologisch sind wir darauf ausgerichtet, Lärm als Gefahr wahrzunehmen, was den Körper in einen ständigen Alarmzustand versetzt. Das Gehör kann nicht abgeschaltet werden. Besonders in der Nacht können schon geringere Lärmpegel im Vergleich zum Tag stören und belasten. Es ist wichtig, zwischen der Lärmbelastung durch Verkehr und dem sogenannten Mikro-Lärm im Alltag zu unterscheiden. Mikro-Lärm umfasst die alltäglichen Geräusche, denen wir ständig begegnen, wie das geschäftige Büroleben, Videocalls und Telefonate, die Hektik an U-Bahn-Stationen, der Lärmpegel auf einem Spielplatz oder Musik in Cafés. Nicht nur die Intensität des Lärms, sondern auch seine permanente Präsenz kann belastend sein, sodass viele kaum noch echte Ruhe erleben. Medizinische Expert:innen betonen, dass das Gehör nur eine begrenzte Menge an Lärm pro Woche toleriert und danach eine Ruhephase benötigt. Menschen, die ständig Ohrhörer tragen, erreichen diese Belastungsgrenze oft sehr schnell.

Gedächtnis- und Konzentrationsstörungen durch Lärm

Eine in der Fachzeitschrift *Environmental Research* publizierte schweizerische Studie legt nahe, dass andauernder Verkehrslärm bei Jugendlichen zu Gedächtnis- und Konzentrationsstörungen führen kann. Dies bestätigte eine Untersuchung des *Tropical- and Public Health Instituts* in Basel, die 882 Jugendliche im Alter von 10 bis 17 Jahren über einen Zeitraum von einem Jahr begleitete. Ein Anstieg des Straßenlärms um 10 Dezibel, also eine Verdoppelung des Lärms, beeinträchtigte sowohl das visuelle und räumliche Gedächtnis als auch die Konzentrationsfähigkeit der Proband:innen. Dieses Ergebnis steht im Einklang mit früheren Ergebnissen aus einer Untersuchung in São Paulo, Brasilien. Die Jugend nimmt Lärm nicht so wahr wie Erwachsene es tun und belastet sich oft zusätzlich mit Videogames, Club-Besuchen und permanenter Musikbeschallung über

Kopfhörer. In jungen Jahren empfindet man diese Belastungen oft nicht als störend oder alarmierend, sie bergen allerdings das Risiko langfristiger Auswirkungen auf die kognitive Entwicklung sowie auf die Gesundheit des Gehörs und die allgemeine Gesundheit. Deshalb ist es wichtig, in jedem Alter das Gehör regelmäßig Erholungspausen zu gönnen.

Die heilende Kraft der Musik

Natürlich finden sich in Klängen, Tönen und Musik auch heilende Aspekte. Musik zum Beispiel besitzt die bemerkenswerte Kraft, unsere Gefühlslage zu beeinflussen und uns zu beruhigen. Das Hören von Musik, besonders von Melodien, die uns ansprechen, kann den Cortisolspiegel im Körper reduzieren und uns zur Ruhe kommen lassen. Diese Wirkung rührt bei vielen Menschen daher, dass sie bereits als Baby mit Wiegenliedern beruhigt wurden und in ihrer Kindheit durch gemeinsames Musizieren, etwa im Kindergarten, für Musik begeistert wurden. Wir assoziieren Musik stets mit etwas Positivem.

Britische Neurowissenschaftler:innen haben 2011 in Zusammenarbeit mit Lyz Cooper, der Gründerin der *British Academy of Sound Therapy*, einen Song entwickelt, der Stress- und Angstsymptome um bis zu 65 Prozent reduzieren soll. Der treffend benannte Song „Weightless" nutzt spezielle Rhythmen, Harmonien und Basslinien, die darauf abzielen, den Herzschlag zu verlangsamen, den Blutdruck zu reduzieren und den Cortisolspiegel zu senken. Mit einer Länge von 8 Minuten eignet sich das Stück perfekt, um im Alltag mit Kopfhörern eine kurze mentale Auszeit zu nehmen. In Tests übertraf dieses Musikstück sogar andere renommierte Künstler wie Mozart, Adele und Coldplay und stellte zudem herkömmliche Entspannungsmethoden wie Massagen, Tee-Trinken, Spaziergänge und Videospielen in den Schatten.

Vivaldi, Metallica & Co

Klassische Musik, insbesondere langsame und melodische Stücke, hat eine beruhigende Wirkung auf das Gehirn. Werke von Bach oder Mozart können Herz und Geist entspannen. Ich liebe besonders Vivaldis „Vier Jahreszeiten", die ich trotz ihrer 45-minütigen Dauer immer wieder höre. Die moderne Interpretation von Max Richter ist für mich ein Highlight und ein idealer Rückzug vom Alltagsstress. Es mag nun die Erwartung aufkommen, dass nur speziell komponierte Therapie-Musik oder klassische Musik diese beruhigende Wirkung auslöst. Doch Musikgeschmack ist individuell. Nicht jedem sagt das gleiche Genre zu. Tatsächlich kann diese positive Reaktion des Körpers bis zu einem gewissen Grad auch bei Genres wie Rock oder Electro auftreten. Es kommt weniger auf das Genre oder das Tempo an, sondern darauf, ob uns die Musik persönlich berührt und entspannt. Also wundern sie sich nicht, dass ihr Mann bei Metallica in seiner Werkstatt zum tiefenentspannten Teddybären mutiert.

Der Klang der Stille

Musik kann nicht nur Stille provozieren, sondern auch still sein. Nein, ich meine damit nicht leise, sondern wirklich still. Ohne jeden Ton. Der Komponist John Cage hat dies mit seinem Werk *4'33"* unter Beweis gestellt. Denn in diesem Stück werden keine Noten gespielt; stattdessen besteht es aus drei Sätzen, in denen die Musiker ihre Instrumente nicht berühren. Das Werk zielt darauf ab, die Zuhörer auf die Umgebungsgeräusche aufmerksam zu machen, die während der Aufführung entstehen. So wird die Stille selbst zur Musik. Cages *4'33"* fordert traditionelle Konzepte von Musik heraus und betont, dass Musik nicht nur aus Tönen und Melodien besteht, sondern auch aus den Geräuschen und der Stille, die uns umgeben. Dadurch erweitert Cage unsere Vorstellung von Musik und öffnet den Weg für ein tieferes Verständnis von Klang und Stille. Ich lade sie dazu ein, sich das Stück auf YouTube „anzuhören".

(Be)rauschende Töne

Es ist aber nicht nur Musik, die uns über unsere Ohren Beruhigung schenken kann; es gibt auch einige ungewöhnliche Klänge, die dieselbe Wirkung haben können. *White noise* zum Beispiel. *Weißes Rauschen* deckt alle hörbaren Frequenzen in gleicher Intensität ab, ähnlich dem statischen Rauschen eines nicht abgestimmten Radios oder Fernsehers. Es dient als akustische „Leinwand", die störende Hintergrundgeräusche maskiert. Viele Eltern nutzen beispielsweise das Geräusch eines Haartrockners oder Whirlpools über Apps, um ihre Kleinkinder zum Schlafen zu bringen; zahlreiche Playlisten dazu sind auch auf YouTube zu finden. Diese Technik funktioniert auch bei

Erwachsenen, indem störende Geräusche überdeckt werden, was zu einer ruhigeren Schlafumgebung führt.

Es gibt auch andere Arten von Rauschen wie Pink Noise und Red Noise. Pink Noise hat eine abnehmende Intensität mit steigender Frequenz, wodurch es tiefer und ausgeglichener klingt als Weißes Rauschen. Regen ist dafür ein Beispiel. Red Noise hat eine noch stärkere Konzentration auf niedrigere Frequenzen und bietet ein tieferes, rumpelndes Geräusch, wie bei einem Gewitter. Beide können ebenfalls als beruhigende Klanglandschaften dienen, je nach individueller Vorliebe. Die Nutzung solcher Rauscharten ist ein effektives Mittel, um den Geist zu beruhigen und Ablenkungen zu reduzieren, auch wenn es nicht für jeden geeignet ist.

Digitale Frequenzen für den Geist

Der Bereich der Akustik und Klangbeschallung bietet noch weit mehr Möglichkeiten als bisher vorgestellt. Ein faszinierendes Beispiel sind binaurale Beats. Dabei handelt es sich um Audiosignale, bei denen jedem Ohr ein leicht unterschiedlicher Ton zugeführt wird. Das Gehirn „hört" dann die Differenz dieser beiden Töne als einen separaten, dritten Ton. Abhängig von der Frequenz dieses dritten Tones können unterschiedliche mentale Zustände angeregt werden.

Es gibt verschiedene Frequenzbereiche für binaurale Beats:

1. DELTA (0,1-4 HZ): Dieser Frequenzbereich ist verbunden mit tiefem, traumlosen Schlaf und einer tranceartigen Entspannung, die körperliche Heilungsprozesse unterstützen kann.

2. THETA (4-8 HZ): In diesem Frequenzband liegen Meditation, Traumerlebnisse und der REM-Schlaf. Die damit assoziierten Zustände eines reduzierten Bewusstseins können zu tiefer Entspannung führen, Stress und geistige Ermüdung verringern und sowohl das Erinnerungsvermögen als auch die Kreativität steigern.

3. ALPHA (8-13 HZ): Dieser Bereich fungiert als Brücke zwischen Bewusstsein und Unterbewusstsein. Er wird oft mit einem Zustand assoziiert, der wach, jedoch entspannt ist, und kann Entspannung, Konzentration und Fokussierung fördern sowie die Motivation, Energie und das Glücksgefühl steigern.

4. BETA (13-30 HZ): Hier sind wir geistig aktiv, wach und aufmerksam. Beta-Frequenzen sind ideal während Arbeit oder Studium, da sie hohe Konzentration und Wachsamkeit sowie logisches und kritisches Denken unterstützen können und helfen, Beklemmung und Stress zu mindern.

5. GAMMA (ÜBER 30 HZ): Mit sehr hoher Aufmerksamkeit und bewusster Wahrnehmung verbunden, fördern Gamma-Frequenzen die Verarbeitung großer Mengen an Information. Sie können zu hoher Selbstkontrolle, geschärften Sinnen, einem gesteigerten Erinnerungsvermögen sowie einem gesteigerten Mitgefühl und einem natürlichen Glücksempfinden beitragen.

Wie Sie vielleicht schon vermutet haben, lässt sich durch gezielt ausgewählte Frequenzwellen Ihr Geist stimulieren – sei es zur Entspannung, zur Förderung des Schlafes oder zur mentalen Vorbereitung auf Lernphasen. In jedem Fall müssen Sie Kopfhörer verwenden, da *Binaural Beats* über Lautsprecher nicht funktionieren. Nicht jeder Mensch reagiert gleich auf binaurale Beats; schließlich sind wir alle Individuen. Um herauszufinden, ob sie für Sie funktionieren, können Sie zahlreiche Soundtracks auf Plattformen wie YouTube oder Spotify entdecken.

Absolute Stille

Natürlich gibt es neben Musik, binauralen Beats und weißem Rauschen auch ein Gegenteil: die Stille. In unserer heutigen, schnelllebigen Welt voller Ablenkungen und Dauerbeschallung kann Stille sowohl eine Wohltat als auch eine Herausforderung sein. Viele Menschen empfinden Stille als unangenehm, was evolutionär bedingt sein mag, da unsere Vorfahren in ständiger Wachsamkeit vor potenziellen Gefahren lebten.

Und dennoch birgt Stille ein enormes Potenzial zur Entspannung und mentalen Regeneration. In einer Welt, in der wir ständig von äußeren Reizen bombardiert werden, bietet die Stille einen seltenen Rückzugsort für den Geist. Sie ermöglicht uns, unsere Gedanken zu sammeln, uns auf das Wesentliche zu konzentrieren und tiefe innere Ruhe zu finden. Das steigende Interesse an Schweige-Retreats zeugt von dem tiefen Verlangen vieler Menschen nach einer Zeit der inneren Einkehr. In solchen Retreats erleben sie Stille nicht nur als das Fehlen von Lärm, sondern als bewusste Übung der inneren

Stille und Achtsamkeit. Teilnehmende lernen, ihre Gedanken zu beobachten, ohne von ihnen überwältigt zu werden, und erkennen die heilsame Wirkung der Stille. Doch nicht nur in einem Schweige-Retreat lässt sich innere Ruhe erlangen – bereits kurze Pausen und Momente der Achtsamkeit im Alltag können uns zentrieren.

Gönnen Sie sich vor dem Tagesbeginn einige Minuten der Stille mit einer Tasse Kaffee – bewusst ohne Smartphone oder Kalender. Selbst in einem lebhaften Büroumfeld lassen sich kleine Ruheoasen schaffen: Schließen Sie wenn möglich die Tür, lehnen Sie sich zurück und erleben Sie, wie wohltuend Stille sein kann. Manche Firmen, wenn auch zu wenige, stellen mittlerweile Räume zur Entspannung bereit, doch selbst einfache Hilfsmittel wie eine Schlafmaske und Ohrstöpsel können zu tiefer Entspannung in nur wenigen Minuten verhelfen. Stellen Sie einen Wecker auf Ihrem Smartphone, um solche Ruhepausen optimal zu nutzen und Energie zu sammeln. Während ich dieses Buch schreibe, verwende ich einen Gehörschutz, wie er gewöhnlich auf Baustellen zum Einsatz kommt. Diese Hilfsmittel, die äußerlich normalen Bluetooth-Kopfhörern ähneln, verschaffen mir die Möglichkeit, mich auch in einem lärmenden Umfeld voll und ganz auf meine Arbeit zu konzentrieren oder die Stille zu erleben, egal ob zu Hause oder während einer Bahnfahrt.

Diese investierten Momente der Besinnung stärken Ihre Widerstandskraft und bereiten Sie optimal auf den weiteren Tag vor. In einer Zeit, in der Technologie und ständige Verfügbarkeit dominieren, ist das Verlangen nach Stille und Selbstreflexion ein deutliches Signal unseres tiefen Bedürfnisses nach innerem Frieden und Ruhe.

Das Spiel mit den Reizen: Floating Tank & Dunkelretreat

Während einige Personen bereits durch einfache Methoden wie ein warmes Bad effektiv den Stress des Alltags hinter sich lassen können, streben andere nach intensiven, teilweise sogar spirituellen Wegen der Tiefenentspannung. Sie suchen nach Möglichkeiten, der stetigen Überflutung mit alltäglichen Reizen nicht nur zu entkommen, sondern auch tiefgreifende Ruhe zu erfahren. Unter den wenigen Praktiken, die eine außergewöhnlich starke Reduktion von äußeren Einflüssen und damit eine intensive Tiefenentspannung versprechen, stechen Floating und Dunkelretreats hervor.

Trotz ihrer langjährigen Bekanntheit in bestimmten Kreisen erfahren Floating Tanks und Dunkelretreats heute eine Renaissance als wirkungsvolle Werkzeuge zur raschen und nachhaltigen Reduzierung des Reizniveaus.

Tiefenentspannung durch Schwerelosigkeit

Floating, auch bekannt als Isolationstank-Therapie oder sensorische Deprivations-Therapie, ist eine Form der Entspannung, die durch das Liegen in einem speziell konstruierten Tank oder einem Becken, gefüllt mit einer gesättigten Mischung aus Epsom-Salz und Wasser, erreicht wird. Dieses Wasser wird auf Hauttemperatur gehalten, wodurch man das Gefühl der Schwerelosigkeit und eine absolute sensorische Reduzierung erfährt. Mit dem Fortschritt in der Erforschung der menschlichen Psychologie und Neurologie hat sich gezeigt, dass Floating erhebliche Vorteile für das Stressmanagement und die mentale Förderung bietet. Wenn Sie in einem Floating-Becken liegen, werden Sie von den gewohnten sensorischen Reizen ihrer Umwelt nahezu vollkommen isoliert. Man findet sich selbst schwerelos, nahezu frei von Geräuschen und bei angenehm gedämpftem Licht wieder. Es ermöglicht eine tiefe Entspannung, indem es die Anzahl und Intensität der sensorischen Informationen, die das Gehirn ständig verarbeitet, drastisch reduziert. Dieser Zustand der sensorischen Deprivation ermöglicht es Ihrem Gehirn, in einen Zustand der Ruhe und Entspannung einzutreten, der sonst nur schwer zu erreichen ist.

Das Schweben in salzhaltigem Wasser stimuliert das parasympathische Nervensystem, verantwortlich für Entspannung, Erholung und Regeneration, wodurch Stress abgebaut wird. In diesem Zustand der Entspannung kann der Körper den Selbstheilungsprozess initiieren und sein inneres Gleichgewicht wiederherstellen. Es wird nicht nur die Ausschüttung von Stresshormonen reduziert, sondern auch die Ausschüttung von Endorphinen, den natürlichen „Glückshormonen" des Körpers, gefördert. Studien zeigen, dass regelmäßiges Floaten die Symptome eines Burnouts reduzieren kann. Darüber hinaus bietet Floating eine einzigartige Gelegenheit für Selbstreflexion und geistige Klarheit.

Es kann einen in Bewusstseinszustände bringen, die man sonst ohne psychedelische Substanzen oder lange Meditationserfahrung nur schwer erreichen würde. Ohne äußere Ablenkungen wird Ihr Geist freigesetzt, um in einen meditativen Zustand zu gleiten, in dem Sie einen Zugang zu Ihren Gedanken, Gefühlen und inneren Erfahrungen haben. Durch das tiefe Erleben beim Floating kann man sich seiner Stressquellen bewusster werden und lernen, effektiv damit umzugehen. Zugleich weckt dieser Zustand die Kreativität und lässt uns tief in unser Gedächtnis eintauchen, wodurch man mehr über sich selbst erfährt.

Floating ist daher ein starkes Werkzeug, um Probleme zu lösen, Stress zu managen und die mentale Stärke zu fördern, da es die Chance gibt, äußere Reize stark zu minimieren und sich intensiv mit sich selbst auseinanderzusetzen. Es kreiert eine außergewöhnliche Umgebung, in der Körper und Geist sich erholen und revitalisieren können, was dazu beiträgt, dass Sie effektiver mit Stress umzugehen lernen. Selbst bei chronischem und stressbedingtem Schmerz ist Floating eine wirkungsvolle Maßnahme, wie viele Publikationen zeigen. So kann es bei Schmerzen der Gelenke, der Wirbelsäule aber auch den Muskeln, wie es bei Fibromyalgie der Fall ist, helfen. Neben der entspannenden Komponente kann weiterhin die Zusammensetzung des Wassers sogar bei Hautproblemen wie Psoriasis oder Neurodermitis helfen.

Gehen Sie online auf die Suche, ob Floating in Ihrer Heimatstadt angeboten wird und versuchen Sie es. Ich möchte dieses wertvolle Tool in meinem Leben nicht mehr missen.

Dunkelretreats: Eine Reise ins Innere Selbst

Die Nutzung von Dunkelheit für den Schlaf ist eine logische und natürliche Praktik, um sich gut zu entspannen und zu erholen. Wir wissen ja bereits, wie wichtig der zirkadiane Rhythmus für die körperliche und geistige Gesundheit ist. Dunkelretreats hingegen stellen einen unerwarteten und tiefgreifenden Kontrast zum herkömmlichen Tag-Nacht-Rhythmus dar. Sie entführen uns in eine Welt der absoluten Dunkelheit, abgeschnitten von der Außenwelt und ihren endlosen Ablenkungen, für eine Dauer von wenigen Tagen bis zu mehreren Wochen. In einem vollkommen dunklen Raum ohne sozialen Kontakt und störenden Lärm, wird man mit seiner eigenen Gedankenwelt konfrontiert. Hier sind keine Geräte wie Fernseher, Smartphone oder Musikanlage erlaubt, und selbst alltägliche Aktivitäten wie Duschen und Toilettengang müssen in völliger Dunkelheit erfolgen.

Das Ambiente eines Dunkelretreats ist minimalistisch und auf das Wesentliche beschränkt, um Ablenkungen zu minimieren. Die Einrichtung besteht in der Regel aus einem einfachen Bett oder einer Schlafmatte, Tisch und

Stuhl und Meditationskissen. Diese Reduktion auf das Wesentliche fördert das vollständige Abkoppeln von der Außenwelt. In manchen Retreats werden Mahlzeiten in den Raum gebracht, in anderen versorgen sich die Teilnehmer:innen selbst. Ziel ist es, eine Umgebung zu schaffen, die Selbstreflexion, Meditation und persönliche Transformation in einer ablenkungsfreien Umgebung fördert.

In Dunkelretreats steht die sensorische Deprivation, die vollkommene Abschottung von äußeren Reizen, im Vordergrund. Die Abwesenheit visueller Stimulation ermöglicht es dem Geist, sich neu auszurichten und intensivere innere Erfahrungen zu machen. Teilnehmer:innen erfahren oft eine gesteigerte Wahrnehmung ihrer Gedanken und Gefühle, was zu tiefen, introspektiven Einsichten und einem neuen Verständnis des Selbst führt. Diese störungsfreie Umgebung fördert tiefe Meditation und emotionale Verarbeitung, was oft zu spirituellen Erkenntnissen und verbesserter mentaler Gesundheit beiträgt. Durch die Konzentration auf innere Prozesse ohne externe Ablenkungen hat sich das Dunkelretreat als wertvolles therapeutisches Mittel für die innere Heilung etabliert.

Historisch gesehen wurden ähnliche Praktiken in vielen spirituellen Traditionen angewendet, von buddhistischen und christlichen Mönchen bis hin zu indigenen Stämmen, die Perioden der Dunkelheit und Isolation für spirituelle Erfahrungen und Selbsterkenntnis nutzen. Heute bieten Retreat-Zentren, Klöster, Therapeut:innen und Coaches Dunkelretreats an, um Menschen in ihrer persönlichen Entwicklung und beim Stressmanagement zu unterstützen. Die wissenschaftliche Forschung zur Nutzung von Dunkelretreats oder Dunkeltherapie ist bisher äußerst begrenzt, weshalb wir wohl auf die Möglichkeit angewiesen sind, diese Praktiken selbst zu erproben, um ihre Wirkungen zu verstehen.

Das Licht, das als Symbol des Lebens und der Aktivität steht, und die Dunkelheit, die für Rückzug und Reflexion steht, verkörpert die Dualität unserer Existenz. Diese umfasst die Balance zwischen Aktivität und Ruhe sowie zwischen äußerem Handeln und innerer Einkehr. Das bewusste Pendeln zwischen diesen Zuständen entspricht unserem evolutionären Erbe und fördert ein Leben, das unserer biologischen Prägung entspricht. Dies ist nicht nur wesentlich, um unsere körperliche Gesundheit zu erhalten, sondern bietet auch die Möglichkeit, mental und seelisch zu wachsen. Indem wir auf diese Balance achten, können wir ein ganzheitlich gesundes und erfülltes Leben führen.

Die Suche nach einem idealen Ort für Ihr Dunkelretreat wird dank der

Vielzahl an Online-Angeboten bald erfolgreich sein. Achten Sie bei der Auswahl des Standorts darauf, dass Sie sich bereits im kostenlosen Erstgespräch vollkommen wohl und gut aufgehoben fühlen. Ein Dunkelretreat sollte in einer Atmosphäre stattfinden, die sowohl angenehm als auch passend ist – ein umgebautes Hotelzimmer in einem Ferienort erfüllt diese Kriterien meist nicht. Suchen Sie nach einem Ort, der Ruhe ausstrahlt und speziell für solche Retreats konzipiert wurde, um die bestmögliche Erfahrung zu gewährleisten.

Fitness-Tracker: Wächter der Erholung

Nicht jeder Mensch besitzt ein feines Gespür für seinen Körper, um frühzeitig zu erkennen, wann die persönliche Belastungsgrenze erreicht ist. Wie oft befinden wir uns vielleicht kurz vor dem Punkt der Überbeanspruchung, sind aber dennoch hochmotiviert und treiben uns weiter an. War die letzte Nacht erfüllt von wertvollem Tiefschlaf, der uns wirklich regeneriert hat? Oder navigieren wir uns durch den Alltag lediglich getrieben von Ehrgeiz, Erfahrung und möglicherweise trügerischen Intuitionen und merken nicht, dass wir schon lange eine Pause einlegen sollten? Was hat moderne Technik damit zu tun und wie kann sie helfen?

Die beispiellose Geschwindigkeit technologischer Fortschritte hat die Grenzen des Möglichen immer weiter verschoben. Heute muss man keine Wissenschaftler:innen in einem hochmodernen Labor zu Rate ziehen, um tiefgreifende Einblicke in die eigene Physiologie zu gewinnen. Dank moderner Smartphones und Tracker steht uns diese Fähigkeit buchstäblich am Handgelenk zur Verfügung. Diese innovativen Geräte eröffnen jedem Einzelnen die Möglichkeit, sich selbst auf einer tieferen Ebene zu verstehen und gezielte Maßnahmen für das eigene Wohlbefinden zu treffen. Was einst als einfacher Schrittzähler begann, hat sich zu einem feinsinnigen Instrument gewandelt, das als Spiegel unserer inneren Zustände dient. Die nahezu unentbehrlichen Begleiter helfen uns, Erholungsphasen besser zu steuern, warnen vor Zeichen der Überlastung und unterstützen uns dabei, den Herausforderungen des heutigen Lebensstils effektiv zu begegnen.

Die Markenwelt bietet heute eine Vielzahl von Optionen, von schicken High-Tech-Uhren bis zu schlichten, displaylosen Armbändern. Oder bevorzugen Sie vielleicht einen dezenten Ring am Finger bzw. einen Sensor in Ihrem Shirt. Ob mit oder ohne Display und unabhängig vom Trageort, alle

Geräte vernetzen sich via Bluetooth mit unserem Smartphone, analysieren Daten mithilfe zentraler Cloud-Systeme und liefern wissenschaftlich fundierte Empfehlungen.

Herzratenvariabilität

Das Herzstück dieser Geräte im Kontext von Stressmanagement ist die Fähigkeit, entscheidende physiologische Parameter zu messen. Die Herzfrequenzvariabilität (HRV) kennen wir bereits aus einem vorangegangenen Kapitel. Es ist eine Messung der zeitlichen Abstände zwischen aufeinanderfolgenden Herzschlägen und hat sich, auch in der Wissenschaft, als besonders wertvolles Werkzeug zur Beurteilung der Stressresistenz erwiesen. HRV misst nicht nur die Variabilität zwischen den Herzschlägen, sondern bietet auch Einblicke in die komplexen Wechselwirkungen zwischen dem Herzen und dem Gehirn. Diese Wechselwirkungen sind Teil der autonomen Regulationsmechanismen des Körpers, die helfen, auf verändernde Umweltbedingungen und innere psychische Zustände zu reagieren.

Die Analyse der HRV ermöglicht es, die Balance zwischen dem sympathischen (aktivierenden) und dem parasympathischen (entspannenden) Nervensystem zu beurteilen. Die HRV ist ein Indikator für die Fähigkeit des autonomen Nervensystems, auf Stress zu reagieren. Eine höhere individuelle HRV deutet darauf hin, dass der Körper flexibel zwischen Ruhe- und Aktivitätszuständen wechseln kann, was auf eine gute Anpassungsfähigkeit an Stress und einen entspannten, erholten Zustand hindeutet. Im Gegensatz dazu weist eine niedrigere individuelle HRV darauf hin, dass der Körper akut möglicherweise weniger gut auf Stress reagieren kann, was oft mit einem erhöhten Belastungslevel, Erschöpfung oder sogar gesundheitlichen Problemen in Verbindung gebracht wird. Somit bekommt man ein tägliches Update, ob man sich noch in einem gesunden Belastungsbereich befindet oder schon nahe der Überlastung.

Die praktische Anwendung der HRV-Messung erstreckt sich über verschiedene Bereiche, von der Leistungssteigerung im Sport bis hin zur Früherkennung von gesundheitlichen Problemen. Athleten nutzen HRV-Messungen, um Übertraining zu vermeiden und ihren Trainingsplan optimal auf die Erholungsphasen ihres Körpers abzustimmen. In der medizinischen Diagnostik kann eine langfristige Abnahme der HRV auf ein erhöhtes Risiko für Herzkreislauferkrankungen hinweisen. Fortschritte in der Technologie und in der Analyse großer Datenmengen, könnten dazu führen, dass HRV-Messungen als Teil eines präventiven Gesundheitsmanagements eingesetzt werden. Durch die kontinuierliche Überwachung der HRV könnten Ärzt:innen und Gesundheitsexpert:innen in der Lage sein, frühzeitig Anzeichen für eine Vielzahl von Gesundheitszuständen zu erkennen, von Stress und Übermüdung bis hin zu ernsteren Bedingungen wie Depressionen oder dem Fortschreiten chronischer Krankheiten. Darüber hinaus könnten personalisierte Medizin und Behandlungspläne, die auf den individuellen HRV-Daten der Patient:innen basieren, die Effektivität der Behandlung verbessern und gleichzeitig die Nebenwirkungen minimieren. Diese individualisierten Ansätze könnten besonders in der Psychiatrie und in der Behandlung von Stresserkrankungen von Nutzen sein, wo die HRV als objektiver Marker für das Wohlbefinden des autonomen Nervensystems dient.

Die Technologie hinter der HRV-Messung hat sich in den letzten Jahren rasant entwickelt. Moderne Wearables machen es möglich, die HRV kontinuierlich zu überwachen, ohne dass dafür spezielle medizinische Kenntnisse erforderlich sind. Diese Geräte ermöglichen es den Nutzer:innen, ein tieferes Verständnis für die Signale ihres Körpers zu entwickeln und proaktiv auf Anzeichen von Stress oder Ermüdung zu reagieren. Studien haben gezeigt, dass regelmäßige Meditation und Achtsamkeitsübungen die HRV positiv beeinflussen können, was wiederum die Stressresilienz erhöht. Dies unterstreicht die Bedeutung eines ganzheitlichen Ansatzes zur Gesundheitsförderung, der sowohl körperliche als auch psychische Aspekte umfasst. Die HRV ist ein Schlüsselindikator für die gesamte körperliche und geistige Gesundheit. Ihre Überwachung und Analyse kann wertvolle Einblicke in das Wohlbefinden liefern und dabei helfen, bewusste Entscheidungen für die Gesundheit und Lebensführung zu treffen.

Schlafüberwachung

Gleichzeitig bieten moderne Tracker Schlafüberwachungsfunktionen, die weit über das bloße Zählen der Stunden hinausgehen, die man im Bett verbringt. Sie können über Sensoren die unterschiedlichen Phasen von Tiefschlaf, REM und leichtem Schlaf identifizieren und bieten damit Einblicke in die Qualität der nächtlichen Erholung. Da, wie wir bereits wissen, Schlaf eine entscheidende Rolle für die Stressbewältigung und allgemeine Gesundheit spielt, sind solche Daten von unschätzbarem Wert. Besonders unser

196

Gehirn profitiert von ausreichendem Tiefschlaf. Ohne ein heimisches Tracking-System oder die Analyse in einem Schlaflabor können wir den Unterschied zwischen Tief- und Leichtschlaf nicht quantitativ erfassen. Anfangs mag die kontinuierliche Überwachung des Schlafes motivieren, kann aber auch zusätzlichen Druck erzeugen, mit dem Bestreben, immer perfekt zu schlafen. Daher könnte es sinnvoll sein, nach einer Phase des Testens und Optimierens das nächtliche Tracking zu beenden.

Umfassenden Stressindex berechnen

Viele dieser Geräte können den Puls in Echtzeit überwachen, was nicht nur für Leistungssportler:innen wertvoll ist, sondern auch zur Identifizierung plötzlicher Stressspitzen und zur Kontrolle der allgemeinen Herzgesundheit dient. Fortgeschrittene Modelle können sogar direkte Stressreaktionen auf Basis kombinierter Datenpunkte identifizieren und bieten unmittelbares Feedback. Ein Beispiel hierfür ist die Firma Whoop, die Herzfrequenzvariabilität, Puls, körperliche Aktivität und Schlafdaten kombiniert, um einen umfassenden Stressindex zu erstellen. In Verbindung mit persönlichen Empfindungen kann diese Analyse hilfreich bei der Entscheidung über das Trainingspensum, im beruflichen Kontext oder einfach im Alltag sein. So kann man fundiert entscheiden, ob das heutige Training intensiviert, eine Ruhephase eingelegt oder vielleicht einen ordentlichen Gang zurückgeschaltet werden sollte. Im extremsten Fall könnte es sogar ratsam sein, einen freien Tag zu nehmen – und dies gilt nicht nur für Sportbegeisterte, sondern für alle, die üblicherweise einen hektischen Berufsalltag pflegen.

Gesundheitsüberwachung auf einem neuen (technologischen) Level

Tracker und Smartwatches revolutionieren bereits die medizinische Vorsorge und könnten in der Zukunft noch mehr leisten. Geräte wie die Apple Smartwatch sind heute schon in der Lage, Vorhofflimmern des Herzens zu erkennen, von dem in Deutschland rund 1,8 Millionen Menschen betroffen sind. Sie können somit auf bislang unbemerkte gesundheitliche Probleme hinweisen, Nutzer:innen zur weiteren Abklärung ins Krankenhaus leiten oder wertvolle Daten für den nächsten Arztbesuch liefern. Apple forscht zudem intensiv an der Möglichkeit, den Glukosespiegel zu messen, um

Diabetiker:innen und gesundheitsbewussten Menschen Echtzeitanalysen ihres Blutzuckers zu ermöglichen – eine Innovation, die derzeit noch in der Entwicklung ist. Selbst die Blutdrucküberwachung könnte bald zuverlässig und permanent über Geräte am Handgelenk erfolgen, was die Tür zu einer neuen Ära der Gesundheitsvorsorge und -überwachung öffnet.

Kalorienzählen am Handgelenk

Der Hauptgrund, warum viele Menschen eine Smartwatch tragen, ist das Zählen der verbrannten Kalorien im Alltag und beim Sport. Doch genau hier zeigen sich Schwächen in den Algorithmen der Geräte. Ein Forschungsteam in Quebec (Kanada) hat sich diesem Problem angenommen und unabhängig voneinander drei Fitnessarmbänder getestet: Apple Watch 6, Polar Vantage V und Fitbit Sense. Die Teilnehmenden führten verschiedene Übungen aus, während sie neben den Armbändern auch wissenschaftlich validierte Pulsmesser und eine Atemmaske, die den Kalorienverbrauch exakt messen kann, getragen haben. Die Ergebnisse der Studie zeigen, dass die Geräte zwar die Herzfrequenz relativ genau messen können, jedoch beim Kalorienverbrauch deutlich danebenliegen. Die Messungen zeigten erhebliche Ungenauigkeiten bei allen Aktivitäten und eingesetzten Geräten. Besonders bei statischen Aktivitäten und Krafttraining hatten die Tracker Probleme, den Energieverbrauch korrekt zu berechnen.

Eine weitere wissenschaftliche Übersichtsarbeit verdeutlicht, dass Wearables, besonders Modelle von Apple und Samsung, beim Schrittezählen sehr präzise sind. Allerdings weisen alle Modelle bei der Schätzung des Kalorienverbrauchs erhebliche Ungenauigkeiten auf, was ihren Einsatz für diese Funktion massiv einschränkt.

Persönliche Gesundheitswächter

Heutige Fitness-Tracker sind weit mehr als nur technische Spielereien. Sie fungieren als persönliche Gesundheitswächter, die dabei unterstützen, in einer zunehmend hektischen Welt das innere Gleichgewicht zu halten und frühzeitig zu signalisieren, wenn man an seine Grenzen stößt. Doch aus meiner Perspektive ist es essenziell, diese fundierten, digitalen Daten mit unserem eigenen Gefühl zu kombinieren und so ein tieferes Verständnis für uns selbst zu erlangen. Im Idealfall interagieren unser Gehirn und unser Körper dann im täglichen Leben intuitiv miteinander, ohne ständige elektronische Unterstützung.

Eine Brille, um die Angst zu nehmen

Die Verknüpfung von Medizin und Technologie hat die Gesundheitsversorgung immer wieder revolutioniert. Virtual Reality (VR), einst lediglich als Unterhaltungsmedium betrachtet, eröffnet uns heute therapeutische Horizonte, die bisher undenkbar schienen. In dieser spannenden Schnittmenge von Technik und Heilkunde zeichnet sich eine bahnbrechende Wende in der Behandlung von Angst und Stress ab.

Schon heute nutzen Ärzt:innen und Mediziner:innen die erweiterten Möglichkeiten von VR, um Patientendaten in Echtzeit zu überblicken, komplexe MRI- und CT-Scans dreidimensional zu visualisieren und sich damit einen genaueren Einblick in den menschlichen Körper zu verschaffen. Diese immersiven, detailreichen Darstellungen können entscheidend dazu beitragen, die Diagnostik zu verfeinern und präzisere Behandlungspläne zu erstellen. Es gibt sogar Pioniere, die mithilfe von VR chirurgische Eingriffe simulieren oder in Echtzeit durchführen, wobei die Technologie dem Chirurgen eine unvergleichliche Sichtweise und Präzision ermöglicht.

Pionierarbeit in der Medizin

Dr. Shafi Ahmed ist hier als einer dieser Pioniere zu nennen. Der renommierte britische Chirurg, bekannt für seine avantgardistischen Beiträge an der Kreuzung von Medizin und Technik, erregte 2016 weltweite Aufmerksamkeit. In jenem Jahr vollzog er die allererste Operation, die mittels Virtual Reality in Echtzeit übertragen wurde. Mithilfe von 360-Grad-Kameras wurde die Operation gefilmt und in Echtzeit über das Internet gestreamt. Studierende und andere interessierte Personen aus der ganzen Welt konnten die Operation über VR-Brillen oder als 360-Grad-Video auf ihren Computern oder Smartphones verfolgen. Dr. Ahmeds Hauptziel war es, die medizinische Bildung zu demokratisieren und Studierenden aus aller Welt den Zugang zu chirurgischer Ausbildung zu ermöglichen. Mit der VR-Technologie können Studierende nicht nur beobachten, sondern sich auch inmitten des Operationsraums fühlen, was ein viel immersiveres

Lernerlebnis bietet als herkömmliche Methoden. Diese bahnbrechende Operation war ein Meilenstein in der Nutzung von VR in der Medizin und hat das Potenzial der Technologie für die medizinische Ausbildung und die Patientenversorgung verdeutlicht. Dr. Ahmed hat seitdem weiterhin innovative Ansätze in der medizinischen Bildung und Praxis gefördert.

Schmerzlinderung durch Innovation

Nachdem die medizinische Fachwelt die umfangreichen Vorteile von Virtual Reality erkannt hat, wurde offensichtlich, welchen großen Nutzen Patient:innen aus dieser Technologie ziehen können. Bei einer Zahnbehandlung oder in der Physiotherapie ermöglichen VR-Brillen den Patienten, sich in entspannende Szenarien wie Strände oder Wälder zu versetzen. Betrachten Sie die Schwierigkeit, ein Bein physiotherapeutisch zu behandeln, insbesondere wenn die Muskeln durch Angst angespannt und verhärtet sind. Diese Situation erfordert einen erhöhten Einsatz von Therapeut:innen und kann zudem die Schmerzempfindung der Patient:innen verstärken. Ob es eine Wurzelbehandlung ist, die Reinigung einer Brandwunde oder die Verabreichung eines Impfstoffs an ein Kind – diese Szenarien skizzieren lediglich die Spitze des Eisbergs, wie VR durch gezielte Ablenkung der Patient:innen den Behandlungsprozess harmonischer und entspannter gestalten kann. Durch das Eintauchen in entspannende VR-Umgebungen können Ängste reduziert und der Behandlungsprozess für beide Seiten insgesamt angenehmer gestaltet werden.

Pilotprojekt in der Orthopädie

Dies bestätigt auch das Pilotprojekt des St George's Hospital in London. Paradiesische Szenarien am Strand oder in den Bergen erlebten Patient:innen in diesem Lehrkrankenhaus während ihrer Operationen mittels Virtual Reality. Das Krankenhaus nahm mit diesem Projekt eine Vorreiterrolle in Großbritannien ein. Shamim Umarji, eine herausragende Fachärztin für Orthopädie, hat zusammen mit ihrem Team den emotionalen Zustand der Patient:innen sowohl vor als auch nach dem Einsatz von VR während einer Operation analysiert. Die Reaktionen waren überwältigend: Ganze 100 % der Befragten empfanden ihren Krankenhausaufenthalt durch VR als angenehmer und 94 % verspürten eine deutliche Entspannung. Einige Patient:innen berichteten sogar, völlig vergessen zu haben, dass sie sich während eines chirurgischen Eingriffs in einem Operationssaal befanden. Dies unterstreicht die transformative Wirkung von Virtual Reality. Die Technologie hat nicht nur das Potenzial, Ängste effektiv zu lindern, sondern reduziert auch den Bedarf an Beruhigungsmitteln.

Ein neuer Weg in der PTBS-Therapie

Die Verwendung von Virtual Reality zur Behandlung von Posttraumatischer Belastungsstörung (PTBS) ist ein faszinierendes Feld, das die Grenzen traditioneller Therapieformen sprengt. Durch immersives Eintauchen in eine virtuell gestaltete Umgebung, die spezifisch auf die Erfahrungen und Trigger des Patienten abgestimmt ist, ermöglicht VR eine kontrollierte Konfrontation mit traumatischen Erinnerungen in einer sicheren Umgebung. Unter der sorgfältigen Aufsicht von Therapeut:innen können Patient:innen lernen, ihre Reaktionen auf die traumatischen Ereignisse zu verstehen, und neu zu bewerten, was zur Reduktion von PTBS-Symptomen führt. Diese Methode, bekannt als expositionsbasierte Therapie, nutzt die einzigartigen Fähigkeiten von VR, um tiefgreifende therapeutische Erlebnisse zu schaffen, die in realen Situationen schwer zu replizieren wären, und bietet neue Hoffnung für die effektive Behandlung von PTBS.

Virtuelle Meditation

Doch die Möglichkeiten enden hier nicht. Viele nutzen VR auch zur Meditation und Achtsamkeitstraining. Anstatt nur zu versuchen, sich eine entspannte Umgebung vorzustellen, kann man sich nun tatsächlich in einer befinden. Durch Atemübungen und geführte Meditationen, die in virtuellen Szenarien angeboten werden, können Menschen tiefe Entspannungszustände erreichen. Die Aussichten der VR-Technologie im Bereich des Stressmanagements und der allgemeinen Gesundheit sind beeindruckend. Besonders die Verknüpfung mit Biofeedback stellt eine vielversprechende Entwicklung dar. Mithilfe von Sensoren lassen sich körperliche Parameter wie Herzfrequenz, Blutdruck oder Körpertemperatur der Nutzer:innen erfassen, auswerten und gezielt nutzen. Die virtuelle Umgebung kann basierend auf diesen Daten so optimiert werden, dass der therapeutische Effekt maximiert wird.

Produktiv bleiben in einer modernen Welt

Wir leben in einer beispiellosen Zeit der Produktivitätssteigerung. Die technologischen Fortschritte des 21. Jahrhunderts haben uns Möglichkeiten eröffnet, die unsere Vorfahren sich nicht hätten vorstellen können. Informationen sind in Sekundenschnelle verfügbar, globale Zusammenarbeit findet in Echtzeit statt und Automatisierung übernimmt Aufgaben, die früher Wochen oder Monate in Anspruch nahmen. In dieser rasanten Ära messen viele von uns unseren Wert und unsere Effizienz an der Geschwindigkeit, mit der wir Aufgaben erledigen. Doch mit dieser Geschwindigkeit kam auch eine unerbittliche Hektik. Der ständige Druck, „beschäftigt" zu sein, wird oft mit echter Produktivität verwechselt. Wir rennen von einem Meeting zum nächsten, überprüfen alle paar Minuten unsere E-Mails und glauben, dass Multitasking der Schlüssel zur Bewältigung unserer immer länger werdenden To-Do-Listen ist. Dabei übersehen wir oft, dass wahre Produktivität nicht darin besteht, ständig in Bewegung zu sein, sondern in qualitativ hochwertiger, fokussierter Arbeit.

In diesem Unterabschnitt werden wir die Paradoxien der modernen Produktivität untersuchen. Ist der Versuch, alles schnell zu erledigen, wirklich produktiver? Oder verpassen wir durch unsere ständige Betriebsamkeit die Gelegenheit, tiefer zu gehen und wirklich Bedeutendes zu leisten? In den folgenden Seiten werden wir diese Fragen erforschen und herausfinden, wie wir in einer modernen Welt effektiv arbeiten können, ohne dabei unsere Gesundheit, unser Wohlbefinden oder unsere innere Ruhe zu opfern.

Die Kunst, sich nicht ablenken zu lassen

Unablenkbarkeit ist kein Wort, das wir häufig in unserem Alltag hören. Es klingt nach einem kreativen Versuch, eine selten gewordene Fähigkeit zu beschreiben. Doch in Wahrheit ist es eine moderne Superpower, maßgeschneidert für unsere rasanten Zeiten. Unser Gehirn, mit seinem unaufhörlichen Drang nach dem Neuen, funktioniert fast wie ein Angelhaken, ständig auf der Suche nach dem nächsten Happen Information. Hier kommt Nir Eyal ins Spiel, ein Psychologe, der mit seinem Buch „Die Kunst, sich nicht ablenken zu lassen" genau diese Thematik ergründet. Eyal kategorisiert Ablenkungen in zwei Sphären: die internen und die externen Ablenkungen. Zu den internen zählen jene flüchtigen Gedanken, die von Selbstzweifeln über Tagträume bis hin zu physischen Bedürfnissen wie Hunger reichen. Die externen Ablenkungen hingegen sind jene, die uns von außen erreichen – E-Mails, Smartphone-Nachrichten, Anrufe oder das ständige Summen der Bürokommunikation.

Sich diesen Ablenkungen zu entziehen und ihnen standzuhalten, mag eine Herausforderung sein, aber es ist keineswegs unerreichbar. In den folgenden Kapiteln werden wir uns genau ansehen, welche Strategien und Maßnahmen uns dabei helfen können, unsere Ablenkungen zu minimieren und unsere Produktivität zu maximieren.

Multitasking - Der Irrglaube der Produktivität

Multitasking, das gleichzeitige Erledigen mehrerer Aufgaben, wird oft als Zeichen von Effizienz angesehen. In einer Welt, die ständig mehr und mehr von uns verlangt, erscheint es sinnvoll, mehrere Dinge auf einmal zu tun. Es versetzt viele Menschen auch in einen Dopaminrausch, man fühlt sich stark und produktiv durch Multitasking.

Gefühlt schafft man ja auch mehr durch Multitasking. Aber nur gefühlt. Forschungen zeichnen ein nämlich ein ganz anderes Bild über die Effizienz des Arbeitens an mehreren Themen gleichzeitig. Ihrer Meinung nach wird beim Multitasking unsere Aufmerksamkeit einfach auf mehrere Aufgaben gleichzeitig verteilt. Das bedeutet, dass keine dieser Aufgaben unsere volle, ungeteilte Aufmerksamkeit erhält. Das Ergebnis? Fehler werden wahrscheinlicher, und es dauert oft länger, eine Aufgabe zu beenden, als wenn wir uns ihr einzeln oder in einer gewissen Ordnung gewidmet hätten. Ein weiteres gravierendes Problem mit Multitasking ist, dass es zu Überforderung führen kann. Anstatt uns auf eine Aufgabe zu konzentrieren, und sie effizient zu erledigen, verteilen wir unsere kognitive Kapazität über mehrere Aufgaben. Das kann dazu führen, dass wir uns im Endeffekt gestresst, überwältigt und weniger produktiv fühlen. Ständiges Wechseln zwischen Aufgaben führt zu geistiger Erschöpfung.

Publikationen der Stanford University zeigen, dass Menschen, die ständig multitasken, Probleme haben, relevante von irrelevanten Informationen zu unterscheiden und es schwieriger finden, sich auf eine einzelne Aufgabe zu konzentrieren. Professor Clifford Nass, der an der Stanford University forscht, belegt dies in seinen Arbeiten. Er ist der Meinung, dass konstante Unterbrechungen und Multitasking unsere kognitive Leistung stark beeinträchtigen. Dies könnte darauf hindeuten, dass Multitasker:innen nicht nur insgesamt langsamer, sondern auch weniger gründlich sind. In Tests zur Aufmerksamkeit, zum Gedächtnis und zur Fähigkeit, von einer Aufgabe zur nächsten zu wechseln, schnitten Multitasker schlechter ab als diejenigen, die sich auf Single-Tasking konzentrierten.

Unsere ständige Verbindung zum Smartphone hat das Multitasking-Verhalten nur verstärkt. Es ist allzu verlockend, eine E-Mail zu überprüfen, während man an einem Projekt arbeitet oder durch soziale Medien zu scrollen, während man in einer Fortbildung sitzt. Doch diese ständige Ablenkung und Aufteilung unserer Aufmerksamkeit kann unsere Fähigkeit beeinträchtigen, tief in eine Aufgabe einzutauchen und wirklich produktiv zu sein. Des Weiteren kann es zu einer gravierenden Überforderung unseres Gehirns führen.

Deep Work - Die einfache Strategie für mehr Produktivität

Es ist an der Zeit, das Märchen vom Multitasking zu überdenken. Anstatt stolz darauf zu sein, wie viele Dinge wir gleichzeitig tun können, sollten wir den Wert von konzentrierter, fokussierter Arbeit erkennen. Es ist nicht nur effizienter, sondern ermöglicht uns auch, unsere Arbeit auf einem tieferen und qualitativ hochwertigeren Niveau zu erledigen.

Cal Newport, Autor und Informatikprofessor, prägte den Begriff *Deep Work* in seinem gleichnamigen Buch. Er beschreibt es als einen Zustand, in dem man sich völlig auf eine kognitive Aufgabe konzentriert, ohne von externen oder internen Ablenkungen unterbrochen zu werden. Es ist dieser Zustand tiefer Konzentration, der zu hochwertigen und produktiven Ergebnissen führt. In einer von Ablenkungen geprägten Welt wird die Fähigkeit, ohne Unterbrechung zu arbeiten, zu einer seltenen und wertvollen Fähigkeit. Newport argumentiert, dass in der heutigen Wissensgesellschaft jene, die sich in *Deep Work* vertiefen können, einen unvergleichlichen Vorteil haben. Laut Newport steigern Sie nicht nur Ihre Produktivität, sondern erzielen auch Arbeiten von höherer Qualität, hauptsächlich weil Sie sich ohne die ständigen Unterbrechungen, die die kognitive Leistung mindern, auf eine Aufgabe konzentrieren können. Deep Work Methoden im Alltag einzusetzen erfordert nicht nur Disziplin und sorgfältige Planung, sondern auch ein Umfeld, welches dies zulässt.

Forschungen zeigen, dass das Gehirn nach einer Unterbrechung im Durchschnitt 20 bis 25 Minuten benötigt, um wieder in einen Zustand tiefer

Konzentration zurückzufinden. Dies bedeutet, dass jede Ablenkung den mentalen Fokus erheblich beeinträchtigt und somit die Qualität sowie die Effizienz der Arbeit mindert. Beim Schreiben eines Artikels benötigt man beispielsweise, je nach Schwere der Ablenkung, unterschiedlich lange, um erneut die volle Konzentrationstiefe zu erreichen. Wird man durch ein längeres Telefonat unterbrochen, benötigt man in der Regel mehr Zeit, um wieder in den Modus tiefer Konzentration zurückzukehren, als wenn die Unterbrechung lediglich darin besteht, schnell eine Notiz zu einer anderen Aufgabe zu machen.

Um das volle Potenzial des geistigen Vermögens zu entfalten, ist es daher von entscheidender Bedeutung, Ablenkungen zu minimieren und bewusst Phasen für ungestörtes Arbeiten zu schaffen. Dies erfordert Disziplin und eine vorausschauende Planung, doch die Belohnung ist ein tiefgreifendes Niveau an Produktivität und Werkqualität, das nur im Zustand der tiefen Konzentration erreicht werden kann.

So kann eine *Deep Work* Strategie aussehen:

1. *Bestimmen Sie feste Zeitblöcke*

Die Festlegung und bewusste Einhaltung spezifischer Zeitblöcke für bestimmte Aufgaben ist für fokussiertes Arbeiten unerlässlich und kann Ihre Produktivität erheblich steigern. In dieser konzentrierten Arbeitszeit sollten alle potenziellen Ablenkungen minimiert werden. Dies bedeutet, Benachrichtigungen von Smartphones, E-Mails und anderen digitalen Diensten auszuschalten oder zumindest zu pausieren. Leiten Sie Ihr Bürotelefon auf Kolleg:innen, um die Sie zuvor in Ihr Konzept eingeweiht haben oder die es wie Sie auch nutzen. Machen Sie sich mit dem *Pomodoro-Prinzip*, entwickelt von Francesco Cirillo, vertraut. Bei diesem System arbeiten Sie 25 Minuten voll fokussiert und ohne Ablenkung an einem wichtigen Thema, gefolgt von 5 Minuten echter Pause. Nach vier dieser Zyklen machen Sie eine längere Pause von etwa 15-30 Minuten. Sie werden sehen, dass Sie in so kurzen fokussierten Blöcken produktiver vorankommen. Das Festlegen von Zeitblöcken ist mehr als nur eine Zeitmanagement-Technik. Es ist eine bewusste Entscheidung, sich Raum für qualitativ hochwertige, ungestörte Arbeit zu schaffen.

Nicht jede Tageszeit eignet sich gleich gut für fokussierte Arbeit. Ihre produktivsten Stunden können je nach individuellem Biorhythmus variieren. Für viele Menschen ist der frühe Morgen die beste Zeit für intensive Arbeitsphasen. Die Welt ist noch ruhig, das Postfach überschaubar, und der Geist ist frisch und unbelastet von den Geschehnissen des Tages. Während einige Menschen morgens am produktivsten sind, können andere feststellen, dass sie sich am Nachmittag oder sogar spät abends am besten konzentrieren können. Erinnern Sie sich an das Eulen- und Lerchen-Modell: Hören Sie auf Ihren Körper und beobachten Sie, zu welchen Zeiten Sie am effizientesten arbeiten.

2. *Klare Ziele setzen*

Die Produktivität und Effizienz einer Deep Work-Session wird maßgeblich durch die Klarheit der Ziele beeinflusst, die man sich im Vorfeld setzt. Ohne klare Zielsetzung riskieren Sie, sich in Nebensächlichkeiten zu verlieren oder von Ihrer Hauptaufgabe abzulenken. Bevor Sie sich in eine intensive Arbeitssitzung stürzen, legen Sie exakt fest, was Sie in dieser Zeit erreichen möchten. Anstelle vager Zielsetzungen wie „Ich möchte heute am Buch arbeiten", setzen Sie sich präzise Meilensteine. Zum Beispiel: „Heute möchte ich drei Unterkapitel zu Thema X fertigstellen." Planen Sie ihre *Deep Work-Sessions* nicht spontan oder willkürlich. Nehmen Sie sich zu Beginn jeder Woche einen Moment Zeit, um Ihre Ziele und Aufgaben für die kommenden Tage zu definieren. Entscheiden Sie, welche spezifischen Aufgaben oder Projekte die intensive, ununterbrochene Aufmerksamkeit einer *Deep Work-Session* erfordern. Während einer hektischen Arbeitswoche können zahlreiche unerwartete Aufgaben und Ablenkungen auftreten. Durch das Festlegen Ihrer *Deep Work-Sessions* und Ziele im Voraus stellen Sie sicher, dass diese Prioritäten nicht in Vergessenheit geraten oder von weniger wichtigen Tätigkeiten überlagert werden.

Seien Sie weiterhin flexibel, insbesondere wenn Sie dringend benötigt werden. Anstatt Ihre Deep-Work-Sitzung einfach abzusagen, verschieben Sie sie auf einen späteren Zeitpunkt und überprüfen Sie stattdessen weniger wichtige Termine in Ihrem Kalender.

3. *Gestaltung der Arbeitsumgebung für Deep Work*

Die physische Umgebung, in der Sie arbeiten, kann einen signifikanten Einfluss auf Ihre Fähigkeit zur Konzentration und zur Vertiefung in Ihrer Arbeit haben. Daher ist es entscheidend, den Raum um Sie herum optimal zu gestalten. Achten Sie darauf, dass Ihr Arbeitsplatz ruhig und ordentlich ist, um unnötige Ablenkungen zu vermeiden. Stellen Sie sicher, dass Sie alles, was Sie für Ihre Aufgabe benötigen, griffbereit haben. Das verhindert, dass Sie während Ihrer fokussierten Arbeit aufstehen und etwas suchen müssen, was den Flow unterbrechen könnte. Platzieren Sie ein Schild mit der Beschriftung *Deep Work* an Ihrer Bürotür oder am Schreibtisch, um Ihren Kolleginnen und Kollegen zu signalisieren, dass Unterbrechungen nur bei äußerst dringenden Anliegen erwünscht sind. Sprechen Sie diese Strategie aber unbedingt in einem Team-Meeting mit allen Kolleg:innen ab und untermauern sie freundlich mit Argumenten aus diesem Buch. Alle in Ihrem Umfeld können von so einer Vorgehensweise profitieren.

Wenn Sie in einem hektischen Großraumbüro arbeiten, suchen Sie für wirklich wichtige Aufgaben nach einem Ort, der Ablenkungen minimiert. Dies könnte ein leerer Besprechungsraum, ein ruhiger Bereich in Ihrer Wohnung oder sogar ein weniger frequentiertes Café sein. Der Schlüssel ist, einen Platz zu finden, an dem Ihr Geist nicht permanent aus der Ruhe gebracht wird und sich auf die anstehende Aufgabe konzentrieren kann. Angesichts des wachsenden Verständnisses für die Bedeutung von Deep Work integrieren Unternehmen verstärkt spezielle Arbeitsbereiche, sogenannte *Deep Work* Kojen. Diese sind häufig so konzipiert, dass sie akustisch isoliert sind, was die Ablenkungen durch Umgebungsgeräusche minimiert.

4. *Pausen nutzen*

Pausen sind bereits im ersten Punkt erwähnt worden, jedoch ist es wichtig, diesem Thema noch mehr Nachdruck zu verleihen. *Deep Work* ist eine intensive Arbeitsmethode, die ein Höchstmaß an Konzentration und Engagement erfordert. Doch neben dieser intensiven Fokussierung sind Erholungsphasen unerlässlich, um das Gehirn zu revitalisieren und seine Leistungsfähigkeit zu erhalten. Bei der Planung Ihrer *Deep-Work-Sessions* sollten Pausen integraler Bestandteil sein. Oft bemerken wir nicht, wie Erschöpfung und Produktivitätsverlust das Denken beeinträchtigen. Beim Verfassen dieses Buches habe ich stets darauf geachtet, alle 55 Minuten eine lohnende 5-minütige Pause einzulegen. Diese Praxis hat meine mentale Belastbarkeit enorm gestärkt. Vielleicht fragen Sie sich, warum ich mich nicht strikt an das Pomodoro-Prinzip halte und alle 25 Minuten eine Pause einlege. Nun, nach zwei Jahren intensiver Arbeit an diesem Buch sowie der Verfassung von Hunderten von Texten und Artikeln, gepaart mit meinem Wissen über die Optimierung des Gehirnstoffwechsels, bin ich in der Lage, nahezu eine

Stunde lang produktiv zu schreiben. Doch spätestens dann erreiche auch ich meine Grenzen, und die Qualität meiner Arbeit beginnt zu sinken. Zudem arbeite ich im Homeoffice und werde nicht durch den klassischen Büroalltag gestört. Mit etwas Übung werden Sie jedoch feststellen, dass auch Sie Ihre produktive Deep-Work-Zeit steigern können.

Gut kann nie genügen

Diese Aussage wird dem deutschen Schriftsteller und Philosophen Konrad Heiden zugeschrieben. Sie vermittelt die Idee, dass das Streben nach Perfektion und Verbesserung ein wesentlicher Bestandteil des Fortschritts ist. Jedoch kann die Zufriedenheit mit dem Status quo den Weg zu weiterem Wachstum und Entwicklung blockieren. Ist dies jedoch wirklich immer der Fall? Oftmals ist „gut genug" tatsächlich ausreichend. Der Versuch, das Beste oder Perfekte zu erreichen, könnte zusätzliche Energie und Zeit verbrauchen und uns letztendlich ausbrennen lassen. Das Pareto-Prinzip, benannt nach Vilfredo Pareto, besagt, dass 80 % der Ergebnisse durch 20 % des Gesamtaufwandes erreicht werden. Es könnte aber auch dahingehend interpretiert werden, dass 80 % qualitative Erfüllung bereits ausreichend sind, während die letzten 20 % nur noch vermeidbaren Stress und unnötige Zeit-Investitionen verursachen.

Letztendlich sollten wir uns vor Augen halten, dass allein das Streben nach mehr qualitativer Freizeit mit Familie und Freunden Grund genug ist, produktiver zu arbeiten. Es lohnt sich nicht, wertvolle Stunden durch ineffiziente oder übertrieben Arbeitsweisen, Störungen und Leerläufe verstreichen zu lassen.

In den Flow kommen und richtig abheben

Stellen Sie sich vor, Sie sitzen an Ihrem Schreibtisch, und plötzlich fühlt sich jede Aufgabe, jede Herausforderung nicht mehr wie ein Hindernis an. Stattdessen fließt alles reibungslos, die Ideen sprudeln, und die Arbeit geht Ihnen leicht von der Hand. Dies ist der magische Zustand des Flows, in dem alles möglich erscheint. Der Zustand des Flows, dieses mystische Erlebnis, das Menschen in Kunst, Wissenschaft oder auch Leistungssport gleichermaßen beschreiben, ist weit mehr als nur eine hohe Produktivität oder Konzentration. Es ist das tiefe Verschmelzen mit der Aufgabe, eine

Verbindung, die so intensiv ist, dass alles andere in den Hintergrund tritt. In diesem Zustand sind wir nicht mehr nur ein Individuum, das eine Tätigkeit ausführt; wir sind die Tätigkeit selbst.

Die Ergründung des rätselhaften Konzepts des „Flow" wurde zum Lebenswerk des in Chicago lebenden ungarischen Psychologen und Forschers Mihály Csíkszentmihályi, der leider 2021 im stolzen Alter von 87 verstorben ist. Für Csíkszentmihályi entsteht der Flow-Zustand an dem Punkt, an dem die Herausforderungen einer Tätigkeit genau richtig ausbalanciert sind mit den Fähigkeiten der Person, die sie ausführt. Übermäßige Herausforderungen können Ängste auslösen, während zu geringe Herausforderungen zu Langeweile führen können. Der Flow-Zustand wird oft als zeitlos beschrieben. Menschen, die in den Genuss dieses Zustandes kommen beschreiben, dass sich Stunden wie Minuten anfühlen können. Selbst die physische Wahrnehmung wird gedämpft. Bedürfnisse wie Hunger, Durst, Müdigkeit und sogar das Bedürfnis, die Toilette zu besuchen, treten in den Hintergrund und werden nur mehr eingeschränkt wahrgenommen.

Aber es geht nicht nur darum, was im Flow-Zustand fehlt. Es ist auch, was präsent ist. Ein überwältigendes Empfinden, wirklich etwas zu bewirken, geht Hand in Hand mit der Überzeugung, kompetent zu sein. Es herrscht eine große Klarheit darüber, was zu tun ist, und jeder Schritt, jeder Handgriff erscheint intuitiv und selbstverständlich. Zu guter Letzt begleiten diesen Zustand oft tiefgehende Glücksgefühle. Es ist nicht nur das Glück, eine Aufgabe zu erfüllen, sondern ein tieferes, erfüllenderes Glück, das aus dem völligen Eintauchen in eine Tätigkeit und der Verbindung mit einem größeren Ganzen resultiert. Steven Kotler, ein renommierter Experte für Spitzenleistungen, bringt die Essenz des Flow mit folgenden Worten auf den Punkt: „Flow ist durch einen optimalen Bewusstseinszustand definiert, in dem wir uns am besten fühlen und zugleich unsere Höchstleistung erbringen." Doch der Weg zum Flow ist kein einfacher Sprung, sondern vielmehr ein fortlaufender Prozess, der sich über verschiedene Stufen erstreckt. Sehen wir uns diese genauer an.

Top-Athletinnen und -Athleten bekräftigen immer wieder, wie entscheidend dieses Konzept für nachhaltige Spitzenleistungen ist. Novak Djokovic, der erfolgreichste Tennisspieler in der Geschichte des Sports, drückt es treffend aus: „Man sollte nachdenken, jedoch nicht zu viel – es gilt, das perfekte Gleichgewicht zu finden, die goldene Mitte. Es ist dieser Augenblick, in dem alles wie von selbst fließt und man vollkommen im Hier und Jetzt verankert ist!" Natürlich sollte die Aufgabe selbst einen Sinn ergeben und uns erfüllen. Es ist schwierig, in den Flow zu gelangen, wenn man eine Tätigkeit ausführt, die man ablehnt oder für die man keine Begeisterung empfindet. Verständlicherweise sind Ablenkungen, ob durch das Smartphone oder Kolleginnen und Kollegen, im Flow-Zustand nicht förderlich.

Der Flow ist nicht nur ein Zustand erhöhter Produktivität, sondern eine transzendente Erfahrung, die uns ermöglicht, unser wahres Potenzial zu entfalten und die tiefsten Freuden der menschlichen Erfahrung zu erleben.

{{{ IMPULS-BOX }}}

In diesem Kapitel haben Sie bereits mehrere praktische Hinweise erhalten, die Sie im Alltag umsetzen können. Einem Punkt sollten Sie aber besondere Aufmerksamkeit zukommen lassen: Konzentrieren Sie sich in den kommenden Arbeitstagen immer nur auf eine einzige Aufgabe zur gleichen Zeit. Fokussieren Sie sich für eine geplante Zeit ausschließlich auf diese Aufgabe und lassen Sie keine Ablenkung zu. Vermeiden Sie das Verlangen nach Multitasking, denn Sie wissen nun, dass es Ihre Produktivität senkt, anstatt sie zu steigern.

Pause vom Sitzen

In unserer modernen, komfortablen und hochtechnischen Welt hat sich das Sitzen als ein unerwarteter Feind unserer Gesundheit herausgestellt. Häufig als „das neue Rauchen" bezeichnet, wie beispielsweise vom amerikanischen Star-Physiotherapeuten Kelly Starrett, bringt langes Sitzen Risiken mit sich, die weit über einfache Unbequemlichkeiten hinausgehen und zu ernsthaften gesundheitlichen Problemen führen können. Historisch gesehen waren Menschen für körperliche Arbeit und Bewegung ausgelegt. Mit der technologischen Revolution hat sich dies jedoch drastisch geändert. Heute verbringen viele von uns den Großteil unseres Tages sitzend – bei der Arbeit, im Verkehr oder zu Hause. Diese sitzende Lebensweise hat weitreichende Auswirkungen auf unsere körperliche und geistige Gesundheit.

Gestresst vom Sitzen

Stundenlanges Sitzen, insbesondere wenn wir uns gleichzeitig mit Problemen beschäftigen, führt häufig zu einem Zustand latenten Stresses. Dieser wird durch die beim Sitzen eingeschränkte Atmung noch verstärkt. Anstatt tiefe Atemzüge zu nehmen, die unsere Lunge weiten und den Bauchraum erreichen, neigen wir dazu, flach und oberflächlich zu atmen, wobei sich die Atmung auf den Brustbereich beschränkt. In besonders konzentrierten Situationen stellen manche Menschen sogar für kurze Zeit vollständig das Atmen ein – ein Phänomen, das als *Bildschirm-* oder *E-Mail-Apnoe* bekannt ist. Diese flache und schwache Atmung, gepaart mit einer vornübergebeugten Haltung, führt unbemerkt zu einem Sauerstoffmangel im Körper, der unsere Funktionsfähigkeit beeinträchtigt. Da tiefe Bauchatmung ein effektives Mittel zur Stressreduktion ist, führt ihr Fehlen zu anhaltend erhöhtem Stress. Dies beeinträchtigt unsere Fähigkeit, klar zu denken und effektiv zu arbeiten, wodurch der Arbeitsstress weiter zunimmt.

Bewegung hingegen ist ein bekanntes Antistressmittel. Sie stimuliert die Freisetzung von Endorphinen, den sogenannten „Wohlfühlhormonen". Bereits eine kurze Pause, um aufzustehen und einige Stufen zu steigen, kann ausreichen, um muskulär, hormonell und mental wieder in Schwung zu kommen. Solche kurzen Unterbrechungen des Sitzens sind nicht nur für unsere körperliche Gesundheit, sondern auch für unsere geistige Klarheit und unser allgemeines Wohlbefinden essenziell.

Gehirn und Seele leiden mit

Neueste wissenschaftliche Erkenntnisse zeigen, dass langes Sitzen die kognitive Leistungsfähigkeit signifikant beeinträchtigen kann. Eine Studie weist darauf hin, dass langes Sitzen mit schlechter Exekutivfunktion einhergeht. Das bedeutet, dass man Schwierigkeiten hat, Dinge zu planen, zu organisieren und sich anzupassen, was oft zu Problemen bei der Bewältigung alltäglicher Aufgaben führt. Darunter leiden wichtige kognitive Aspekte der Arbeitsleistung wie Gedächtnis, Aufmerksamkeit und visuell-räumliche Fähigkeiten.

Regelmäßige Pausen mit körperlicher Aktivität während langer Sitzperioden bieten dem Gehirn einen erheblichen Vorteil. Diese Pausen tragen nicht nur zur Stabilisierung unseres Blutzuckerspiegels bei und beruhigen das Nervensystem, sondern sind auch entscheidend für die Aufrechterhaltung eines ausgeglichenen Gehirnchemiehaushalts. Eine Schlüsselrolle spielt hierbei der Brain-Derived-Neurotrophic-Factor (BDNF), ein unverzichtbares Protein, das für die Entwicklung, das Überleben und die Vitalität der Neuronen im Gehirn von zentraler Bedeutung ist. Indem BDNF das Wachstum und die Differenzierung neuer Neuronen und Synapsen fördert, unterstützt es grundlegende Prozesse wie Lernen und Gedächtnisbildung. Darüber hinaus fördert BDNF die Plastizität des Gehirns – seine Fähigkeit, sich an neue Erfahrungen oder Verletzungen anzupassen. Forschungsergebnisse weisen darauf hin, dass BDNF auch die Blutversorgung des Gehirns verbessern kann, indem es die Neubildung von Blutgefäßen, einen Vorgang namens Angiogenese, fördert. Diese Funktion ist für die Gehirngesundheit und -funktion essenziell, da eine angemessene Blutversorgung notwendig ist, um Gehirnzellen mit Sauerstoff und Nährstoffen zu versorgen.

Zusätzlich helfen diese Pausen, die Balance von „Wohlfühl-Neurotransmitter" wie Serotonin und Dopamin zu erhalten – weitere Schlüsselfaktoren für ein gesundes Gehirn. Aufzustehen und sich zu bewegen ist nicht nur gut für den Körper und den Erhalt der Fitness, sondern auch essenziell für ein scharfes und aktives Gehirn!

Eine Studie mit australischen Frauen über 45 Jahre fand heraus, dass diejenigen, die mehr als 7 Stunden pro Tag saßen und keine körperliche Aktivität ausübten, dreimal häufiger Symptome von Depressionen aufwiesen als Frauen, die weniger als 4 Stunden pro Tag saßen und körperlich aktiv waren. Darüber hinaus wurde in einer Studie der *Iowa State University* ein Zusammenhang zwischen vermehrtem Sitzen und einem Anstieg von Depressionen und Angstzuständen festgestellt. Zusätzlich zeigte sich in weiteren Forschungsarbeiten, dass längere Sitzzeiten negativ auf die psychische Gesundheit wirken, wobei laut der Studie selbst körperliche Aktivität diesen Effekt nicht ausreichend mindert, es sei denn, die Sitzzeit wird ebenfalls reduziert. Diese Ergebnisse liefern ein deutliches Bild über die negativen Auswirkungen langer Sitzphasen im Alltag auf die mentale Gesundheit.

Herzgesundheit

Forschungen der Mayo Klinik haben gezeigt, dass langes Sitzen mit einer Reihe von Gesundheitsproblemen verbunden ist, unter anderem kann es zu einem metabolischen Syndrom führen. Dies ist ein Verbund an Risikomarkern und deutet auf einen ungesunden Lebensstil hin. Dieser Verbund beinhaltet erhöhten Blutdruck, hohen Blutzucker, überschüssiges Körperfett um die Taille, zu hohe Triglyceride und zu niedrige wichtige HDL-Cholesterinwerte. Das wird unter vielen Mediziner:innen als Basis weiterführender Krankheiten gesehen. Insbesondere Herzkreislauf, Stoffwechsel und die Gehirngesundheit sind davon betroffen.

In einer umfassenden Studie, die über 11 Jahre in 21 Ländern durchgeführt wurde, wurde ein alarmierender Zusammenhang zwischen langen Sitzzeiten und Herzgesundheit festgestellt. Die Studie ergab, dass Personen, die täglich 8 oder mehr Stunden sitzen, ein etwa 20 % höheres Risiko haben, Herzkrankheiten zu entwickeln oder aus irgendeinem Grund zu sterben, im Vergleich zu denen, die weniger als 4 Stunden pro Tag sitzen. Ein spezieller Blick auf Herzkrankheiten offenbart, dass Langsitzer ein um 49 % gesteigertes Risiko für Herzinsuffizienz besitzen. Interessanterweise zeigte die Studie auch, dass Männer, die mehr als 23 Stunden pro Woche fernsehen, ein 64 % höheres Risiko haben, an Herzkreislauferkrankungen zu sterben, im Vergleich zu Männern, die nur 11 Stunden pro Woche fernsehen. Dies unterstreicht, dass es nicht nur um die Sitzzeit im Büro geht, sondern um die gesamte Zeit, die wir sitzend verbringen – sei es im Auto, in der Bahn oder auf der Couch. Diese Erkenntnisse betonen die Notwendigkeit, Sitzgewohnheiten zu überdenken und aktive Pausen in den Alltag zu integrieren, um das Risiko für Herzkrankheiten zu minimieren.

Schweizer Forschende haben aufschlussreiche Erkenntnisse über die Folgen eines überwiegend sitzenden Lebensstils auf die Arteriengesundheit geliefert. Sie deckten auf, dass minimale körperliche Aktivität und übermäßiges Sitzen zu einer Versteifung der Arterien und einer Beeinträchtigung des Blutdrucks führen können. Die Untersuchung zeigte, dass gesteigerte Bewegung mit gesunden Blutgefäßen korreliert, bewertet anhand von Biomarkern wie der Blutflussgeschwindigkeit und der Charakteristik der Blutwellenbewegung durch die Gefäße. Solche Messungen sind entscheidend für die Einschätzung des Risikos von Herzkreislauferkrankungen, vergleichbar mit der Rolle des Cholesterinspiegels und anderer Risikofaktoren. Die Forschung unterstreicht die Bedeutung eines aktiven Lebensstils, einschließlich regelmäßiger Bewegung, zur Förderung der Arteriengesundheit und zur Minimierung des Risikos von Herzkrankheiten. Dabei wird hervorgehoben, dass selbst kleine Anpassungen, wie das regelmäßige Unterbrechen langer Sitzperioden, erheblich zur Gesundheitsförderung beitragen können.

Auch der Stoffwechsel sagt Danke!

Langes Sitzen ist nicht nur mit einem erhöhten Risiko für Herzkrankheiten verbunden, sondern beeinflusst auch wesentlich die Entstehung und Progression von Stoffwechselstörungen wie Diabetes, Übergewicht und Fettstoffwechselstörungen. Die körperliche Inaktivität, die durch längeres Sitzen verursacht wird, spielt eine Schlüsselrolle bei der Entwicklung von Insulinresistenz, einem Vorläufer des Typ 2 Diabetes. Wenn wir sitzen, werden weniger Glukose und Fette durch die Muskeln verbraucht, was zu einer Anhäufung dieser Stoffe im Blut führt. Dies kann zu einer erhöhten Insulinresistenz führen, was wiederum das Risiko für Typ 2 Diabetes erhöht.

Eine große Überblicksarbeit, veröffentlicht 2015 in den *Annals of Internal Medicine*, bestätigte, dass Übergewicht und Fettstoffwechselstörungen ebenfalls eine direkte Folge langer Sitzperioden sind. Wenn der Körper in einem überwiegend sitzenden Zustand verharrt, verlangsamt sich der Stoffwechsel, was den Kalorienverbrauch reduziert und zur Gewichtszunahme führt. Zudem kann eine verminderte körperliche Aktivität zu einem ungünstigen Lipidprofil führen, das durch erhöhte LDL-Cholesterin- und Triglyceridwerte sowie vermindertes HDL-Cholesterin gekennzeichnet ist. Diese Ergebnisse unterstreichen die Notwendigkeit, regelmäßige Bewegung in den Alltag zu integrieren und längere Sitzperioden zu unterbrechen, um das Risiko für diese Stoffwechselstörungen zu verringern.

Eine 2007 durchgeführte Studie hat sich auch speziell das Thema Energieverbrauch angesehen und verdeutlicht, dass alltägliche Bewegung einen größeren Beitrag zum Gesamtenergieverbrauch leistet als gezielte Trainingseinheiten. Dadurch gewinnt das Einlegen von aktiven Pausen während des Sitzens eine zusätzliche, interessante Dimension.

Stehpults in Schulen

Stehpulte könnten in Grundschulen einen wichtigen Beitrag zu einer gesünderen Zukunft der Kinder leisten. Die 2021 durchgeführte Studie „Stand Out in Class" zeigte, wie der Einsatz von Stehpulten in Klassenzimmern das Aktivitätsniveau und Sitzverhalten von Schüler:innen positiv beeinflusst. In acht Grundschulen durchgeführt, offenbarte die Pilotstudie eine signifikante Veränderung: Kinder hatten die Möglichkeit, zwischen Sitzen und Stehen zu wechseln, unterstützt durch Geräte, die ihre Bewegungen und Sitzzeiten innerhalb und außerhalb der Schule erfassten. Die Ergebnisse waren eindeutig: Schülerinnen und Schüler in Klassen mit dynamischen Arbeitsplätzen saßen wesentlich weniger und bewegten sich mehr – ohne dies außerhalb der Schule durch vermehrtes Sitzen zu kompensieren. Dadurch stieg das allgemeine Aktivitätsniveau.

Diese Erkenntnisse verdeutlichen, dass Stehpulte nicht nur das Sitzverhalten wirksam ändern, sondern Kinder auch dazu anregen, ihren Alltag aktiver zu gestalten. Langfristig könnte dies das Risiko für Krankheiten wie Diabetes oder Herzkreislaufprobleme im Erwachsenenalter reduzieren. Stehpulte im Klassenzimmer markieren damit einen vielversprechenden Schritt hin zur Gesundheitsförderung und Prävention.

Weniger sitzen am Arbeitsplatz für gesündere Mitarbeiter:innen

Eine beeindruckende Studie aus England, durchgeführt vom *Diabetes Research Centre* in Leicester, hat die Wichtigkeit einer Veränderung des Sitzverhaltens am Arbeitsplatz untersucht. In der SMArt Studie wurden Mitarbeitende eines *National Health Service Trusts* in zwei Gruppen aufgeteilt: Eine erhielt höhenverstellbare Schreibtische und umfassende Unterstützung, darunter Bildungsseminare und Coaching, während die andere bei herkömmlichen Schreibtischen blieb. Dieser ganzheitliche Ansatz betonte, dass neben der physischen Anpassung der Arbeitsumgebung auch Information, Motivation und Unterstützung entscheidend sind, um echte Verhaltensänderungen zu bewirken und so Gesundheit, Zufriedenheit und Produktivität am Arbeitsplatz zu steigern. Die Ergebnisse waren bemerkenswert: Nach einem Jahr reduzierte die Interventionsgruppe ihre tägliche Sitzzeit um durchschnittlich 83 Minuten, was sowohl das körperliche, als auch das psychische Wohlbefinden verbesserte. Der Erfolg beruhte auf der Kombination aus ergonomischen Verbesserungen und einem unterstützenden Rahmen, der sowohl die physischen als auch die psychischen Aspekte der Arbeit einbezog.

Gleichzeitig zeigt die Studie ‚Sit Less at Work‘ die Herausforderungen bei der Implementierung solcher Maßnahmen auf. Unterschiedliche Organisationen kämpften mit der Umsetzung, und es kam zu keiner konsistenten Reduzierung der Sitzzeit. Hindernisse umfassten hohe Arbeitsbelastungen und mangelndes Engagement des Managements. Diese Erkenntnisse unterstreichen, dass wirkungsvolle Veränderungen umfassende organisatorische

Anpassungen erfordern, die die Kultur und sozialen Normen eines Unternehmens adressieren und das Engagement aller Ebenen einbeziehen.

Bewegung fördert in belastenden Zeiten die mentale Gesundheit

Eine aufschlussreiche Studie aus dem Jahr 2021, realisiert während der Corona-Pandemie in Großbritannien, beleuchtete die Auswirkungen des Bewegungsverhaltens im Lockdown auf die psychische Gesundheit. Mit 284 Teilnehmenden, die Auskunft über ihre körperliche Aktivität, Sitzzeit und ihr seelisches Wohlbefinden gaben, brachte die Untersuchung signifikante Erkenntnisse: Es wurde ein direkter Zusammenhang zwischen langen Sitzphasen und der Zunahme depressiver Symptome festgestellt. Interessanterweise konnte regelmäßiger Sport die negativen Effekte des Sitzens nicht gänzlich neutralisieren. Teilnehmende, die täglich weniger als 8 Stunden saßen und sich unterschiedlich intensiv sportlich betätigten, wiesen signifikant weniger depressive Symptome auf. Dies verdeutlicht, dass nicht nur die Gesamtdauer des Sitzens, sondern auch ununterbrochenes Sitzen gesundheitlich problematisch ist.

Die Studienergebnisse betonen nachdrücklich die Bedeutung regelmäßiger Bewegung und eines aktiven Lebensstils, besonders in psychisch belastenden Zeiten, um die mentale Gesundheit zu schützen. Obwohl Sport und Training von großer Wichtigkeit sind, reichen sie allein nicht aus, um die schädlichen Effekte langen Sitzens auszugleichen. Diese Einsichten sind wegweisend für präventive Gesundheitsmaßnahmen und unterstreichen die Wichtigkeit eines bewegten Alltags für ein langfristiges psychisches Wohlbefinden.

Das Geschäft mit unnötigen Operationen

Der Bewegungsapparat leidet erheblich unter dem langen, teilweise regungslosen Verharren in Bürostühlen, Autositzen und ähnlichen Sitzgelegenheiten. Langes Sitzen kann zu einer allgemeinen Dekonditionierung, vorzeitiger Muskelermüdung, einer Schwächung der Rumpfstabilisatoren und einer Verkürzung der Hüftbeuger führen. Diese Faktoren resultieren in erhöhtem Stress auf den unteren Rücken und einer verminderten Flexibilität der Wirbelsäule, was wiederum Rückenschmerzen und andere orthopädische Probleme verursachen kann. Beispielsweise werden allein in Deutschland jährlich mehr als 800.000 Rückenoperationen durchgeführt, viele davon ohne tatsächliche medizinische Notwendigkeit, wie ein Artikel im *SPIEGEL MAGAZIN* unter dem Titel „Das Geschäft mit unnötigen Operationen" im Dezember 2022 enthüllt.

Durch das Sitzen über längere Zeiträume neigen Menschen dazu, eine schlechte Körperhaltung anzunehmen, die oft in einem Rundrücken mündet. Diese Fehlhaltung kann eine starke Belastung für die Muskeln und Bänder im Nacken, Rücken und in den Schultern darstellen. Über die Zeit kann dies zu einer Fehlstellung der Wirbelsäule und chronischen Rückenschmerzen führen.

Langes Sitzen wurde zudem in Studien mit Symptomen von Muskel-Skelett-Erkrankungen in Schultern, unterem Rücken, Oberschenkeln und Knien bei Büroangestellten in Verbindung gebracht. Diese Probleme können langfristig in Form von Schmerzen, Steifheit, eingeschränkter Beweglichkeit und Bandscheibenproblemen auftreten.

Evolutionär gesehen ist der Körper an viel Bewegung gewöhnt und benötigt diese für seine Gesundheit. Das moderne Leben mit überwiegend sitzenden Tätigkeiten führt jedoch zu zahlreichen vermeidbaren Gesundheitsproblemen.

Strategien für einen gesünderen Alltag

Mit dem Artikel „Mehr Stehen für eine bessere Gesundheit" weist die renommierte *Harvard Medical School* auf den enormen gesundheitlichen Vorteil eines bewegteren Alltages hin. Sitzende gegen mehr stehende Tätigkeiten zu tauschen, hat einen enormen positiven Einfluss auf den Blutzuckerspiegel, Cholesterinspiegel und das Körpergewicht.

Die gute Nachricht ist, dass es durchaus machbar ist, die negativen Auswirkungen des Sitzens zu bekämpfen. Regelmäßige Pausen, in denen man steht oder spazieren geht, die Nutzung von höhenverstellbaren Arbeitstischen und die Integration von mehr Bewegung in den Alltag können einen großen Unterschied machen. Selbst kurze, regelmäßige Bewegungseinheiten können die negativen Auswirkungen des Sitzens deutlich reduzieren.

Obwohl Sitzen ein unausweichlicher Teil des modernen Lebens ist, sollten wir uns seiner Risiken bewusst sein und Maßnahmen ergreifen, um seine negativen Auswirkungen zu minimieren. Indem wir bewusste Veränderungen in unserem täglichen Leben vornehmen, können wir unsere Gesundheit und unser Wohlbefinden erheblich verbessern. Ein höhenverstellbarer Arbeitstisch ist heutzutage eine mehr als leistbare Option geworden. Investieren Sie langfristig in Ihre Gesundheit und schaffen Sie sich selbst einen bewegten Alltag!

{{{ IMPULS-BOX }}}

Die Top 10 zu einem *bewegten Alltag*:

❶ Stündliche Bewegungspausen: Legen Sie jede Stunde eine kurze Pause ein, um aufzustehen und sich zu bewegen. Schon ein bis drei Minuten leichter Bewegung, etwa Armkreisen oder Gehen, können den Stoffwechsel positiv beeinflussen.

❷ Steharbeitsplätze: Wenn es Ihnen möglich ist, nutzen Sie einen höhenverstellbaren Schreibtisch und arbeiten abwechselnd im Sitzen und Stehen. Es gibt auch mittlerweile Aufsätze, um aus Ihrem normalen Laptop-Arbeitsplatz ein Stehpult zu machen.

❸ Spaziergänge integrieren: Versuchen Sie, kurze Spaziergänge in Ihren Tagesablauf einzubauen, beispielsweise während Telefonaten oder in der Mittagspause.

❹ Treppe statt Aufzug: Nutzen Sie die Treppe anstelle des Aufzugs oder der Rolltreppe, um Ihr tägliches Bewegungspensum zu erhöhen.

❺ Erinnerungen festlegen: Nutzen Sie Alarme auf Ihrem Smartphone oder Computer, um sich an Bewegungspausen zu erinnern.

❻ Steh-Meetings einführen: Halten Sie Besprechungen im Stehen oder bei einem Spaziergang ab, um lange Sitzphasen zu unterbrechen. So fördern Sie auch die Gesundheit Ihrer (vorab informierten) Kolleg:innen.

❼ Aktivitäts-Tracker nutzen: Setzen Sie einen Aktivitäts-Tracker oder eine App ein, um Ihre Schritte täglich zu zählen und Bewegungsziele festzulegen. 10.000 Schritte pro Tag sind ein guter Start – streben Sie aber gerne nach mehr.

8 Aktive Freizeitgestaltung bevorzugen: Entscheiden Sie sich in Ihrer Freizeit für Bewegungsaktivitäten wie Radfahren, Wandern oder Tanzen statt für sitzende Beschäftigungen am Computer. Dies fördert nicht nur Ihren Stoffwechsel, sondern trägt laut Studien auch zur langfristigen Gehirngesundheit bei.

9 Nutzung öffentlicher Verkehrsmittel: Stehen Sie in Bussen oder Zügen, statt zu sitzen, um nicht nur Ihre Bewegungszeit zu erhöhen, sondern auch Ihre Koordination zu verbessern und kleinere, im Alltag oft vernachlässigte Muskeln zu aktivieren.

10 Aktive Hausarbeit: Nutzen Sie Hausarbeiten als Chance, in Bewegung zu bleiben, Kalorien zu verbrennen und Ihren Stoffwechsel anzukurbeln. Zu den effektivsten Aktivitäten zählen Klassiker wie Gartenarbeit, Staubsaugen und Bügeln.

Ein *bewegter Alltag* hilft Ihnen nicht nur, Hunderte zusätzliche Kalorien zu verbrennen, sondern fördert auch Ihre Beweglichkeit, Vitalität und den Stoffwechsel Ihres Gehirns.

Wie Sport Körper und Geist ins Gleichgewicht bringt

Seit Anbeginn der Zeit ist der Mensch zur Bewegung geschaffen. Unsere Vorfahren jagten und sammelten, durchquerten weite Landschaften und passten sich an die unzähligen Herausforderungen ihrer Umwelt an. Diese evolutionäre Prägung hat tiefe Spuren in unserem biologischen und psychologischen Make-up hinterlassen. Bewegung ist nicht nur eine Frage der körperlichen Gesundheit, sondern auch ein zentrales Element unseres Wohlbefindens. In der heutigen, oft sitzenden Lebensweise, in der Stress und Hektik vorherrschen, haben wir uns weit von diesem ursprünglichen Zustand entfernt. Doch die Sehnsucht unseres Körpers und Geistes nach Bewegung bleibt bestehen. Regelmäßige Bewegung und Sport bilden essenzielle Grundpfeiler unserer Gesundheit. Sie fungieren als Schlüssel zu einem harmonischen Zusammenspiel von Biochemie und Psyche. Sportliche Aktivität initiiert Prozesse, die Stress reduzieren, die Laune verbessern und sowohl die körperliche als auch die geistige Gesundheit fördern.

Bewegung als Mittel gegen Angst und Depression

Die positiven Effekte von Sport und regelmäßiger körperlicher Aktivität auf die mentale Gesundheit sind umfassend und vielfältig, sie reichen von der Reduktion von Angstzuständen und Depressionen bis hin zur Steigerung des Selbstwertgefühls und der Verbesserung kognitiver Funktionen. Diesen Punkt haben wir bereits im Kapitel über *Sitzpausen* kennengelernt. Durch die Freisetzung von Neurotransmittern wie Serotonin und Dopamin wirkt körperliche Betätigung stimmungsaufhellend, was zu einer natürlichen und nachhaltigen Minderung von Angstgefühlen führt. Gleichzeitig bekämpft sie Depressionen durch die Förderung der Neuroplastizität des Gehirns und erhöht die Konzentration neurotropher Faktoren, die das neuronale Wachstum unterstützen.

Jugendliche profitieren besonders in der heutigen Zeit von den positiven mentalen Effekten des Sports. Das Erreichen persönlicher Fitnessziele und die Verbesserung der körperlichen Leistungsfähigkeit stärken das Selbstwertgefühl und tragen zu einem positiven Selbstbild bei. Des Weiteren sinkt auch die Neigung zu Alkoholkonsum. Zudem verbessert regelmäßiges Training die Durchblutung und Sauerstoffversorgung des Gehirns, was sich positiv auf Konzentration und Gedächtnis im Studienalltag auswirkt. Derselbe Mechanismus kann natürlich auch das Risiko kognitiver Beeinträchtigungen im Alter senken. Insgesamt stellt Sport somit ein essenzielles Element für ein gesundes, ausgeglichenes Leben dar, indem er nicht nur die physische, sondern auch die mentale Gesundheit nachhaltig fördert.

Ein kurzer Ausflug in die Biochemie des Sports

Helfer 1: *Cortisolspiegel*

In Zeiten hoher Belastung schüttet der Körper Cortisol aus, ein Hormon, das zwar lebensnotwendig ist, in Übermaß jedoch zu einer Vielzahl von gesundheitlichen Problemen führen kann – von Schlafstörungen über Gewichtszunahme bis hin zu einem geschwächten Immunsystem. Hier kommt der Sport ins Spiel: Regelmäßige körperliche Aktivität gilt als eines der effektivsten natürlichen Mittel zur Regulierung des Cortisolspiegels. Bewegung reguliert nicht nur die Produktion des „Stresshormons" Cortisol auf natürliche Weise, indem es biochemisch das Niveau senkt oder hebt, sondern stärkt auch dauerhaft die Widerstandsfähigkeit des Körpers gegenüber

Stressfaktoren im Alltag. Sie fragen sich wie? Bewegung spielt eine Rolle bei der Regulierung der Hypothalamus-Hypophysen-Nebennieren-Achse, einem wesentlichen Bestandteil unserer Stressreaktion. Durch regelmäßige körperliche Aktivität kann diese Achse effizienter gesteuert werden, was zu einer optimierten Produktion von Stresshormonen wie Cortisol führt. Dies trägt zu einem ausgeglicheneren inneren Zustand bei und mindert die negativen Auswirkungen von Alltagsstress auf den Körper. Das bedeutet für Sie: Krafttraining, Laufen im Park oder eine Runde Schwimmen kann Ihnen helfen, gelassener mit den Belastungen des Alltags umzugehen.

Helfer 2: *Endorphine*

Während körperlicher Anstrengung setzt das Gehirn Endorphine frei – kleine biochemische *Glücksbringer*, die Schmerzen lindern und Gefühle des Glücks und der Zufriedenheit fördern. Dieses Phänomen, oft als *Runner's High* bezeichnet, ist der Grund, warum man sich nach einem intensiven Workout euphorisch und entspannt fühlt.

Biologisch betrachtet, setzt das Gehirn bei körperlicher Anstrengung spezifische Endorphine frei, wie das Beta-Endorphin, ein potentes Peptid, das an Opioidrezeptoren im Gehirn bindet. Diese Bindung führt zu einer Verringerung des Schmerzempfindens und fördert gleichzeitig Gefühle des Wohlbefindens und der Euphorie, ähnlich der Wirkung von Opiaten, jedoch ohne das Risiko einer Abhängigkeit. Denn wir haben sie ja selbst produziert.

Die Endorphinausschüttung durch Sport wirkt wie ein natürliches Antidepressivum und kann in Krisenzeiten ein wichtiger Verbündeter sein. Wenn der Druck steigt, wird ein Lauf durch die Natur nicht nur Ihre körperliche Kondition verbessern, sondern auch eine Welle der Erleichterung durch Ihr mentales Ökosystem senden.

Helfer 3: *Endocannabinoide*

Endocannabinoide, obwohl weniger bekannt, sind ebenso zentral für das Wohlergehen. Diese körpereigenen Substanzen regulieren Stimmung, Schmerzempfinden und Entzündungsreaktionen. Vor allem Anandamid, oft als das Glücksmolekül bezeichnet, entfaltet eine starke Wirkung im Körper. Sportliche Betätigung fördert die Freisetzung dieser natürlichen Cannabinoide, speziell durch die Erhöhung der Anandamid-Konzentration, die an Rezeptoren im Gehirn und Körper andockt. Dies verbessert die Stimmungslage und sorgt für ein anhaltendes Wohlbefinden. Im Gegensatz zur flüchtigen Glücksempfindung, die Endorphine vermitteln, bieten Endocannabinoide eine feine, doch tiefgreifende und langanhaltende Entspannung. Damit schenkt regelmäßige körperliche Aktivität in schwierigen Zeiten einen doppelten Nutzen: eine sofortige Entspannung durch Endorphine und eine dauerhafte Ausgeglichenheit durch Endocannabinoide.

Helfer 4: *Mitochondrien*

Abschließend gilt es, die fundamentale Bedeutung der Mitochondrien, der körpereigenen Energiezentralen, zu unterstreichen. Diese winzigen Organellen in den Zellen spielen eine zentrale Rolle bei der Umwandlung von Nährstoffen in ATP (Adenosintriphosphat), die molekulare Energiequelle, die für praktisch alle Körperfunktionen benötigt wird. Körperliche Aktivität wirkt sich direkt auf die Effizienz und Anzahl der Mitochondrien aus, indem sie deren Funktion und Wachstum fördert. Diese Verbesserung der mitochondrialen Aktivität trägt wesentlich zur Steigerung der Energieproduktion bei. Eine höhere Energieverfügbarkeit hat wiederum einen direkten Einfluss auf die Stimmung und geistige Leistungsfähigkeit. Aktive Menschen berichten häufig von einem gesteigerten Gefühl der Vitalität und einem klaren Geist, was teilweise auf die optimierte Funktion ihrer Mitochondrien zurückgeführt werden kann. Zudem spielt die erhöhte mitochondriale Effizienz eine Rolle bei der Prävention und dem Management von chronischen Krankheiten, indem sie die Zellgesundheit fördert und den Alterungsprozess verlangsamt.

Ein Quartett für Ihr Stressmanagement

Die Kombination aus verbesserter Cortisolregulation, Endorphinausschüttung, Aktivierung des Endocannabinoid-Systems und Stärkung der Mitochondrien macht Sport zu einem mächtigen Verbündeten im Kampf gegen Stress. Unabhängig von der Art der Aktivität – sei es Laufen, Fitness, Radfahren oder Bergwandern – bietet regelmäßige Bewegung eine natürliche und effektive Methode, um sowohl die körperlichen als auch die psychischen Belastungen von Stress abzumildern. In diesem Licht wird deutlich, dass regelmäßiger Sport weit mehr als nur eine Methode zur Verbesserung der körperlichen Fitness ist; sie ist eine fundamentale Strategie zur Förderung einer ganzheitlichen Gesundheit und Lebensqualität.

Meditative Bewegung

Sport kann ebenso als eine Form der Meditation wirken, die das geistige Wohlbefinden und die Fähigkeit zur Stressbewältigung tiefgreifend verbessert. Insbesondere Bewegungsarten wie Yoga, Tai Chi und Qi Gong stehen im Mittelpunkt dieser meditativen Praxis. Diese Disziplinen kombinieren physische Aktivität mit einer intensiven Fokussierung auf Atmung, Bewegungsfluss und Achtsamkeit, um einen Zustand mentaler Klarheit und Ruhe zu erreichen. Yoga nutzt Körperhaltungen (Asanas) und Atemtechniken (Pranayama), um den Geist zu beruhigen und Stress abzubauen. Tai Chi und Qi Gong, oft als Meditation in Bewegung bezeichnet, fördern durch sanfte, fließende Bewegungen eine tiefe innere Harmonie und Achtsamkeit. Diese Praktiken ermöglichen es, vollständig im gegenwärtigen Moment präsent zu sein, was eine Distanzierung von stresserzeugenden Gedanken und Sorgen erlaubt. Die Verbindung von Bewegung und Meditation löst nicht nur körperliche Verspannungen, sondern beruhigt auch das mentale Rauschen, verbessert die Stressresilienz und fördert ein langanhaltendes Gefühl von Frieden und Wohlbefinden.

Sport trainiert auch das Immunsystem

Wissenschaftliche Forschungen untermauern, dass moderates Training weit über die Förderung des körperlichen Wohlbefindens hinausgeht und signifikant das Immunsystem stärkt. Sport macht den Körper robuster gegenüber Stress und Krankheiten. Insbesondere moderate Bewegung wirkt als ein kraftvoller Immunbooster, der entzündliche Prozesse mindert, die Überwachungsfunktionen des Immunsystems optimiert und dadurch einen effektiven Schutz gegen die negativen Effekte von Stress aufbaut. Der Schlüssel liegt in regelmäßiger Bewegung, ohne sich zu überanstrengen. Hochintensives Training kann eine übermäßige Belastung für Gelenke und Zellen darstellen und langfristig das Immunsystem beeinträchtigen. Wie so oft im Leben ist es ratsam, ein Gleichgewicht zu finden – die „Goldene Mitte".

Sportliche Entschleunigung: Bogenschießen für Körper und Geist

Entspannende Sportarten wie Bogenschießen bieten eine einzigartige Kombination aus körperlicher Aktivität und mentaler Entspannung, die sowohl für den Körper als auch für den Geist wohltuend ist. Diese Sportart, die in der freien Natur, vorzugsweise in waldreicher Umgebung praktiziert wird, erlaubt es den Teilnehmenden, sich in Bewegung ähnlich einer leichten Wanderung zu begeben, wodurch sie nicht nur körperlich aktiv sind, sondern auch eine tiefe Verbindung zur Natur herstellen. Die Ruhe und der Fokus, der für das Zielen und Schießen erforderlich ist, fördern die Achtsamkeit und Konzentration. Dieser Prozess hilft dabei, den Alltag hinter sich zu lassen, und die volle Aufmerksamkeit auf das Ziel zu richten, was eine wirksame Methode zur Stressreduktion darstellt.

Die Vorteile des Bogenschießens erstrecken sich auf mehrere Ebenen: Es stärkt nicht nur den Oberkörper, die Schultern und die Rumpfmuskulatur, was zu einer verbesserten Körperhaltung beiträgt, sondern schult auch die Körperwahrnehmung und fördert die geistige Klarheit. Durch die meditative Qualität der Bewegungsabläufe beim Bogenschießen können Teilnehmende eine innere Ruhe finden, die mit traditionellen Meditationspraktiken vergleichbar ist. Die soziale Komponente des Bogenschießens, sei es durch die Teilnahme an Gruppenaktivitäten oder Vereinen, bietet zudem die Möglichkeit, Gemeinschaft zu erleben und soziale Bindungen zu stärken.

Die regelmäßige Praxis des Bogenschießens, insbesondere in einer natürlichen Umgebung, wirkt sich nicht nur positiv auf die psychische Gesundheit aus, indem sie das Wohlbefinden durch die Zeit im Freien steigert, sondern bietet auch die Gelegenheit, klare Ziele zu setzen und zu erreichen. Dies fördert das Selbstwertgefühl und die Selbstwirksamkeit durch das Erleben von Erfolg und Fortschritt. Bogenschießen ist insgesamt betrachtet eine Sportart, die weniger durch körperliche Anstrengung als vielmehr durch ihre entschleunigende Wirkung besticht, indem sie einen Raum für Achtsamkeit, Bewegung und Naturerlebnis schafft. Damit ist Bogenschießen mehr als nur ein Sport; es ist eine holistische Praxis für jeden, der seinen Alltag aktiv entschleunigen möchte.

{{{ IMPULS-BOX }}}

Die Intensität oder Dauer Ihres Trainings ist weniger entscheidend als die Regelmäßigkeit, mit der Sie Sport treiben. Selbst kurze Intervalle von Kraftausdauerprogrammen, 20-minütige Krafttrainingseinheiten im Fitnessstudio oder einfach nur 10 Minuten zügiges Gehen können Ihrem Körper erheblich zugutekommen. Als Sportanfänger sollten Sie überlange Trainingseinheiten und den Ehrgeiz, täglich ins Fitnessstudio zu gehen, vermeiden, da anfänglicher Übereifer oft schnell zu Abneigung führen kann.

Stattdessen ist Regelmäßigkeit gepaart mit Spaß am Sport der wahre Schlüssel zum Erfolg. Merken Sie sich die drei Grundprinzipien, um langfristig am Sport dranzubleiben: Spaß, Regelmäßigkeit und Abwechslung!

Schlaf - Schlüssel zur Stressbewältigung und ganzheitlichen Gesundheit

In einer Welt, die von ständiger Aktivität, technologischen Ablenkungen und oft unerbittlichem Stress geprägt ist, bleibt ein grundlegender Aspekt unserer Gesundheit und unseres Wohlbefindens oft unbeachtet: der Schlaf. Schlaf, weit mehr als eine bloße Ruhepause, ist ein mächtiges Werkzeug der Regeneration, das tief in der menschlichen Biologie verwurzelt ist. Er ist unser natürlicher Zustand der Erneuerung und ein kritischer Faktor für physische Gesundheit, emotionale Ausgeglichenheit und kognitive Leistungsfähigkeit. Schlaf ist ein wesentlicher Bestandteil unserer Gesundheit und steht auf gleicher Ebene mit Ernährung und Bewegung, wenn nicht sogar darüber. Er bildet ein essenzielles Gegengewicht zu alltäglichem Stress und ist eine Säule für unser Wohlbefinden sowie unsere Leistungsfähigkeit. Ein Defizit an Schlaf erhöht nicht nur das Stressniveau, sondern verstärkt auch das Gefühl, dem täglichen Druck nicht standhalten zu können.

Die Bedeutung von genügend erholsamem Schlaf für die Gesundheit steht außer Frage. Schlafmangel kann sich auf zahlreiche und tiefgehende

Arten auswirken. Studien haben eine direkte Verbindung zwischen zu wenig Schlaf und der Beschleunigung der Hautalterung aufgezeigt. Dies bedeutet, dass unzureichender Schlaf nicht nur zu sichtbaren Zeichen der Alterung führt, sondern auch die natürliche Fähigkeit der Haut zur Erholung beeinträchtigt. Ebenso kritisch ist die Rolle des Schlafes bei der Entgiftung des Gehirns. Während des Schlafens vollziehen sich wichtige Reinigungsprozesse im Gehirn, die durch Schlafmangel gestört werden, was zur Ansammlung schädlicher Toxine führen kann.

Darüber hinaus hat ein Mangel an Schlaf nachgewiesene negative Auswirkungen auf die kognitive Leistungsfähigkeit. Die Aufmerksamkeit, Konzentrationsfähigkeit und Kompetenz, Probleme zu lösen wird beeinträchtigt. Dies hat weitreichende Konsequenzen für das tägliche Leben und die berufliche Leistungsfähigkeit. Zudem hat schlechter Schlaf gravierende Auswirkungen auf die körperliche Gesundheit. Beispielsweise wird die Funktion des Immunsystems herabgesetzt, was die Abwehrkräfte des Körpers schwächt und die Anfälligkeit für Krankheiten erhöht. Des Weiteren steigt das Risiko für Übergewicht, Bluthochdruck, Insulinresistenz und sogar Diabetes. Schlafmangel und ein unnatürlicher Schlafrhythmus haben somit weitreichende Folgen für die Gesundheit.

Durch ein tieferes Verständnis der verschiedenen Schlafphasen und der Rolle, die sie im täglichen Erholungsprozess spielen, wird man erkennen, wie wichtig guter Schlaf ist. Beginnen wir gemeinsam eine spannende Reise, auf der wir Schlaf als starken Verbündeten zur Stressreduktion, für unser Wohlbefinden und unsere allgemeine Gesundheit entdecken. Lernen Sie dabei praktische Schritte kennen, um unseren Schlaf zu optimieren. Denn in der Ruhe liegt nicht nur die Kraft – in der Ruhe liegt das Fundament unserer Lebensenergie.

How does Austria sleep?

Die Studie „How does Austria sleep?" aus dem Jahr 2019 bietet einen aufschlussreichen Einblick in die Schlafgewohnheiten und -probleme der österreichischen Bevölkerung. Die Ergebnisse zeigen, dass viele Österreicher:innen mit Schlafproblemen zu kämpfen haben. 46 % der 999 Befragten berichteten über Schlafprobleme und sage und schreibe 70 % der Teilnehmer:innen klagten über Durchschlafprobleme, unter denen sie schon längere Zeit leiden. Gerade einmal die Hälfte konnte eine angemessene

Schlafdauer von 7-9 Stunden vorweisen und nur etwas über 30 % war mit der eigenen Schlafqualität wirklich zufrieden.

Die Ergebnisse zeigen, dass ein bedeutender Anteil der Bevölkerung Österreichs Schlafprobleme hat. Dies könnte langfristig ernsthafte Auswirkungen auf die Gesundheit und das persönliche Wohlbefinden haben. Diese Studie unterstreicht die Notwendigkeit, Schlafprobleme ernst zu nehmen und geeignete Maßnahmen zur Verbesserung der Schlafqualität zu ergreifen. Natürlich sind diese Daten auch für Deutschland oder die Schweiz repräsentativ, da das Bild zur Schlafqualität der Bevölkerung hier nicht besser ausfällt.

Was passiert, wenn wir schlafen?

Schlaf ist weit mehr als eine passive Ruhephase. In der Nacht durchlaufen unser Körper und Geist eine komplexe Reihe von Prozessen, die für unsere Gesundheit und unser Wohlbefinden entscheidend sind. Während des Schlafs arbeitet das Gehirn daran, die Erlebnisse des Tages zu verarbeiten, indem es Erinnerungen festigt und Informationen sortiert. Gleichzeitig schaltet der Körper in einen Erholungsmodus, in dem Zellreparatur und Wachstum stattfinden. Hormone wie Melatonin und Wachstumshormone werden ausgeschüttet, die für die Regulierung unserer biologischen Uhr und die Förderung der körperlichen Erholung unerlässlich sind. Dieser regenerative Prozess während des Schlafs ist entscheidend, um mit dem Stress und den Belastungen des Alltags umzugehen und um sowohl geistige als auch körperliche Gesundheit zu erhalten.

Die verschiedenen Schlafphasen und ihre Bedeutung

Der menschliche Schlafzyklus besteht aus mehreren Phasen, die sich im Laufe der Nacht mehrfach wiederholen. Jede Phase hat ihre spezifischen Funktionen. Der Schlaf beginnt mit der Einschlafphase, gefolgt von dem leichten Schlaf, der eine Brücke zum tiefen Schlaf bildet. Im tiefen Schlaf findet die intensivste Erholung statt, hier regenerieren sich Körper und Geist am stärksten. In dieser Phase verlangsamen sich Herzschlag und Atmung, und der Körper tritt in einen Zustand tiefer Entspannung ein. Dies ermöglicht es wichtigen Erholungsprozessen, ihren Lauf zu nehmen. Im Tiefschlaf werden Wachstums- und Reparaturhormone freigesetzt, die für die Zellerneuerung, die Stärkung des Immunsystems und die Heilung von Gewebeschäden entscheidend sind. Diese Phase ist auch für die Konsolidierung von motorischen Fähigkeiten und gelernten Fertigkeiten wichtig, was sie zu einem Schlüsselelement für physische Leistungsfähigkeit und langfristige Gesundheit macht. Ein qualitativ hochwertiger Tiefschlaf ist somit essenziell, um den Körper von den Strapazen des Tages zu erholen und für die Herausforderungen des nächsten Tages zu rüsten.

Danach folgt die REM-Phase (Rapid Eye Movement), ein entscheidender Zeitraum für die mentale Verarbeitung und Vorbereitung auf den neuen Tag. Während der REM-Phase, in der die meisten Träume auftreten, ist das Gehirn fast so aktiv wie im Wachzustand. Diese Aktivität ist entscheidend für die emotionale Verarbeitung und das Gedächtnis. In dieser Phase findet eine Art ‚mentale Säuberung‘ statt, bei der das Gehirn wichtige Erinnerungen festigt und unwichtige Informationen filtert. Dieser Prozess erleichtert das Lernen und die emotionale Resilienz, indem er hilft, stressbezogene Erfahrungen zu verarbeiten und daraus zu lernen. Gleichzeitig bereitet die REM-Phase das Gehirn darauf vor, am nächsten Tag neue Informationen und Herausforderungen aufzunehmen, indem sie ‚mentalen Platz‘ schafft. Das Verständnis dieser Schlafphasen und ihr fließender Übergang sind entscheidend, um die Bedeutung eines ungestörten Schlafzyklus für die Gesundheit und Stressbewältigung zu begreifen. Ein ausreichender und qualitativer Tief- und REM-Schlaf trägt wesentlich dazu bei, sich mental und emotional auf die Herausforderungen eines neuen Tages vorzubereiten.

Der zirkadiane Rhythmus: Unsere innere Uhr

Die Sonne, als Quelle des Lebens, strahlt nicht nur Licht und Wärme aus, sondern synchronisiert auch unseren inneren Rhythmus. Sie ist ein strahlendes Symbol für Energie, Vitalität und Klarheit und verantwortlich für den Wechsel von Tag und Nacht seit Millionen von Jahren. Unser zirkadianer Rhythmus hat sich im Einklang mit dieser natürlichen Ordnung entwickelt. Er ist ein fundamentaler biologischer Prozess, der das tägliche Leben fast aller Lebewesen beeinflusst. Diese innere Uhr, die im etwa 24-Stunden-Zyklus arbeitet, ist entscheidend für viele Aspekte unserer Gesundheit und unseres Wohlbefindens.

Die Einführung künstlichen Lichts, eine bemerkenswerte Errungenschaft, hat unseren Alltag revolutioniert und ermöglicht, dass unsere Welt rund um die Uhr in Bewegung bleibt. Jedoch, während Fabriken nonstop produzieren, Flugzeuge rund um die Uhr fliegen und Menschen oft unter Bedingungen arbeiten, die unserer evolutionären Genetik fremd sind, hat dieser Fortschritt seine Schattenseiten. Insbesondere die Arbeit unter grellem künstlichem Licht tief in der Nacht widerspricht unserer natürlichen Veranlagung. Die Dunkelheit, einst ein natürlicher Teil unseres Lebens, wurde erfolgreich verdrängt. Reklametafeln und Straßenbeleuchtungen, oft mit wenig augenfreundlichen LEDs, sorgen dafür, dass die Nacht für Mensch und Tier immer mehr in den Hintergrund tritt. Diese Veränderung stellt ein großes Gesundheitsproblem dar, denn unser biologischer Rhythmus und unsere physische und psychische Gesundheit hängen stark von der Wechselwirkung zwischen Licht und Dunkelheit ab.

Der Nucleus suprachiasmaticus (SCN) im Hypothalamus unseres Gehirns, fungiert als Hauptuhr des Körpers und synchronisiert die Clock-Genes, die Uhren-Gene, welche wir überall im Körper und in unseren Organen vorfinden. Diese Uhren-Gene sind zentrale Aspekte unserer Physiologie und steuern Schlaf-Wach-Zyklen, Hormonproduktion, Stoffwechsel und viele andere lebenswichtige Prozesse. Diese fein abgestimmte Synchronisation ist essenziell für unsere Anpassung an die zyklischen Veränderungen der Umwelt. Störungen des zirkadianen Rhythmus, hervorgerufen durch nachtfokussierte Lebensstile, Schichtarbeit, häufigen Jetlag oder generelle unzureichende Lichtexposition, können zu einer Vielzahl von Gesundheitsproblemen wie Stimmungsschwankungen, Schlafstörungen und aber auch ernsthaften physiologischen Erkrankungen führen. Insbesondere stehen Stoffwechsel- und Kreislauferkrankungen im Zentrum der medizinischen Forschung. Das Risiko, eine Insulinresistenz zu entwickeln oder an Diabetes zu erkranken, steigt signifikant. Auch das Auftreten von Herzinfarkten und Schlaganfällen gehört laut Studien zu den ernstzunehmenden gesundheitlichen Folgeproblemen. Dies unterstreicht die Bedeutung, im Einklang mit dem zirkadianen oder biologischen Rhythmus zu leben und die Wichtigkeit eines erholsamen Nachtschlafs. Aber dazu später mehr.

Die Balance zwischen Cortisol und Melatonin

Ein weiterer wesentlicher Aspekt, der den zirkadianen Rhythmus beeinflusst, ist die Balance zwischen den Hormonen Cortisol und Melatonin. Diese beiden Hormone spielen eine zentrale Rolle im täglichen Schlaf-Wach-Zyklus und wirken auf entgegengesetzte Weise. Melatonin, das in der Zirbeldrüse produziert wird und als ‚Schlafhormon' bekannt ist, steigt in den Abendstunden an und signalisiert dem Körper, dass es Zeit für den Schlaf ist. Es hilft, zu entspannen und fördert einen tiefen, erholsamen Schlaf. Im Gegensatz dazu steht Cortisol, das ‚Stresshormon', welches in den Morgenstunden seine höchste Konzentration erreicht und den Körper aktiv und wach hält.

Die harmonische Abstimmung dieser Hormone ist entscheidend für die Aufrechterhaltung eines gesunden Schlaf-Wach-Rhythmus. Während der Cortisolspiegel am Morgen hilft, in den Tag zu starten, ermöglicht der abendliche Anstieg von Melatonin einen ruhigen und erholsamen Schlaf. Diese natürliche Balance kann jedoch durch Faktoren wie Stress, der die Cortisolproduktion auch abends hochtreibt, oder durch nächtliche Lichtexposition, die die Melatoninproduktion hemmt, gestört werden. Solche Störungen können zu Schlafproblemen und weiteren gesundheitlichen Herausforderungen führen.

Daher ist es wichtig, die täglichen Gewohnheiten so anzupassen, dass sie den natürlichen Rhythmus unterstützen. Das beinhaltet die Reduzierung von Stress, das Vermeiden von hellem Licht vor dem Schlafengehen und das Pflegen eines regelmäßigen Schlafmusters. Diese Maßnahmen sind nicht nur für den Schlaf entscheidend, sondern tragen auch zur Gesamtheit der Gesundheit bei, indem sie das Risiko für mit dem zirkadianen Rhythmus zusammenhängende Gesundheitsprobleme minimieren.

Herausforderungen und Störungen des Schlafes

Die häufigsten Schlafstörungen, wie Insomnie, Schlafapnoe, Restless-Legs-Syndrom und Bruxismus (nächtliches Zähneknirschen), können auf eine Reihe unterschiedlicher Ursachen zurückgeführt werden.

Insomnie, die Schwierigkeit beim Ein- oder Durchschlafen, ist vielleicht die bekannteste Schlafstörung. Sie kann situativ sein, ausgelöst durch Stress oder Lebensereignisse, oder chronisch, oft verknüpft mit Angstzuständen, Depressionen oder chronischen Schmerzen. Die Folgen sind nicht nur Müdigkeit und Erschöpfung, sondern können auch die Konzentration, Stimmung und die allgemeine Lebensqualität beeinträchtigen.

Schlafapnoe ist eine weitere ernste Schlafstörung, die durch wiederholte Atemaussetzer während des Schlafes gekennzeichnet ist. Diese Unterbrechungen können den Sauerstofffluss zum Gehirn verringern und zu häufigem nächtlichen Erwachen führen. Oft ist den Betroffenen nicht einmal bewusst, dass sie aufwachen, aber die Auswirkungen am nächsten Tag – wie Müdigkeit, Kopfschmerzen und Konzentrationsprobleme – sind spürbar. Risikofaktoren für Schlafapnoe umfassen Übergewicht, Rauchen, Alkoholkonsum und erbliche Faktoren.

Das Restless-Legs-Syndrom (RLS) ist eine weitere Störung, die durch ein unangenehmes Gefühl in den Beinen und den unwiderstehlichen Drang, diese zu bewegen, charakterisiert ist. Dies tritt meistens in Ruhezuständen auf, besonders abends und nachts, und kann das Einschlafen erschweren. Die genauen Ursachen von RLS sind noch nicht vollständig verstanden, aber es scheint eine Verbindung zu Eisenmangel und Dopamin-Dysfunktionen im Gehirn zu geben. Bruxismus, das unbewusste Zähneknirschen oder -pressen während des Schlafes, kann zu Zahnabnutzung, Kieferschmerzen und Kopfschmerzen führen. Stress und Angstzustände sind häufige Auslöser, aber auch Fehlstellungen der Kiefer oder der Zähne können eine Rolle spielen.

Alle diese Störungen können nicht nur die Schlafqualität beeinträchtigen, sondern auch weitreichende Auswirkungen auf die allgemeine Gesundheit haben. Sie können den Blutdruck erhöhen, das Risiko für Herzerkrankungen steigern und zu psychischen Problemen wie Depressionen und Angstzuständen führen. Die Behandlung dieser Störungen ist oft vielschichtig und erfordert einen ganzheitlichen Ansatz, der sowohl Verhaltensänderungen als auch medizinische Interventionen umfassen kann.

Im Rhythmus für kognitive Gesundheit

Wenn Sie dieses Buch in Händen halten, zeigt dies bereits Ihr Interesse an den Auswirkungen des Schlafs auf unser Gehirn und dessen Leistungsfähigkeit. Aus diesem Grund wird in diesem Abschnitt ein besonderer Fokus auf dieses Thema gelegt.

Eine aufschlussreiche Studie aus dem Jahr 2015 beleuchtet die Konsequenzen von Schlafmangel für die kognitive Leistungsfähigkeit, insbesondere bei Notfallhelfern in zivilen und militärischen Berufen. Es wurde festgestellt, dass schlechter Schlaf zu einer Zunahme kognitiver Aussetzer und einer abnehmenden Sensibilität führt. Diese Verringerung des Schlafs beeinträchtigt gravierend die Entscheidungsfindung und Lernprozesse – Fähigkeiten, die in Berufen, die schnelle und präzise Entscheidungen unter Druck erfordern, besonders kritisch sind. Solche Situationen, in denen Fehlentscheidungen schwere Folgen haben können, machen die Bedeutung eines ausreichenden Schlafs deutlich.

Jedoch beschränken sich die kognitiven Auswirkungen schlechten Schlafs nicht nur auf spezielle Berufsgruppen. Sie betrifft uns allen, zumindest im Straßenverkehr. Denn unzureichender Schlaf steigert das Risiko, in einen Verkehrsunfall verwickelt zu werden, dramatisch. Ein Effekt, der dem Fahren unter Alkoholeinfluss ähnelt. Wenn man bedenkt, dass 7-9 Stunden Schlaf als gesundes und erholsames Maß für unser Gehirn gelten, zeigen Statistiken eindrücklich, wie sich weniger Schlaf negativ auswirkt. Eine Studie ergab, dass das Unfallrisiko bei 6 Stunden Schlaf um das 1,3-fache, bei 5 Stunden um das 1.9-fache und bei nur 4 Stunden Schlaf um das 2,9-fache steigt. Diese alarmierenden Zahlen unterstreichen die immense Bedeutung von ausreichendem Schlaf für unsere geistige Funktionalität.

Auch unsere Produktivität im Alltag sinkt laut Studien gravierend nach schlechten Nächten. In einer Studie aus dem Jahr 2016 zeigt sich, dass Menschen, die nicht genug Schlaf bekommen, häufiger in Gedanken abschweifen. Sie denken an Dinge, die nichts mit ihrer aktuellen Aufgabe zu tun haben – ein Zustand, den die Forscher als „Mind Wandering" bezeichnen. Interessanterweise sind den schlechten Schläfern ihrer abschweifenden Gedanken weniger bewusst als denjenigen, die gut ausgeruht sind. Auch Komplexität und Schwierigkeitsgrad der Aufgabe waren in diesem Experiment nicht von Relevanz. Auch bei leichten Aufgaben kam es zum Gedankenwandern. Bei gut ausgeruhten Teilnehmer:innen war dies nicht der Fall.

Stimmung und mentale Gesundheit

Es wundert nicht sonderlich, dass Schlaf eine entscheidende Rolle für die psychische Gesundheit spielt. Die Qualität der Nachtruhe beeinflusst die Stimmung und Emotionen und wirkt sich auf die mentale Belastbarkeit aus. Schlaf kann auch als natürlicher Stimmungsstabilisator fungieren. Zunächst beeinflusst Schlaf direkt, wie wir auf emotionale und stressige

Ereignisse reagieren. Vor allem der REM-Schlaf, eine Schlafphase mit intensivem Träumen, scheint für die Verarbeitung emotionaler Erinnerungen wichtig zu sein. Störungen des Schlafs, besonders bei der REM-Phase, beeinträchtigen die Verarbeitung emotionaler Erinnerungen und finden sich häufig bei Menschen mit Depressionen wieder.

In stressigen Zeiten, wie beispielsweise während der COVID-19-Pandemie, wurde festgestellt, dass Schlafstörungen bei Gesundheitspersonal weit verbreitet sind. Diese Schlafprobleme beeinträchtigen nicht nur die psychische Gesundheit, sondern auch die Resilienz, also die Fähigkeit, mit Stress umzugehen. Es hat sich gezeigt, dass kognitive Verhaltenstherapie bei Schlafstörungen dazu beitragen kann, die psychische Widerstandskraft während der Pandemie zu stärken. Diese Technik kombiniert psychologische Techniken, um negative Gedanken und Sorgen rund um den Schlaf zu verändern, mit praktischen Anleitungen, die helfen, Schlafgewohnheiten zu verbessern. Dazu gehört die Einhaltung eines regelmäßigen Schlafplans, die Schaffung einer guten Schlafumgebung und das Erlernen von Entspannungstechniken. Kognitive Verhaltenstherapie unterstützt Menschen dabei, effektiver mit Schlafproblemen umzugehen. Diese verbesserte Bewältigung von Schlafschwierigkeiten stärkt wiederum ihre Resilienz, also die Fähigkeit, besser mit stressigen Situationen umzugehen und sich von ihnen zu erholen.

Betrachten wir guten Schlaf im Einklang mit dem zirkadianen Rhythmus als natürlichen Stimmungsstabilisator, so finden wir faszinierende Behandlungsmöglichkeiten bei Stimmungsstörungen, Depressionen und anderen psychischen Erkrankungen. Chronobiologische Ansätze, die auf die Unterstützung des zirkadianen Rhythmus abzielen, lassen sich relativ unkompliziert zu Hause umsetzen. Eine einfache Maßnahme ist es, den eigenen Tagesrhythmus nach Sonnenlicht auszurichten, indem man regelmäßige Aufsteh- und Schlafenszeiten einhält. In dunkleren Jahreszeiten kann das fehlende Sonnenlicht durch die Nutzung einer Tageslichtlampe ausgeglichen werden. Solche einfachen Schritte können eine deutliche positive Wirkung auf die Stimmung haben und zur Verbesserung des allgemeinen Wohlbefindens beitragen.

Diese Erkenntnisse über die Rolle des Schlafs in der psychischen Gesundheit unterstreichen die Wichtigkeit eines gesunden Schlafes für das emotionale Wohlbefinden und die psychische Belastbarkeit. Sie bieten auch vielversprechende Ansätze für die Behandlung von Stimmungsstörungen.

Im Rhythmus für metabolische Gesundheit

Forschungen haben gezeigt, dass eine Störung des zirkadianen Rhythmus weitreichende Auswirkungen auf den Stoffwechsel haben kann. Diese Störungen können die Nahrungsaufnahme und Energieverarbeitung des Körpers beeinflussen, was zu Entzündungen führen und weiterhin auch die Glukosetoleranz und Insulinsensitivität beeinträchtigen kann. Besonders interessant ist, dass nicht nur die Menge, sondern auch der Zeitpunkt der Essensaufnahme relevant ist. Essen spät am Abend wirkt sich hier besonders stark aus und kann den natürlichen biologischen Rhythmus verschieben. Dies kann zu einem Ungleichgewicht führen, das den Körper dazu veranlasst, mehr Fett zu speichern, was das Risiko für Übergewicht und deren Folgeprobleme erhöht. Es ist, als würde der Körper die falschen Signale zur falschen Zeit erhalten. Laut Studien steigt so die Gefahr, in den Zellen eine Insulinresistenz aufzubauen oder sogar an Diabetes zu erkranken.

Eine in den USA durchgeführte Studie analysierte zwischen 1977 und 2009 Daten aus der nationalen Gesundheitsbefragung, um den Zusammenhang zwischen Schlafmangel und Fettleibigkeit in der erwachsenen Bevölkerung zu erforschen. Laut diesen Daten haben Menschen, die zu wenig schlafen, ein um 20 % höheres Risiko für Übergewicht und sogar ein um 57 % höheres Risiko für Adipositas. Überraschenderweise besteht auch bei zu langem Schlaf ein um 20 % erhöhtes Risiko für Übergewicht. Ausgehend von allgemeinen Empfehlungen, bezieht sich „zu wenig Schlaf" in der Regel auf weniger als 7 Stunden pro Nacht, während „zu viel Schlaf" mehr als 9 Stunden bedeutet.

Schlafmangel macht hungrig

Eine umfangreiche Studie bringt ans Licht, dass eine Reduzierung der Schlafdauer tatsächlich zu einer Gewichtszunahme führen kann. In einem faszinierenden Experiment wurden mehrere Männer für einige Tage in ein Forschungslabor eingeladen. Trotz eingeschränkter Freiheit, ohne die Möglichkeit, die Einrichtung zu verlassen oder Sport zu treiben, mangelte es ihnen nicht an Komfort: Ihnen standen ein Fernseher und ihre Smartphones zur Verfügung.

Während des Experiments hatten die Teilnehmer:innen jederzeit Zugang zu einem wohl bestückten Kühlschrank in ihrem Zimmer. Alle Speisen und Getränke waren genau portioniert und kalorisch bewertet, sodass die Forschungsleitung stets den Überblick über die aufgenommene Kalorienmenge behielt. Bei normalem Schlafverhalten – etwa acht Stunden pro Nacht – entsprach die Kalorienaufnahme der Teilnehmer:innen den Erwartungen und ihrem üblichen Verbrauch. Die Situation änderte sich jedoch dramatisch mit der Einführung von Schlafentzug. Die Studienteilnehmer:innen erhöhten ihre Kalorienaufnahme um beeindruckende 22 %, wobei sie ebenfalls häufiger zu ungesünderen Snackoptionen griffen. Dieses Phänomen wurde durch die reduzierte Schlafdauer ausgelöst, wobei die Teilnehmer:innen nach nur fünf Stunden Schlaf geweckt wurden. Das repräsentiert eine „schlechte Nacht", die alle einmal haben. Nach Nächten, in denen man nicht ausreichend Ruhe findet und sich nicht gut erholt fühlt, verspüren viele Menschen einen gesteigerten Appetit. Dieses Experiment unterstreicht die Bedeutung von ausreichendem Schlaf für die Regulierung des Gewichts.

Schlaf-Rhythmus und Herzkreislaufgesundheit

Wissenschaftliche Forschung beschreibt ein eindeutiges Bild, dass die innere Uhr des Körpers eine wesentliche Rolle für die Gesundheit des Herzens und der Blutgefäße spielt. Einer der bemerkenswertesten Aspekte ist, dass eine Störung des zirkadianen Rhythmus das Risiko für Herzkreislauferkrankungen signifikant erhöht. Stellen Sie sich vor, Ihr Herz und Ihre Blutgefäße wären Tänzer, die sich nach der Musik Ihrer inneren Uhr bewegen. Wenn diese Musik – dieser zirkadiane Rhythmus – aus dem Takt gerät, kann dies zu einer Disharmonie in diesem Tanz führen, was sich in Form von Herzkreislaufproblemen manifestiert.

Besonders alarmierend ist, dass solche Rhythmusstörungen das Risiko für schwerwiegende Ereignisse wie Schlaganfälle und Herzinfarkte erhöhen können. Forschungen zeigen, dass Menschen, deren zirkadianer Rhythmus gestört ist, eine höhere Wahrscheinlichkeit für solche kritischen Ereignisse haben. Das Herz ist unter dem Einfluss eines unregelmäßigen Rhythmus anfälliger für Probleme. Eine weitere bedeutsame Erkenntnis ist, dass die Heilung nach einem Herzinfarkt durch eine gestörte innere Uhr stark beeinträchtigt werden kann. Also kann die Genesung nach einem solchen Ereignis langsamer und schwieriger sein.

Diese Erkenntnisse unterstreichen, wie wichtig es ist, den zirkadianen Rhythmus zu schützen und zu pflegen. Ein regelmäßiger und gesunder Schlaf-Wach-Zyklus ist nicht nur für das allgemeine Wohlbefinden wichtig, sondern auch ein entscheidender Faktor für die Gesundheit des Herzens.

Biologisch im Rhythmus für eine rasche Heilung

Eine wichtige Dimension ist die Rolle des zirkadianen Rhythmus in der Krankheitsbekämpfung und Heilung. In einer Studie aus dem Jahr 2015 stellten Forscher fest, dass eine durch kritische Krankheiten verursachte Störung des zirkadianen Rhythmus zu einem erhöhten Infektionsrisiko führt. Dies ist besonders relevant, da eine funktionierende innere Uhr eine entscheidende Rolle für ein effektives Immunsystem spielt. Eine Desynchronisation dieses Rhythmus' kann somit die körpereigene Abwehr schwächen und anfälliger für Infektionen machen. Darüber hinaus führt die Studie aus, dass eine Störung des zirkadianen Rhythmus die Schwere der Krankheitssymptome verstärkt. Dies bedeutet, dass Patienten mit einem gestörten Schlaf-Wach-Zyklus nicht nur anfälliger für Krankheiten sind, sondern auch schwerere Symptome erfahren können. Dies kann den Heilungsprozess verlangsamen und eine größere Herausforderung für das Gesundheitssystem darstellen. Am bedeutsamsten ist vielleicht der Befund, dass eine solche Störung zu einer erhöhten Morbidität und Mortalität, also gesteigerten Krankheits- und Sterbefällen, führt. Dies unterstreicht, wie entscheidend ein geregelter zirkadianer Rhythmus für die Aufrechterhaltung der Gesundheit und die erfolgreiche Bewältigung von Krankheiten ist. Es zeigt, dass die Pflege dieser inneren Uhr nicht nur für die Vorbeugung von Krankheiten, sondern auch für eine effektive Heilung und Genesung von entscheidender Bedeutung ist.

Regelmäßige Schlafzeiten erhöhen die gesunde Lebenserwartung

Eine beeindruckende Untersuchung, die im letzten Jahr im renommierten Fachjournal *Sleep* veröffentlicht wurde, hebt hervor, dass nicht allein die Schlafdauer, sondern auch die Regelmäßigkeit des Schlafes wesentlich für die Gesundheit ist. Die Wissenschaftler:innen analysierten eine unglaubliche Datenmenge von 60.977 Teilnehmer:innen und zeigten auf, dass Menschen mit konsistenten Schlafgewohnheiten ein signifikant niedrigeres Risiko für Gesamtmortalität, Krebssterblichkeit sowie kardiometabolische Mortalität aufweisen. Im Klartext: Ein konstanter Schlaf-Wach-Rhythmus könnte der Schlüssel zu einem längeren, gesünderen Leben sein.

Diese Ergebnisse sollten als Aufruf zum Handeln für jeden verstanden werden. Der Wert von Schlaf wird oft unterschätzt, doch die Erkenntnisse dieser Studie zeigen, dass regelmäßige Schlafzeiten zu den effektivsten Methoden zählen, um die Gesundheit und Lebensdauer zu verbessern. Das Einhalten fester Zeiten für das Aufstehen am Morgen und das Zubettgehen am Abend erweist sich als einer der effektivsten Ansätze, um langfristig gesund zu bleiben.

Von Eulen und Lerchen

Natürlich gibt es unterschiedliche Schlaftypen, die zeigen, dass nicht jeder Mensch dem gleichen Schlafmuster folgt. Bekannt sind vor allem die Typen „Eule", „Lerche" und der „normale" Schlaftyp. „Eulen" sind Menschen, die abends länger wach bleiben und morgens später aufstehen, während „Lerchen" früh zu Bett gehen und früh aufwachen. Der „normale" Schlaftyp liegt irgendwo dazwischen. Diese Unterschiede in den Schlafrhythmen sind teilweise genetisch bedingt und beeinflussen, wann eine Person am leistungsfähigsten ist. Es ist wichtig, dass jeder seinen individuellen Schlafrhythmus erkennt und respektiert, um optimale Ruhe und Leistungsfähigkeit zu erreichen.

Der Lerchen-Typus, oft auch als *Morgentyp* bezeichnet, steht typischerweise sehr früh am Morgen auf, oft schon mit oder vor Sonnenaufgang. Diese Menschen sind in den frühen Morgenstunden besonders produktiv und energiegeladen und erreichen ihr Leistungshoch meist am frühen Vormittag. Nachmittags beginnt ihre Energie und Aufmerksamkeit dann allmählich nachzulassen. Lerchen neigen dazu, am frühen Abend müde zu werden und bevorzugen es, früh ins Bett zu gehen, oft schon vor 21 Uhr. Ihre Schlafgewohnheiten sind stark mit dem Tageslicht-Zyklus synchronisiert, wodurch sie morgens natürlich und oft ohne Wecker aufwachen.

Der normale Schlaftyp, oft auch als *mittlerer Chronotyp* bezeichnet, folgt einem ausgewogenen Schlafmuster, das zwischen dem frühen Aufstehen der Lerchen und dem späten Zu-Bett-Gehen der Eulen liegt. Personen dieses Typs wachen in der Regel morgens meistens zwischen 6 und 8 Uhr auf. Ihr Leistungshoch erreichen sie üblicherweise am späten Vormittag bis frühen Nachmittag. Im Laufe des Nachmittags beginnt ihre Energie allmählich nachzulassen, bleibt aber bis zum frühen Abend relativ stabil. Normal-Typen neigen dazu, sich gegen 22 bis 23 Uhr bereit fürs Bett zu fühlen. Ihr Schlaf-Wach-Rhythmus ist gut an den typischen Arbeits- und Lebensalltag angepasst, was ihnen ermöglicht, sowohl morgendliche als auch abendliche Aktivitäten ohne größere Herausforderungen zu bewältigen. Man schätzt, dass über 50 % der Menschen zum normalen Schlaftypus zählen, der somit den häufigsten Chronotyp in der Bevölkerung darstellt.

Der Eulentypus, oft auch als *Abendtyp* bezeichnet, hat die Tendenz, abends länger wach zu bleiben und morgens später aufzustehen. Diese Menschen erreichen ihr Leistungshoch typischerweise am späten Nachmittag oder Abend und fühlen sich erst in den Abendstunden richtig energiegeladen und produktiv. Am Morgen fällt es Eulen schwer, früh aufzustehen, und sie sind oft nicht vor dem späten Vormittag voll leistungsfähig. Ihr Wunsch, ins Bett zu gehen, stellt sich meist erst spät in der Nacht ein, oft nach Mitternacht. Eulen passen sich häufig weniger gut an die traditionellen Arbeitszeiten an, die einen früheren Start am Morgen erfordern.

Die Verwendung des Begriffs „Normal-Typus" im Zusammenhang mit Schlafmustern ist tatsächlich etwas unfair, da es suggeriert, dass andere Schlaftypen weniger normal oder akzeptabel wären. Tatsächlich variiert der Schlaf-Wach-Rhythmus eines Menschen über sein ganzes Leben hinweg und passt sich verschiedenen Lebensphasen und biologischen Veränderungen an. Zum Beispiel neigen Babys zu unregelmäßigen Schlafmustern, während Jugendliche oft einen kurzzeitigen Eulen-Rhythmus entwickeln, indem sie später einschlafen und morgens Schwierigkeiten haben, früh aufzustehen. Dies ist vollkommen normal, kann aber für Eltern frustrierend sein, da sie möglicherweise nicht über diese biologische Norm informiert sind. Im Alter wiederum verschiebt sich der Rhythmus häufig in Richtung eines früheren Einschlafens und Aufwachens. Es ist wichtig, alle Schlaf-Wach-Muster als normal anzusehen und zu respektieren, da sie von genetischen, biologischen, umweltbedingten und lebensstilspezifischen Faktoren abhängen und sich im Laufe des Lebens eines Menschen verändern.

Stellen Sie sich eine einfache Veränderung vor, die die Leistungsfähigkeit und das Wohlbefinden von Jugendlichen in Schulen signifikant verbessern könnte: späterer Schulbeginn. Eine faszinierende Studie hat gezeigt, dass das Verschieben des morgendlichen Schulbeginns um nur 25 bis 60 Minuten erstaunliche Auswirkungen haben kann. Jugendliche, die von dieser Veränderung profitierten, konnten pro Nacht bis zu 77 Minuten länger schlafen. Dies führte nicht nur zu weniger Tagesschläfrigkeit und einem geringeren Koffeinkonsum, sondern auch zu einer Reduzierung von Depressionssymptomen und besseren Noten. Zudem kamen die Schüler seltener zu spät zum Unterricht und hatten weniger Mühe, während des Schultages wach zu bleiben. Diese Ergebnisse beleuchten die enorme Bedeutung des Schlafs für die geistige und körperliche Gesundheit von Jugendlichen und betonen, wie eine scheinbar kleine Anpassung im Schulalltag weitreichende positive Auswirkungen haben kann. Es ist ein eindrucksvoller Hinweis darauf, dass die Berücksichtigung des natürlichen Schlafbedürfnisses von Jugendlichen nicht nur ihr Wohlbefinden steigern, sondern auch ihre akadmische Leistungsfähigkeit verbessern kann.

Ein Blick in den Sport

Schlaf und sportliche Leistungsfähigkeit sind eng miteinander verknüpft. In einem Sportumfeld, wo jeder kleine Vorteil zählt und die Suche nach Leistungssteigerung ständig im Vordergrund steht, wird oft ein entscheidender Faktor übersehen: der Schlaf. Schlaf ist nicht nur eine grundlegende menschliche Notwendigkeit, sondern auch ein mächtiges Werkzeug für die Optimierung der sportlichen Leistung. Erkunden wir kurz die vielschichtigen Wege, auf denen Schlaf die körperliche und geistige Leistungsfähigkeit von Athlet:innen beeinflusst, von der Verbesserung der kognitiven Funktionen bis hin zur Unterstützung der körperlichen Erholung und Regeneration. Wenn wir neueste Forschungsergebnisse heranziehen, wird deutlich, wie tiefgreifend Schlaf auf den sportlichen Erfolg Einfluss nimmt und warum er in der Routine von Sportlern eine zentrale Rolle spielen sollte.

Es ist verständlich, dass ein Mensch, der seinem Körper regelmäßig hohe sportliche Leistungen abverlangt, einen entsprechend hohen Bedarf an qualitativ hochwertigem Schlaf hat. Dies gilt insbesondere für Elite-Athlet:innen, deren Schlafbedürfnisse in der Regel über dem Durchschnitt liegen. Forschungsergebnisse der *Central Queensland University* in Australien zeigen, dass Elite-Athlet:innen durchschnittlich 8,3 Stunden Schlaf benötigen, um sich ausgeruht zu fühlen. Die Forschungsarbeit aus dem Jahr 2021 zeigt jedoch, dass sie tatsächlich nur etwa 6,7 Stunden Schlaf pro Nacht erreichen, was zu einem erheblichen Schlafdefizit von etwa 96 Minuten führt. Bemerkenswert ist, dass nur 3 % der untersuchten Athlet:innen ihren selbst eingeschätzten Schlafbedarf erreichen, während 71 % um eine Stunde oder mehr darunter liegen. Dieses Defizit kann gravierende Auswirkungen auf die Erholung, die Leistungsfähigkeit und das allgemeine Wohlbefinden der Sportler:innen haben, was die Bedeutung einer gezielten Schlafstrategie unterstreicht, um optimale sportliche Ergebnisse zu erzielen.

In der Welt des Basketballs wurde ein faszinierendes und aufschlussreiches Experiment durchgeführt. Die Aufgabe war simpel: mehr Schlaf. Den Spieler:innen wurde vorgegeben, ihre im Bett verbrachte Zeit von 7 auf 10 Stunden zu erhöhen. Das führte über einen Zeitraum von 5 bis 7 Wochen zu einer deutlichen Verbesserung der sportlichen Leistung. Durchschnittlich schliefen die Spieler:innen 8,5 statt zuvor 6,6 Stunden pro Nacht, was die gemessene Sprintzeit von 16,2 auf 15,5 Sekunden verbesserte. Zusätzlich stieg ihre Treffsicherheit bei einfachen Würfen und Drei-Punkte-Würfen um mehr als 9 %. Neben der schnelleren Reaktionszeit und einer besseren Laune, berichteten die Spieler von einer um 80 % reduzierten subjektiven Müdigkeit, was die Bedeutung von ausreichend Schlaf für die sportliche Performance unterstreicht.

Zu ähnlichen Ergebnissen kam man in einem Experiment im Sport Tennis. In einer Studie mit Tennisspieler:innen, die ihre Schlafzeit über eine Woche von durchschnittlich 7,14 auf 8,85 Stunden pro Nacht erhöhten, was ungefähr einem zusätzlichen Schlafzyklus entspricht, wurden signifikante Verbesserungen beobachtet. Die subjektive Müdigkeit der Spieler:innen nahm ab, und ihre Aufschlaggenauigkeit verbesserte sich im Durchschnitt um beeindruckende 14,3 %. Die Verbesserung der Präzision in so einem signifikanten Ausmaß kann auf einem hohen Spiellevel den Kampf um die Spitze entscheiden. Diese Daten verdeutlichen den positiven Einfluss von ausreichend Schlaf auf die sportliche Präzision und das Wohlbefinden von Athlet:innen.

Auch Experimente im Ausdauersport konnten diese Entwicklungen bestätigen. Beispielsweise im Radsport oder Triathlon. In einer Studie mit neun Athlet:innen, die einen hohen VO2max-Wert aufwiesen, also als *Fortgeschritten* galten, führte eine Schlaf-Einschränkung von 1 ½ bis 2 ½ Stunden zu einer Leistungsreduktion um 3 %! Besonders bemerkenswert war, dass der Leistungsabfall am zweiten und vierten Tag am stärksten war. Im Gegensatz dazu bewirkte eine Schlafverlängerung um 1 ½ bis 2 Stunden vom Basiswert eine Leistungssteigerung von ebenfalls 3 %, was die Bedeutung einer angemessenen Schlafdauer für die Aufrechterhaltung und Verbesserung der sportlichen Ausdauerleistung hervorhebt.

Schlafbedarf ist individuell

Der individuelle Schlafbedarf kann auch im Spitzensport natürlich stark variieren. Der Hauptteil der Athlet:innen, wie Rafael Nadal oder Venus Williams, liegen mit ihrem Schlaf im Mittelfeld von 8-9 Stunden pro Tag und Nacht. Professionelle Athleten wie Aleksandar Rakić, Roger Federer und LeBron James sind dafür bekannt, dass sie überdurchschnittlich viel Wert auf ihren Schlaf legen und oft 10 Stunden oder mehr pro Tag schlafen, um ihre maximale Erholung und Leistungsfähigkeit zu gewährleisten. Insbesondere in einem intensiven Trainingslager erhöhen sie ihre Schlafzeiten durch ausgedehnte Powernaps oder längeren Nachtschlaf. Diese ausgedehnten Schlafzeiten unterstützen nicht nur die physische Erholung nach intensiven Trainingseinheiten und Wettkämpfen, sondern auch die kognitive Funktion und das mentale Gleichgewicht, die für strategische Spiele und die mentale Stärke während des Wettbewerbs entscheidend sind.

Aber es gibt auch starke Ausreißer in die andere Richtung. Der erfolgreichste Golfer aller Zeiten, Tiger Woods, ist bekannt dafür, dass er überraschend wenig schläft und typischerweise mit nur etwa 4-5 Stunden pro Nacht auskommt. Trotz dieser minimalen Schlafdauer beginnt er seinen Tag früh und zeigt damit seine unglaubliche Disziplin und Hingabe zu seinem Sport. Er ist ein Beispiel für Menschen, die genetisch bedingt mit weniger Schlaf auskommen, als im Durchschnitt erforderlich ist. Nur ein kleiner Prozentsatz der Bevölkerung, vielleicht 1 % bis 3 %, sind sogenannte „natürliche Kurzschläfer", die nur vier bis sechs Stunden Schlaf pro Nacht benötigen, um sich vollständig erholt zu fühlen. Sie sind oft schlanker als der Durchschnitt, optimistischer, psychisch widerstandsfähiger, haben eine höhere Schmerztoleranz und sind sogar gegen Jetlag immun. Mutationen in ihrer Genetik sind mit dieser Fähigkeit zu kurzem Schlaf verbunden.

Die genannten Beispiele aus dem Leistungssport illustrieren, wie Spitzenathleten Schlaf als Teil ihres Trainingsregimes einsetzen. Während die meisten Menschen mit den alltäglichen Anforderungen des Lebens jonglieren und daher möglicherweise nicht immer die ideale Schlafdauer erreichen, nehmen sich die meisten Profi-Athlet:innen bewusst Zeit für ausreichenden Schlaf, um ihre Leistungsfähigkeit zu optimieren und eine längere erfolgreiche Karriere im Sport zu ermöglichen.

Beste Freunde: Sport und guter Schlaf

Die enge Verbindung zwischen regelmäßiger sportlicher Betätigung und verbesserter Schlafqualität ist ein faszinierendes Phänomen. Wenn wir Sport treiben, steigert dies nicht nur unsere körperliche Fitness und verbessert unsere Stimmung, sondern beeinflusst auch direkt unseren Schlaf. Der Schlüssel dazu liegt in einem kleinen Molekül namens Adenosin, einem Nebenprodukt des Energiestoffwechsels in unseren Zellen.

Während intensiver körperlicher Aktivität verbrauchen unsere Muskeln Adenosintriphosphat (ATP), die primäre Energiequelle unseres Körpers. Dieser Prozess führt zur Anhäufung von Adenosin im Gehirn, dem Signalstoff, der den Schlafdruck erzeugt. Je aktiver wir sind, desto mehr ATP wird verbraucht und umso mehr Adenosin sammelt sich an. Dieses Adenosin bindet an spezifische Rezeptoren im Gehirn und signalisiert unserem Körper, dass es Zeit ist, sich zu erholen und zu regenerieren – und das bedeutet Schlaf.

Interessanterweise wirkt sich regelmäßige körperliche Betätigung nicht nur auf die Menge des Schlafes aus, sondern auch auf seine Qualität. Menschen, die regelmäßig Sport treiben, berichten oft von einem tiefen und erholsamen Schlaf. Dies könnte darauf zurückzuführen sein, dass der durch Sport erhöhte Adenosinspiegel zu einem festeren und ununterbrochenen Schlaf führt. Es ist jedoch wichtig, das Timing zu beachten. Sportliche Betätigung direkt vor dem Schlafengehen kann aufgrund der anregenden Wirkung, der Aktivierung des sympathischen Nervensystems und der erhöhten Körpertemperatur kontraproduktiv sein. Ideal ist es, den Sport einige Stunden vor dem Schlafengehen zu beenden, um dem Körper Zeit zu geben, sich zu beruhigen und in den Entspannungsmodus zu wechseln. Zusammengefasst ist Sport ein mächtiger Verbündeter für guten Schlaf. Durch die Erhöhung des Adenosinspiegels im Gehirn hilft regelmäßige Bewegung, den natürlichen Schlafdruck zu erhöhen und die Schlafqualität zu verbessern. Es ist eine wunderbare Synergie, die zeigt, wie eng unser körperliches Wohlbefinden mit unserem Schlaf verbunden ist.

Kann man Schlaf messen?

Es stehen zahlreiche Methoden zur Verfügung, um den eigenen Schlaf zu messen, wobei einige natürlich aufwendiger oder genauer sind als andere. Es kann faszinierend sein, sich mit den eigenen Schlafdaten zu befassen und festzustellen, ob die Qualität des Schlafs gut ist. Schauen wir uns die wichtigsten Messmethoden sowohl für den Einsatz im Labor als auch für zu Hause an.

Der Goldstandard

Die Polysomnographie (PSG) gilt als Goldstandard zur objektiven Messung von Schlaf. Sie erfasst eine Vielzahl von physiologischen Daten, darunter die Gehirnwellen (mittels Elektroenzephalogramm), die Augenbewegungen (Elektrookulogramm), die Muskelaktivität (Elektromyogramm), den Herzrhythmus (Elektrokardiogramm), die Atmung und die Sauerstoffsättigung des Blutes. Diese umfassenden Messungen ermöglichen eine detaillierte Analyse verschiedener Schlafstadien und der Schlafarchitektur. Die PSG wird typischerweise in einem speziell ausgestatteten Schlaflabor durchgeführt und erfordert Fachpersonal zur Überwachung und Analyse der Daten. Aufgrund ihrer Komplexität und der benötigten Ausrüstung ist sie allerdings aufwendig und kostenintensiv.

Mobiles Schlaftracking

In der Welt der Schlafforschung ist die Polysomnographie (PSG) zwar nach wie vor der Maßstab, doch die Fortschritte in der Technologie haben es uns ermöglicht, unseren Schlaf auch in den eigenen vier Wänden mit beeindruckender Genauigkeit zu überwachen. Heutzutage ist es relativ einfach und bequem geworden, Schlafmuster zu Hause zu messen, ohne dabei auf große Investitionen oder komplizierte Apparaturen angewiesen zu sein.

Geräte wie Wearables, Smartwatches und Fitness-Tracker, die am Handgelenk getragen werden, nutzen Bewegungssensoren und Herzfrequenzmessungen, um uns Einblicke in unseren Schlaf zu geben. Sie analysieren, wie lange wir schlafen, in welchen Phasen wir uns befinden und wie ruhig oder unruhig unser Schlaf ist. Sogar unsere Herzfrequenzvariabilität (HRV) kann damit im Schlaf gemessen werden, was uns tiefergehende Informationen über unsere Erholung und das aktuelle Stresslevel bietet. Einige dieser Geräte gehen sogar so weit, unsere Atemfrequenz zu überwachen, was uns hilft, potenzielle Schlafstörungen wie Schlafapnoe zu erkennen. All diese Daten fließen zusammen in eine umfassende Bewertung unserer Schlafqualität – oft dargestellt als Score oder Grafik, die uns zeigt, wie gut wir wirklich schlafen. Diese Technologien bieten uns nicht nur eine Momentaufnahme einer einzelnen Nacht, sondern zeichnen Trends und Muster in unseren Schlafgewohnheiten über längere Zeiträume auf. So werden sie zu einem mächtigen Werkzeug, um unseren Schlaf besser zu verstehen und zu optimieren. Zu den beliebtesten Produkten auf dem Markt zählen das Whoop Handgelenksband, der Oura Fingerring und verschiedene Smartwatches. Es ist jedoch ratsam, die Entscheidung, ob man eine Smartwatch während des Schlafes am Handgelenk trägt, sorgfältig zu überdenken.

Obwohl diese Methoden nicht die gleiche Präzision wie die Polysomnographie bieten, stellen sie doch eine praktikable und kostengünstige Alternative dar, um grundlegende Einblicke in unsere Schlafqualität und -dauer zu gewinnen. Diese Innovationen in der Schlafüberwachungstechnologie ermöglichen es uns, unseren Schlaf nicht nur zu beobachten, sondern auch aktiv zu gestalten und zu verbessern. Sie ergänzen die traditionellen Methoden der Schlafforschung und bieten uns wertvolle Werkzeuge, um unsere Gesundheit und unser Wohlbefinden im Auge zu behalten.

Einfache Selbsttests

Aber um den eigenen Schlaf qualitativ zu beurteilen, sind nicht zwingend ein elektronisches Gerät und eine App notwendig. Einfache Selbsttests können schon einen grundlegenden Überblick über die Schlafqualität schaffen. Drei Varianten werden wir uns hier ansehen:

1. *Likert-Skala*:
   Sie können relativ einfach jeden Morgen Ihren Schlaf nach einem Punktesystem von 0-10 bewerten und so einschätzen, wo Sie stehen und wohin Sie sich entwickeln. Eine Null wäre in diesem Zusammenhang eine furchtbare Nacht ohne jeglichen Schlaf und Erholung. Eine Zehn hingegen ist eine der besten Nächte. Schnell eingeschlafen, nicht merkbar aufgewacht und morgens fühlen Sie sich körperlich und kognitiv fit. Natürlich wird sich der Durchschnitt

der Nächte im oberen Drittel befinden. Hoffentlich! Regelmäßig den Schlaf mit einer 7-8 zu bewerten, kann ein zufriedenstellendes Ziel sein. Diese 10 Punkte Skala ist eine gute Möglichkeit ein Schlaftagebuch zu führen, um die qualitative Entwicklung des Schlafes zu dokumentieren.

2. *Die 507X Formel*:
Etwas genauer nimmt es die seit langer Zeit bereits beliebte 507X Formel. Diese sagt aus, dass wir in etwa 5min vom Löschen des Lichtes brauchen bis wir einschlafen. Null mal pro Nacht aufwachen. Rund 7 Stunden schlafen und X bedeutet, dass wir sofort einsatzbereit nach dem Aufwachen sind. Nehmen Sie solche Tipps nicht zu ernst. Wenn Sie 10 min benötigen um einzuschlafen, oder einmal pro Nacht auf die Toilette müssen, dann ist das auch in Ordnung.

3. *PSQI Test*:
Die dritte Möglichkeit ist die Nutzung des PSQI Tests, den *Pittsburgh Sleep Quality Index*. Dieser Test wurde von Schlafforscher:innen entwickelt und wird seit langer Zeit in Studien genutzt, in denen aufgrund der hohen Anzahl oder physischen Verfügbarkeit der Proband:innen der Einsatz einer Polysomnographie bzw. eines Schlaflabors nicht möglich ist. Der Fragebogen umfasst 19 Selbstbeurteilungsfragen und 5 Fragen, die von einem Bettpartner oder Mitbewohner beantwortet werden können. Er deckt verschiedene Aspekte des Schlafs ab, darunter Einschlafzeit, Schlafdauer, Schlafqualität, Schlafstörungen, Nutzung von Schlafmedikamenten und Tagesmüdigkeit. Der PSQI ist ein nützliches Werkzeug in der klinischen Praxis und Forschung, um Schlafstörungen zu identifizieren und den Schlaf über einen längeren Zeitraum aus der Ferne zu überwachen. Auch im Heimgebrauch ist es ein sinnvolles Werkzeug, dass Sie immer wieder einsetzen können, um die Entwicklung zu beurteilen. Den PSQI Test zum Selbstcheck finden Sie unter:
`www.richardstaudner.at/schlafcheck`.

Wenn Sie der Meinung sind, dass Ihre nächtliche Erholung nicht optimal ist, dann nutzen Sie diese verschiedenen Möglichkeiten, um Ihre Schlafqualität besser beurteilen zu können.

Die Kunst des Power Naps – Mehr als nur ein Kurzschlaf

Wenn man über Schlaf spricht, darf die Praxis des Power Nappings natürlich nicht fehlen. Während in vielen Kulturen das kurze Nickerchen am Tag eine lange Tradition und hohe Akzeptanz genießt, steht der deutschsprachige Raum dieser Form der Ruhepause noch etwas zurückhaltend gegenüber. In südlichen Ländern wie Spanien ist die *Siesta* ein fester Bestandteil des Tagesablaufs. Sie bietet eine willkommene Auszeit während der heißesten Stunden des Tages und ermöglicht es den Menschen, mit neuer Energie in den Nachmittag zu starten. In Japan hat das sogenannte *Inemuri*, das öffentliche Nickerchen, eine lange Tradition. Es wird als Zeichen hoher Arbeitsmoral und Engagement interpretiert – ein kurzer Schlaf zur Regeneration, um danach umso produktiver zu sein.

Im deutschsprachigen Raum hingegen herrscht oftmals die Vorstellung, dass tagsüber zu schlafen ein Zeichen von Faulheit oder mangelnder Leistungsfähigkeit sei. Diese Haltung beginnt sich jedoch langsam zu wandeln. Mit dem wachsenden Bewusstsein für die Bedeutung von Erholung und effizientem Energiemanagement rückt das Power Napping auch hierzulande in ein positiveres Licht. Zumindest in den USA haben in den letzten Jahren immer mehr Unternehmen die Vorteile des Power Nappings erkannt und beginnen, Ruheräume oder Schlafkojen für kurze Schlafphasen der Mitarbeiter:innen einzurichten. Diese sind oft mit bequemen Liegen, beruhigender Beleuchtung und Schallisolierung ausgestattet, um eine entspannende Umgebung zu schaffen. Schlafmasken und Gehörschutz sind einfache und wirksame Mittel, selbst bei hellem Licht kurz zu schlafen. Das Power Napping am Arbeitsplatz wird zunehmend als wichtiger Bestandteil des Gesundheitsmanagements angesehen. Mitarbeiter:innen werden dadurch nicht nur produktiver, auch ihr Wohlbefinden wird gesteigert.

Die perfekte länge für einen Nap

Power Napping ist weit mehr als nur ein kurzer Schlaf. Richtig angewendet, reduziert es Stress und verbessert maßgeblich das Wohlbefinden, die geistige Klarheit und die körperliche Erholung. Forschungen zeigen, dass ein kurzes Nickerchen von 15-30 Minuten die ideale Länge hat, um die Vorteile eines erholsamen Schlafs zu nutzen, ohne in tiefere Schlafphasen einzutauchen. Dieser kurze Schlaf verbessert die kognitive Leistungsfähigkeit, erhöht die Aufmerksamkeit und Konzentrationsfähigkeit und stärkt das Gedächtnis. Der klassische Nap macht uns bereit für die zweite Runde im Berufsalltag und schafft eine höhere Mitarbeiterzufriedenheit.

Hingegen kann ein Nickerchen von 60 Minuten kontraproduktiv sein, da man in diesem Zeitraum in die Tiefschlafphase geraten kann. Das Aufwachen aus dieser Phase führt oft zu Trägheit und Desorientierung, einem Phänomen, das als Schlaftrunkenheit bekannt ist. Es kann eine Weile dauern, bis der Körper und Geist wieder voll leistungsfähig sind. Ein Nickerchen von 90 Minuten umfasst hingegen einen vollständigen Schlafzyklus, einschließlich der leichten Schlafphase, des Tiefschlafs und des REM-Schlafs. Dies kann besonders vorteilhaft sein, um kreative Problemlösungsfähigkeiten zu fördern und das emotionale Gleichgewicht zu unterstützen, da in diesem Zyklus auch Träume vorkommen.

Insbesondere Sportler:innen profitieren von dieser Schlaflänge, da sich auch ihr Körper von der Belastung eines Trainings erholen kann. Entweder wählt man einen kurzen Powernap von etwa 20 Minuten oder einen kompletten 90-minütigen Schlafzyklus, je nach Möglichkeiten und Ziel.

Die „4 L Regel"

Versuchen Sie, Ihren gesunden und natürlichen zirkadianen Rhythmus zu bewahren, um Ihrem Körper maximale Energie zu verleihen. Nutzen Sie dazu die Kraft des Lichts im Alltag und setzen Sie sowohl Sonnenlicht als auch Kunstlicht gezielt ein.

Morgens: Viel Licht! Setzen Sie auf Sonnenlicht oder Kunstlicht, besonders im Winter, um die Produktion von Adenosin anzuregen und aktiv zu werden.

Tagsüber: Viel Licht! Bleiben Sie aktiv und gesund, indem Sie besonders im Alltag auf Sonnenlicht setzen.

Abends: Wenig Licht! Vermeiden Sie in den letzten zwei Stunden vor dem Schlafengehen grelle Lichtquellen im Innenraum sowie die Nutzung von Smartphones und Tablets. Diese

Belichtung hemmt die Produktion von Melatonin und kann das Einschlafen erschweren sowie die Schlafqualität beeinträchtigen. Verwenden Sie eine Blaulicht-Filterbrille, wenn Sie Ihren Laptop oder Fernseher nutzen.

Nachts: Kein Licht! Verdunkeln Sie Ihr Schlafzimmer so gut wie möglich, denn jede Lichtquelle kann den Schlaf stören.

Der Morgen

— Gesunde Routinen sind der Schlüssel zu einem ausgeglichenen Leben. Sie sorgen für einen regelmäßigen Rhythmus, verbessern unseren Schlaf und steigern unsere Energie. Ein fester Tagesablauf, vor allem ein konstantes Aufwachen und Zu-Bett-Gehen bringt unsere innere Uhr in Einklang und fördert so Wohlbefinden und Leistungsfähigkeit. Kurz gesagt, einfache, wiederkehrende Gewohnheiten können unsere Lebensqualität erheblich verbessern.

— Es ist nicht notwendig, sofort nach dem ersten Wecker aufzuspringen, aber vermeiden Sie es, die Snooze-Taste mehr als einmal zu verwenden. Mehrmaliges Aufwachen zwischen den Weckerläuten kann den Start in den Tag erheblich beeinträchtigen. Öffnen Sie sofort die verdunkelten Vorhänge und idealerweise auch das Fenster, um Licht und frische Luft hereinzulassen. Machen Sie sich kurz durch einfache Bewegungen wie Armkreisen, Zehenberühren oder leichtes Wippen im Stehen aktiv. Dies sendet ein Signal der Aktivität an Ihren Körper und ermöglicht einen stärkeren und aktiveren Start in den Tag.

Der Abend

— Um den Schlaf nicht durch Verdauungsprobleme zu stören, ist es ratsam, 2-3 Stunden vor dem Zubettgehen mit dem Essen fertig zu sein. Vermeiden Sie schwere und fettreiche Speisen, die die Verdauung zusätzlich belasten und Ihren Schlaf stören könnten. Scharfes Essen, Alkohol und einige Medikamente können nächtliches Sodbrennen verursachen, also achten Sie darauf. Obwohl Alkohol möglicherweise das Einschlafen erleichtert, beeinträchtigt er die Schlafqualität und verringert die Erholung. Dies zeigt Ihnen auch Ihr Schlaftracker. Gleiches gilt für THC und Schlafmittel. Die Verstoffwechselung von Kaffee oder Koffein variiert je nach genetischer Veranlagung und individueller Gewöhnung und kann zwischen 3 und 15 Stunden dauern. Falls Sie unsicher sind, wie schnell Ihr Körper Koffein verarbeitet, empfiehlt es sich, nach 15 Uhr kein Koffein mehr zu sich zu nehmen, um Ihren Schlaf nicht zu stören.

— Entspannung und Ruhe am Abend sind wesentliche Vorbereitungen für einen gesunden Schlaf. Anstatt nervenaufreibende Reels auf Instagram oder Actionserien auf Netflix zu schauen, können beruhigende Musik, ein Podcast oder Lesen dazu beitragen, sich auf den Schlaf vorzubereiten. Auch anregende Diskussionen sind jetzt fehl am Platz. Stattdessen ist es besser, liebevolle Zweisamkeit zu genießen, vielleicht mit Hautkontakt, um das Kuschel- und Partnerschaftshormon Oxytocin zu produzieren. Das hilft auf jeden Fall, den Schlaf zu verbessern.

— Wir wissen, dass Sport großartig ist, um Adenosin freizusetzen und unseren Schlafrhythmus zu regulieren. Allerdings sollten Sie darauf achten, dass Sie spät abends nicht zu intensiv trainieren, da Sie dies möglicherweise für die Nacht wieder vollständig aktiviert und das Einschlafen erschwert.

Das Schlafzimmer

— Das Schlafzimmer sollte ein Rückzugsort der Ruhe und Entspannung sein, um eine optimale Schlafumgebung zu gewährleisten. Es sollte nicht als Teil des Homeoffice dienen. Lassen Sie Laptop und Arbeitsunterlagen außerhalb des Schlafbereichs, insbesondere fern vom Bett. Arbeitsunterlagen im Schlafzimmer können dazu führen, dass das Gehirn Schwierigkeiten hat, sich vom Tagesgeschehen zu lösen. Dies kann die Qualität des Schlafes beeinträchtigen, da Sorgen und Gedanken an die Arbeit mit in den Schlaf genommen werden. Indem Sie klare Grenzen zwischen Arbeits- und Ruhebereich ziehen, helfen Sie Ihrem Geist, sich auf die Nachtruhe einzustellen und fördern so einen tiefen, erholsamen Schlaf.

— Sorgen Sie für absolute Dunkelheit in Ihrem Schlafzimmer. Nutzen Sie Verdunkelungsvorhänge oder eine Schlafmaske, um Lichtquellen auszuschließen. Lichtsignale, auch beispielsweise die digitale Anzeige eines Weckers, können die Produktion von Melatonin, dem Schlafhormon, stören und somit die Schlafqualität beeinträchtigen.

— Eine kühlere Raumtemperatur unterstützt den natürlichen Schlafzyklus des Körpers. Die ideale Temperatur für einen erholsamen Schlaf liegt zwischen 16 und 18 Grad Celsius. Eine zu warme oder zu kalte Umgebung kann den Schlaf stören und zu nächtlichem Aufwachen führen.

Im Gespräch mit Aleksandar Rakić

Der in Wien geborene Aleksandar Rakić, serbischer Herkunft, ist ein herausragender Mixed Martial Arts (MMA) Kämpfer in der Ultimate Fighting Championship (UFC). Er kämpft in der Halbschwergewichtsklasse und hat sich durch seine beeindruckenden technischen und physischen Fähigkeiten und seine starke Arbeitsmoral einen Namen gemacht.

Rakić begann seine Kampfsportkarriere bereits in jungen Jahren und entwickelte sich schnell zu einem talentierten und vielseitigen Kämpfer. Sein professionelles MMA-Debüt gab er im Jahr 2011 und erkämpfte sich 2017 einen Vertrag bei der UFC – der größten und angesehensten Liga der Welt. Rakić ist bekannt für seine präzisen Schläge, seine starke Physis und seine strategische Herangehensweise an Kämpfe. Er hat mehrere herausragende Siege gegen hochkarätige Gegner erzielt und kämpft in einer starken Gewichtsklasse um die Krone in seinem Sport.

Abseits des Oktagons ist Aleksandar Rakić ein inspirierendes Beispiel für harte Arbeit, Disziplin und Leidenschaft. Er ist nicht nur ein außergewöhnlicher Athlet, sondern auch ein Vorbild für viele junge Kämpfer und Sportbegeisterte weltweit. Seit 2012 darf ich Aleksandar als Performance Coach begleiten.

1. Aleksandar, welchen Einfluss hat eine ausreichende Schlafqualität und -dauer auf Deine Trainingsleistung?

Ein gesunder und erholsamer Schlaf ist mit Abstand das wichtigste Tool bei einem Hochleistungs-Athleten. Ich merke sofort, dass meine Performance im Training am nächsten Tag beeinträchtigt ist, wenn ich in der Nacht schlecht geschlafen habe.

2. Profitiert man im Leistungssport von kurzen Schlafeinheiten am Nachmittag?

Zu 100 %! Ich liebe Schlafeinheiten am Nachmittag. Sie regenerieren meinen Körper nach einem harten Training am Vormittag und machen mich bereit für die Nachmittagseinheit.

3. Gibt es bestimmte Nahrungsergänzungsmittel oder Getränke, die Du vor dem Schlafen einnimmst, um Deine Schlafqualität zu verbessern?

Zur Unterstützung der neuronalen Erholung während des Schlafs nehme ich B-Vitamine, Magnesium und Kreatin ein. Um abends zur Ruhe zu kommen und zu entspannen, nutze ich die Aminosäure Glutamin. Bei Bedarf, wie etwa auf langen Reisen, verwende ich zusätzlich Melatonin, um die Einschlafzeit zu verkürzen und die Tiefschlafphase zu verlängern.

4. Welche technologischen Hilfsmittel oder Apps, um Deinen Schlaf zu überwachen oder zu verbessern, sind aus Deiner Sicht empfehlenswert?

Ich persönlich bin vom Oura Ring überzeugt. Ich benutze ihn seit Jahren und sammle damit alle wichtigen Daten zu meinem Schlaf und meiner Regeneration. Der Ring erfasst alles von der Dauer des Tiefschlafs bis zur REM-Schlafphase und die für meine Trainingssteuerung wichtige Herzratenvariabilität (HRV). Ich würde den Oura Ring jedem empfehlen, egal ob jung oder alt, Athlet oder Nicht-Athlet – Daten sind in der heutigen Zeit von unschätzbarem Wert.

Danke für das sportliche Gespräch, Aleksandar.

Nahrungsergänzungsmittel zur Optimierung von Körper und Geist

Teil 1: Entspannung und Schlafoptimierung

Die Fähigkeit zu entspannen und gut zu schlafen beeinflusst maßgeblich die körperliche und geistige Gesundheit, das Wohlbefinden und die Leistung. Trotzdem fällt es vielen Menschen schwer, zur Ruhe zu kommen und nachts den notwendigen erholsamen Schlaf zu finden. Trotz ausgeprägter Müdigkeit hindert sie dann oft gerade die intensive Alltagsbelastung beim Einschlafen oder Durchschlafen. Diese anhaltende Überlastung kann zum Verlust des so essenziellen Qualitätsschlafes führen, wodurch die Leistungsfähigkeit spürbar nachlässt und ein Zustand der Unzufriedenheit und abnehmenden Produktivität entsteht.

Neben bewährten Methoden wie den bereits vorgestellten Stressmanagement-Techniken, einer gesunden Ernährung und regelmäßiger Bewegung gewinnen Nahrungsergänzungsmittel zur Entspannung und Schlafoptimierung zunehmend an Beliebtheit. Insbesondere Supplements auf pflanzlicher Basis werden zunehmend beliebter. Diese Mittel können eine wertvolle Ergänzung zu einem gesunden Lebensstil sein und dazu beitragen, die innere Ruhe wiederherzustellen und die Schlafqualität zu verbessern.

Nahrungsergänzungsmittel für die Schlafoptimierung sind in verschiedenen Formen erhältlich, darunter Vitamine, Mineralien, Kräuter und Aminosäuren. Sie zielen darauf ab, das Gleichgewicht im Körper zu unterstützen, das Nervensystem zu beruhigen und die physiologischen Prozesse zu fördern, die für das Ein- und Durchschlafen notwendig sind. Einige dieser Ergänzungsmittel wirken direkt auf das Schlaf-Wach-System, indem sie die Produktion von Schlafhormonen wie Melatonin unterstützen oder die Aktivität von Neurotransmittern modulieren, die Entspannung fördern. Andere tragen zur Reduzierung von Stress und Angst bei, was indirekt die Schlafqualität verbessern kann.

Es ist jedoch wichtig zu beachten, dass Nahrungsergänzungsmittel nicht als Ersatz für eine gesunde Lebensweise oder medizinische Behandlung gesehen werden sollten. Vielmehr können sie als Teil eines ganzheitlichen Ansatzes zur Verbesserung der Schlafqualität und zur Förderung der Entspannung dienen. Die Wahl des richtigen Supplements sollte auf individuellen Bedürfnissen, bestehenden Gesundheitszuständen und in Absprache mit einem Gesundheitsexperten basieren, um sicherzustellen, dass sie effektiv und sicher eingesetzt werden. Eine klare Abgrenzung gegenüber Schlafmitteln ist hier noch wichtig, da sie zwar Schlaf induzieren können, aber häufig zu Lasten des Tief- und REM-Schlafs gehen und somit echte Erholung verhindern.

In den folgenden Abschnitten dieses Kapitels werden Sie eine Reihe von Nahrungsergänzungsmitteln kennenlernen, die sich positiv auf Ihre Entspannung oder direkt auf Schlaf auswirken können. Dabei werde ich auf ihre Wirkungsweisen, die zugrundeliegende Forschung und praktische Hinweise zu ihrer Anwendung eingehen. Mein Ziel ist es, Ihnen fundierte Informationen an die Hand zu geben, mit denen Sie eine Entscheidung über die Integration dieser Supplements in Ihre Routinen zur Stressbewältigung und Schlafverbesserung treffen können.

Entspannung beginnt im Gehirn

Wenn wir in die Welt der Nahrungsergänzung eintauchen, beginnen wir mit der Schaltzentrale unseres Körpers: dem Gehirn. Denn genau hier können Stress, Angst und alltägliche Belastungen aufeinandertreffen und eine Dysbalance im gesamten Körper verursachen. Die essenzielle Funktion der Neurotransmitter in unserem Gehirnstoffwechsel haben wir ja bereits kennengelernt und es ist leicht, nachzuvollziehen, wie fundamental wichtig sie für unser seelisches Gleichgewicht und die Funktionen unseres Gehirns sind. Neurotransmitter sind maßgeblich an komplexen Gehirnfunktionen wie Bewegung, Denken, Emotionen und Gedächtnis beteiligt. Darüber hinaus spielen sie eine Schlüsselrolle bei der Regulation der Stimmung, der Stressreaktion des Körpers, der Lern- und Gedächtnisfähigkeit sowie der Regulation des Schlaf-Wach-Zyklus. Ein Mangel an diesen chemischen Botenstoffen kann zu Symptomen wie Angst, Traurigkeit, Konzentrationsschwierigkeiten und Schlafproblemen führen.

Um einen ausgeglichenen Neurotransmitter-Stoffwechsel aufrechtzuerhalten und eine positive mentale Gesundheit sowie ein stabiles seelisches Gleichgewicht zu fördern, spielt eine gesunde, nährstoffreiche Ernährung eine entscheidende Rolle. Besonders wichtig ist dabei der Konsum von Lebensmitteln, die reich an wichtigen Aminosäuren sind.

Aminosäuren sind die Bausteine der Proteine und dienen nicht nur dem Aufbau von Gewebe, sondern sind auch Vorläufer für die Produktion von Neurotransmittern im Gehirn. Durch den Verzehr von Lebensmitteln, die reich an essenziellen Aminosäuren wie Tryptophan, Tyrosin, Phenylalanin und Glutamin sind, wird die Synthese von Neurotransmittern grundlegend erst möglich.

Lebensmittel wie Obst, Gemüse, Eier, Geflügel, Fisch, Nüsse, Samen, Hülsenfrüchte und gesundes Getreide wie zum Beispiel Buchweizen sind gute Quellen für diese essenziellen Aminosäuren. Durch eine ausgewogene Ernährung, die reich an diesen Nährstoffen ist, kann der Körper die erforderlichen Bausteine und Co-Faktoren für die Produktion von Neurotransmittern bereitstellen und somit die Funktion des Gehirns sowie die seelische Gesundheit unterstützen. Wenn die Nahrung allein nicht ausreicht oder wir längere Zeit unter hoher Belastung stehen, kann es sinnvoll sein, Nahrungsergänzungsmittel einzunehmen, was wir nun genauer betrachten wollen.

Aminosäuren als Grundlage

Glycin

Glycin ist eine wichtige Aminosäure im Körper, die eine besondere Rolle spielt: Sie wirkt als Neurotransmitter wie ein Beruhigungsmittel für das Gehirn. Indem Glycin die Aktivität im Nervensystem dämpft, hilft es, zur Ruhe zu kommen und unterstützt einen erholsamen Schlaf. Es ist wie ein natürliches Entspannungsmittel, das dabei hilft, Körper und Geist in Einklang zu bringen und die Voraussetzungen für eine gute Nachtruhe schafft. Der menschliche Körper produziert täglich etwa 45g Glycin, während durch die Ernährung zusätzlich 3-5g aufgenommen werden. Glycin spielt auch eine entscheidende Rolle bei der Neuroprotektion und kognitiven Funktion. Durch seine beruhigenden Eigenschaften auf das zentrale Nervensystem kann Glycin zudem einen positiven Einfluss auf die psychische Gesundheit haben, was es zu einem spannenden Ansatzpunkt für die Unterstützung des mentalen Wohlbefindens macht.

Glycin ist ein wahres Multitalent in der Förderung der Gesundheit und kann noch mehr als nur entspannen und den Schlaf fördern. Als essenzieller Bestandteil von Kollagen unterstützt es auch noch die Stärkung von Gelenken, Knochen und Haut und ist ein wahrer Segen nach Verletzungen und eine starke Bremse des Alterungsprozesses. Besonders im Sportbereich, wo Gelenkbelastungen hoch sind, erweist es sich somit als wertvolle Ergänzung. Glycin ist in einer Vielzahl von Lebensmitteln zu finden, vor allem in proteinreichen Quellen wie Fleisch, Fisch und Milchprodukten. Auch in einigen pflanzlichen Lebensmitteln wie Hülsenfrüchten und Getreide ist Glycin enthalten, was es zu einem wichtigen Bestandteil einer ausgewogenen Ernährung macht. Als Nahrungsergänzungsmittel ist Glycin in Pulverform einfach und kostengünstig verfügbar.

Tryptophan und 5-HTP

Tryptophan ist eine essenzielle Aminosäure, die der Körper für die Produktion von Serotonin benötigt, einem Neurotransmitter, der die Stimmung und den Schlaf reguliert. Über Serotonin ist Tryptophan auch an der Synthese von Melatonin beteiligt, dem Hormon, das den Schlaf-Wach-Rhythmus steuert. Auf den ersten Blick erscheint Tryptophan daher als ideales Supplement zur Förderung von Schlaf und Entspannung.

Allerdings ist die Supplementierung mit Tryptophan zur Verbesserung der Schlafqualität nicht immer effektiv. Dies liegt daran, dass Tryptophan im Gehirn mit anderen Aminosäuren um den Transport durch die Blut-Hirn-Schranke konkurriert. Eine erhöhte Zufuhr von Tryptophan garantiert daher nicht, dass auch mehr davon für die Umwandlung in Serotonin und Melatonin zur Verfügung steht. Obwohl Tryptophan theoretisch eine Schlüsselrolle im Schlafprozess spielt, ist die direkte Supplementierung kein Allheilmittel für Schlafprobleme.

Deshalb kann es vorteilhafter sein, im biochemischen Prozess der Serotonin- und Melatoninsynthese eine Stufe später anzusetzen und direkt 5-Hydroxytryptophan (5-HTP) zu supplementieren. 5-HTP ist die unmittelbare Vorstufe von Serotonin und hat den entscheidenden Vorteil, dass es die Blut-Hirn-Schranke ohne die Konkurrenz anderer Aminosäuren passieren kann. Dies erleichtert die Umwandlung in Serotonin und folglich in Melatonin, wodurch potenziell die Schlafqualität effektiver und konsistenter verbessert wird als mit Tryptophan. Studien zeigen, dass 5-HTP die REM-Phase im Schlaf verlängern kann.

Der Einsatz von 5-HTP bietet einen direkteren und potenziell wirksameren Weg zur Unterstützung der Schlafqualität und zur Förderung der Entspannung, verglichen mit der Supplementierung von Tryptophan. 5-HTP gilt allgemein als sicher, doch ist besondere Vorsicht bei Personen mit Depressionen geboten, die Serotonin-Wiederaufnahmehemmer (SSRIs) einnehmen. In solchen Fällen besteht das Risiko einer Serotonin-Überladung im Gehirn. Es ist entscheidend, vor der Einnahme von 5-HTP eine Absprache mit dem behandelnden Fachpersonal zu treffen.

Taurin

Taurin, eine schwefelhaltige Aminosäure, findet sich oft in Energiegetränken, obwohl sie nicht zu den aufweckenden Stimulanzien gehört. Sie kommt in vielen Geweben des Körpers vor und ist bekannt für seine vielfältigen physiologischen Rollen, einschließlich der Unterstützung des Herzkreislaufsystem, der Entwicklung und Funktion des zentralen Nervensystems sowie der Regulierung des Immunsystems. Es zeigt sich aber in Studien, dass Sie potenziell positive Effekte auf den Schlaf haben kann. Taurin wirkt im Gehirn teilweise als ein inhibitorischer Neurotransmitter, ähnlich wie GABA, und kann daher beruhigende und entspannende Effekte fördern. Es könnte helfen, das Nervensystem zu beruhigen und den Übergang in den Schlaf zu erleichtern. Einige Studien legen nahe, dass Taurin die Einschlafzeit verkürzt und die Dauer des Tiefschlafs verlängern kann. Bitte nehmen Sie Taurin in einer reinen Form zu sich und verzichten Sie auf Energiedrinks, die meist mit zu viel Koffein angereichert sind.

L-Theanin

L-Theanin, eine faszinierende Aminosäure, die hauptsächlich aus den Blättern von Grüntee extrahiert wird, steht im Mittelpunkt zahlreicher Studien zu seinen potenziellen gesundheitlichen Vorteilen. Interessanterweise wird L-Theanin oft mit der Fähigkeit in Verbindung gebracht, sowohl Entspannung zu fördern als auch den Schlaf zu verbessern, obwohl es nicht unmittelbar zum Einschlafen führt. Stattdessen scheint es durch die Förderung von Alphawellen im Gehirn ein Gefühl tiefer Entspannung zu erzeugen, ohne dabei die Wachsamkeit zu verringern. Eine Studie legt nahe, dass L-Theanin insbesondere bei Personen mit Schlafstörungen und begleitenden Angstzuständen von Nutzen sein könnte. Trotz dieser positiven Anzeichen gibt es auch Hinweise darauf, dass sehr hohe Dosen von L-Theanin möglicherweise einen gegenteiligen Effekt haben und die Schlafqualität verschlechtern könnten, wie Tierversuche angedeutet haben. Diese Erkenntnisse unterstreichen die Notwendigkeit einer sorgfältigen Dosierung.

Wertvolle (entspannende) Mikronährstoffe

Apigenin

Apigenin, ein natürlich vorkommendes Flavonoid, findet sich in einer Vielzahl von Pflanzen, darunter Obst und Gemüse, medizinische Kräuter und Gewürze. Dieser Pflanzenstoff ist für seine potenziell gesundheitsfördernden Eigenschaften bekannt, einschließlich seiner möglichen positiven Auswirkungen auf den Schlaf. Die Forschung zu Apigenin, obwohl noch in den Anfängen und daher begrenzt, bietet interessante Einblicke in sein Potenzial zur Verbesserung der Schlafqualität. Beobachtungsstudien legen nahe, dass eine höhere Aufnahme von Apigenin durch die Nahrung Schlafprobleme reduzieren kann. Im Gegensatz zu anderen Flavonoiden, bei denen solch ein Zusammenhang nicht beobachtet wurde. Experimentelle Studien an Tieren haben gezeigt, dass Apigenin eine allgemeine beruhigende Wirkung hat und die Dauer eines künstlich induzierten Schlafs verlängern kann.

Obwohl die genauen Mechanismen und Auswirkungen auf den menschlichen Schlaf noch weiter erforscht werden müssen, scheint Apigenin ein relativ hohes Potential zu besitzen. Man findet Apigenin in hohen Konzentrationen in Kräutern und Gewürzen wie Kamille, Oregano, Koriander, Dill oder Petersilie. Natürlich ist dieser Stoff mittlerweile auch als Ergänzung auf dem Markt erhältlich.

B-Vitamine

Die Bedeutung der B-Vitamine für einen erholsamen Schlaf ist ein faszinierendes Gebiet, das immer mehr Beachtung findet. Obwohl nicht alle B-Vitamine direkt mit dem Schlaf in Verbindung gebracht werden können, zeigen Forschungen interessante Zusammenhänge zwischen bestimmten B-Vitaminen und verschiedenen Aspekten der Schlafqualität.

— VITAMIN B3 (NIACIN) spielt eine wichtige Rolle im Fettstoffwechsel, der wiederum den Schlaf beeinflussen kann. Veränderungen im Fettstoffwechsel und damit verbundene Hormone können die Wachheit fördern. Niacin interagiert mit Hormonsystemen, die für die Regulation des Schlafes essenziell sind, was die Vermutung nahelegt, dass Niacin den Schlaf positiv beeinflussen könnte. Eine bemerkenswerte Studie zeigt, dass die Einnahme von NMN (Nicotinamid Mononukleotid, einer Niacin-Form) am Nachmittag die nächtliche Schlafdauer verlängern und die gemessene Schlafqualität verbessern kann.

— VITAMIN B6, ein Kofaktor in der Umwandlung von L-Tryptophan in Serotonin und schließlich Melatonin, ist direkt an der Regulation des Schlafes beteiligt. Eine optimale Versorgung mit Vitamin B6 ist laut der Wissenschaft mit einer signifikanten Verbesserung der Schlafqualität verbunden. Sie trägt dazu bei, Schläfrigkeit tagsüber zu verringern und das Einschlafen zu erleichtern.

— VITAMIN B12 (COBALAMIN) könnte den biologischen Tag-Nacht-Rhythmus positiv beeinflussen. Untersuchungen legen nahe, dass ein Mangel an B12 mit Schlafproblemen in Verbindung steht. Forschungen sowohl an Tieren als auch an Menschen, die unter Störungen des zirkadianen Rhythmus leiden, deuten darauf hin, dass B12 in der Lage ist, den Schlaf-Wach-Rhythmus zu verbessern – besonders wenn es mit Lichttherapie kombiniert wird.

Die Einnahme eines B-Komplexes als Nahrungsergänzungsmittel ist eine effektive Strategie, um die vielfältigen gesundheitlichen Vorteile der verschiedenen B-Vitamine zu nutzen, einschließlich ihrer Unterstützung für einen gesunden Schlaf. B-Vitamine sind essenzielle Kofaktoren in zahlreichen Stoffwechselprozessen im Körper und Gehirn und tragen effektiv zur Förderung des allgemeinen Wohlbefindens und zur Verbesserung der Schlafqualität bei.

Inositol

Inositol ist für viele biologische Funktionen essenziell und gewinnt aufgrund seiner potenziellen Vorteile für die mentale und zelluläre Gesundheit immer mehr an Bedeutung. Es ist besonders für seine Fähigkeit bekannt, die Stimmungslage zu verbessern und das psychische Wohlbefinden zu fördern, indem es eine Schlüsselrolle in der Neurotransmission und Gehirnfunktion einnimmt. Zusätzlich unterstützt Inositol die Gesundheit auf zellulärer Ebene, indem es essenzielle Zellfunktionen reguliert und die Kommunikation zwischen den Zellen optimiert. Ein weiterer wichtiger Aspekt von Inositol ist seine Rolle in der Blutzuckerregulation, was es zu einem relevanten Faktor für den Metabolismus und die Energieversorgung des Körpers macht.

Eine Studie mit 56 schwangeren Frauen konnte zeigen, dass die Einnahme von Inositol die Schlafqualität und -dauer verbessern kann. Dieser Befund deutet auf potenzielle Vorteile für schwangere Frauen hin, allerdings ist die Datenlage mit nur einer spezifischen Studie zu dieser Zielgruppe noch zu begrenzt, um allgemeingültige Empfehlungen aussprechen zu können. Es bedarf weiterer Forschung, um die Wirkungen von Inositol auf den Schlaf und andere gesundheitliche Aspekte während der Schwangerschaft vollständig zu erfassen und zu bewerten.

Magnesium

Magnesium ist ein wahres Multitalent im menschlichen Körper und spielt eine entscheidende Rolle in über 300 enzymatischen Reaktionen, die für die Gesundheit und das allgemeine Wohlbefinden unerlässlich sind. Es ist von zentraler Bedeutung für die Energieproduktion, unterstützt die Funktion von Muskeln und Nerven, trägt zur Erhaltung starker Knochen bei und hilft bei der Regulierung des Blutzuckerspiegels. Magnesium ist außerdem wichtig für die Synthese von Protein und DNA, was seine fundamentale Rolle in fast allen Lebensprozessen unterstreicht. Seine vielfältigen Funktionen machen Magnesium zu einem unverzichtbaren Mineral, das für die Aufrechterhaltung der Gesundheit und für die Unterstützung zahlreicher Körperfunktionen essenziell ist.

Natürlich spielt Magnesium auch eine Schlüsselrolle für einen gesunden Schlaf. Forschungen zeigen, dass eine ausreichende Magnesiumaufnahme mit einer besseren Schlafqualität und einer geringeren Wahrscheinlichkeit für kurzen Schlaf verbunden ist. Zudem hat sich gezeigt, dass eine erhöhte

Magnesiumaufnahme das Risiko von Tagesmüdigkeit verringern kann, ein Effekt, der vermutlich eng mit seiner Rolle in der Energieproduktion und -regulation des Körpers zusammenhängt. Besonders für ältere Erwachsene, die an Schlafproblemen leiden, kann Magnesium eine bedeutende Hilfe sein. Die Supplementierung mit Magnesium verbesserte in Studien mit Senioren mehrere Schlafparameter signifikant, darunter die Schlafdauer, Schlafeffizienz sowie die Konzentrationen bestimmter Schlafhormone. Diese Verbesserungen führten zu einem ruhigen und erholsamen Schlaf sowie zu einer Verringerung der Einschlafdauer.

Diese Erkenntnisse machen Magnesium zu einem wertvollen Verbündeten für alle, die ihren Schlaf auf natürliche Weise verbessern möchten. Es zeigt, wie wichtig eine ausreichende Magnesiumzufuhr nicht nur für die allgemeine Gesundheit, sondern auch speziell für die Qualität und Dauer des Schlafs ist. Die Wahl einer hochwertigen Darreichungsform von Magnesium ist entscheidend. Insbesondere Magnesiumcitrat oder -bisglycinat zeichnen sich durch ihre hohe Wirksamkeit aus. Einfachere Varianten wie Magnesiumchlorid, -dioxid oder -sulfat erweisen sich hinsichtlich Schlafverbesserung und Energieproduktion als weniger effektiv.

Melatonin

Die direkte Gabe von Melatonin als Nahrungsergänzungsmittel ist eine weit verbreitete Methode, um insbesondere Schwierigkeiten beim Ein- oder Durchschlafen zu unterstützen. Melatonin, oft als das *Schlafhormon* bezeichnet, spielt eine zentrale Rolle bei der Regulation des zirkadianen Rhythmus, der den natürlichen Schlaf-Wach-Zyklus steuert. Die Supplementierung von Melatonin kann helfen, die innere Uhr neu zu justieren, besonders bei Jetlag oder bei Personen, deren natürliche Melatoninproduktion durch Alter, Schichtarbeit oder andere Faktoren gestört ist. Die direkte Zufuhr von Melatonin hat den Vorteil, dass es direkt in den Körper gelangt, ohne auf die Vorstufen und deren metabolische Umwandlungen angewiesen zu sein, wie es bei Tryptophan oder 5-HTP der Fall ist. Dies kann eine schnellere und zuverlässige Wirkung auf den Schlaf haben. Melatonin ist besonders nützlich, um die Einschlafzeit zu verkürzen und die Gesamtqualität des Schlafs zu verbessern, indem es dem Körper signalisiert, dass es Zeit ist, sich auf den Schlaf vorzubereiten. Nicht jeder reagiert positiv auf die Einnahme von Melatonin; bei einigen zeigt es keine Wirkung. Zudem gibt es Berichte über Gewöhnungseffekte und eine verminderte körpereigene

Produktion bei Melatonineinnahme, was allerdings nicht dem aktuellen wissenschaftlichen Kenntnisstand entspricht.

Vitamin D

Vitamin D zählt zu den zentralen Faktoren im Körper. Es ist an mehr als 200 genetischen Prozessen direkt beteiligt und beeinflusst unter anderem die Kalzium- und Phosphataufnahme, was wiederum für die Knochengesundheit essenziell ist. Darüber hinaus hat Vitamin D wichtige Funktionen im Immunsystem, bei der Zellteilung und bei der Entzündungshemmung. Es unterstützt auch die Muskelkraft und kann die Risiken für bestimmte chronische Erkrankungen wie einige Formen von Krebs, Herz-Kreislauf-Erkrankungen und Autoimmunerkrankungen senken. Beobachtungsstudien liefern interessante Erkenntnisse über den Zusammenhang zwischen Vitamin-D-Mangel und Schlafproblemen. Ein Mangel an Vitamin D, insbesondere bei Werten unter 20ng/mL, erhöht das Risiko für verschiedene Schlafstörungen, darunter einen kurzen Schlaf, schlechte Schlafqualität und Tagesmüdigkeit. Zudem tritt Schlafapnoe häufiger bei Personen mit niedrigen Vitamin-D-Spiegeln auf, und das unabhängig von Körpergewicht, geografischer Breite oder der Menge an Sonnenlicht, der sie ausgesetzt sind.

Die Einnahme von Vitamin D kann die wahrgenommene Schlafqualität deutlich steigern und möglicherweise auch Schläfrigkeit sowie Schlafstörungen, Stimmung und den Energiehaushalt positiv beeinflussen. Solche Befunde betonen, wie wichtig ein angemessener Vitamin-D-Spiegel für guten Schlaf ist und eröffnen vielversprechende Wege zur Behandlung von Schlafproblemen.

Zink

Zink, ein essenzielles Mineral, spielt als Kofaktor eine Schlüsselrolle in über 300 enzymatischen Prozessen und beeinflusst zahlreiche Körperfunktionen. Beobachtungsstudien haben ergeben, dass Personen mit normaler Schlafdauer oft höhere Zink-Konzentrationen im Blut aufweisen als jene, die zu wenig oder zu viel schlafen.

Bei Untersuchungen an Student:innen wurde festgestellt, dass eine höhere Zinkaufnahme mit einer geringeren Häufigkeit von Depressionen, Angststörungen und Schlafproblemen einhergeht. Dies deutet darauf hin, dass Zink möglicherweise eine schützende Rolle bei diesen Zuständen spielt. In einer weiteren Studie wurde auch bei Krankenpflegerinnen, die unter einem Mangel litten, eine Verbesserung der Schlafqualität durch die Supplementierung mit Zink beobachtet. Allerdings bleibt unklar, ob diese positiven Effekte ausschließlich dem Zink zuzuschreiben sind. Es könnte auch sein, dass eine unzureichende Versorgung mit anderen wichtigen Nährstoffen wie Eisen, Magnesium, Kalzium, B-Vitaminen sowie Vitamin C, K und D ebenfalls eine Rolle bei der Entstehung dieser Gesundheitsprobleme spielt.

Zusammenfassend lässt sich sagen, dass Zinkeinnahme insbesondere bei einem Mangelzustand potenziell zur Verbesserung der Schlafqualität beitragen kann. In anderen Fällen ist die Datenlage noch zu dünn, um definitive Schlüsse zu ziehen. Es deutet jedoch vieles darauf hin, dass eine angemessene Zinkversorgung ein wichtiger Faktor für einen gesunden Schlaf sein könnte. Angesichts der begrenzten Anzahl an Studien, die sich ausschließlich mit Zinksupplementierung beschäftigen, ist weitere Forschung erforderlich, um die Rolle von Zink im Zusammenhang mit Schlafstörungen vollständig zu verstehen.

Entspannen Sie lieber pflanzlich?

Bei pflanzlichen Nahrungsergänzungsmitteln ist die wissenschaftliche Forschung noch relativ begrenzt. Dies liegt unter anderem daran, dass in diesen Bereich im Vergleich zu pharmazeutischen Produkten weniger finanzielle Mittel fließen. Viele der traditionellen Anwendungen von Heilkräutern und pflanzlichen Supplements basieren auf jahrhundertealtem Wissen. Erst nach und nach entschlüsselt die moderne Wissenschaft die Mechanismen, durch die diese pflanzlichen Stoffe ihre Wirkung entfalten.

Trotz der begrenzten wissenschaftlichen Forschung zu pflanzlichen Nahrungsergänzungsmitteln, gewinnen diese aufgrund ihres Potenzials für Gesundheit und Wohlbefinden zunehmend an Interesse. Die traditionelle Medizin bietet einen reichen Schatz an Erfahrungswerten, die nun mit modernen wissenschaftlichen Methoden untersucht werden. Dieser Ansatz ermöglicht es, die Wirksamkeit und Sicherheit pflanzlicher Supplements besser zu verstehen und zu validieren. Zudem eröffnet die fortschreitende Forschung neue Perspektiven für die Entwicklung innovativer Therapien, die auf natürlichen Wirkstoffen basieren. Die Integration traditionellen Wissens mit moderner Wissenschaft stellt somit einen vielversprechenden Weg dar, das volle Potenzial pflanzlicher Nahrungsergänzungsmittel auszuschöpfen und deren Anwendungsbereiche zu erweitern. Sehen wir uns ein paar dieser *Klassiker* genauer an.

Ashwagandha

Ashwagandha, auch bekannt als Indischer Ginseng oder Withania somnifera, ist eine Heilpflanze, die in der traditionellen ayurvedischen Medizin eine lange Geschichte der Anwendung genießt. Sie wird für ihre adaptogenen Eigenschaften geschätzt, d.h., sie hilft dem Körper, sich an Stress anzupassen und fördert ein Gleichgewicht in verschiedenen Körpersystemen. Ashwagandha wird besonders für ihre Fähigkeit geschätzt, bei der Regulation des Cortisolspiegels im Körper zu unterstützen. Cortisol, häufig als Stresshormon bekannt, ist zentral für die natürliche Stressreaktion des Körpers. Während ein bestimmtes Maß an Cortisol im Tagesverlauf normal und notwendig ist, können chronisch erhöhte Cortisolwerte eine Reihe von Gesundheitsproblemen nach sich ziehen, einschließlich Schlafstörungen, Angstzuständen und einer Schwächung des Immunsystems. Studien haben gezeigt, dass die Einnahme von Ashwagandha den Cortisolspiegel senken und so helfen kann, die negativen Auswirkungen von Stress auf den Körper zu reduzieren.

Auch auf den Schlaf hat Ashwagandha potenziell positive Auswirkungen. Forschungen deuten darauf hin, dass Ashwagandha die Schlafqualität verbessern kann, indem es dazu beiträgt, schneller einzuschlafen und die Gesamtschlafdauer zu verlängern. Dies wird teilweise auf die beruhigenden Eigenschaften der Pflanze zurückgeführt, die eine entspannende Wirkung auf das zentrale Nervensystem hat und so einen ruhigen und erholsamen Schlaf fördern können. Die genauen Mechanismen, durch die Ashwagandha seine Wirkung entfaltet, sind Gegenstand laufender Forschung. Es wird angenommen, dass bestimmte bioaktive Verbindungen in Ashwagandha, wie Withanolide, eine Schlüsselrolle spielen. Diese Verbindungen haben antioxidative Eigenschaften und können zur Modulation der Stressantwort beitragen, indem sie die Aktivität von Neurotransmittern im Gehirn beeinflussen. Ashwagandha bietet einen vielversprechenden natürlichen Ansatz zur Unterstützung der Stressbewältigung, zur Förderung der Entspannung und zur Verbesserung der Schlafqualität.

Baldrian

Baldrian gilt in Europa seit dem 18. Jahrhundert als eines der renommiertesten pflanzlichen Beruhigungsmittel. Seine Wirkung entfaltet das Kraut durch die Beeinflussung des sympathischen Nervensystems, insbesondere durch die Modulation des Transports von GABA, einem Schlüsselneurotransmitter, der eine wichtige Rolle bei der Regulation von Ruhe und Erregung spielt. Die Forschung zu Baldrian zeigt unterschiedliche Ergebnisse. Es gibt keine klaren Beweise, dass Baldrian das Einschlafen, die Schlafdauer oder die Schlafqualität merklich verbessert. Einige Studien sehen positive Effekte, andere nicht. Aber: Baldrian könnte bei Angst helfen und so indirekt den Schlaf verbessern, besonders wenn Angst der Grund für Schlafprobleme ist. Kurz gesagt, Baldrian ist einen Versuch wert für diejenigen, die natürlich entspannen und besser schlafen möchten.

CBD

Cannabidiol (CBD) ist eines von rund 100 Cannabinoiden, die in der Cannabisblüte vorkommen. Es interagiert mit dem menschlichen Endocannabinoid-System, ähnlich wie die vom Körper selbst produzierten Cannabinoide. Im Gegensatz zum psychoaktiven THC (Tetrahydrocannabinol) hat CBD entgegengesetzte Wirkungen und ist in Deutschland und Österreich, obwohl nicht als Nahrungsergänzungsmittel zugelassen, als Aromaöl erhältlich. Die Forschung zu CBD und seinem Einfluss auf den Schlaf steht noch am Anfang und erfordert weitere qualitativ hochwertige Studien. Einige Studien suggerieren zwar positive Effekte von CBD, doch umfassende Analysen, einschließlich einer Meta-Analyse von 16 Studien, konnten keinen signifikanten Unterschied zu Placebo feststellen. Diese Erkenntnisse wurden in einer weiteren Meta-Analyse von 2022 bestätigt, die ebenfalls keine Verbesserung des Schlafs durch CBD zeigte. Der Placeboeffekt bei CBD sollte nicht unterschätzt werden, zumal Cannabis eine treue Anhängerschaft hat und der Glaube an seine Wirkung eine große Rolle spielen könnte.

Hopfen

Auch Hopfen ist bekannt für seine beruhigende Wirkung und ist ein häufiger Bestandteil in Schlaftees. Allerdings wurden in Studien die Effekte von Hopfen meist in Kombination mit anderen Supplements untersucht. Human- und Tierstudien deuten darauf hin, dass Hopfen eine beruhigende sowie schlaffördernde Wirkung haben kann, vermutlich durch die in ihm enthaltenen Hopfenbittersäuren wie Humulon und Xanthohumulon. Diese Säuren können den beruhigenden Neurotransmitter GABA im

Gehirn erhöhen. Ein kurioser Aspekt in der Forschung zu Hopfen ist dessen Vorkommen in Bier. Obwohl Alkohol generell nicht schlaffördernd wirkt, zeigten Studien mit alkoholfreiem Bier, dass es den Schlaf verbessern und sogar helfen kann, den zirkadianen Rhythmus bei Schichtarbeit zu stabilisieren. Dabei schliefen die Teilnehmer:innen schneller ein und berichteten über eine bessere Schlafqualität. Es sollte jedoch beachtet werden, dass die Qualität dieser Studien als gering eingestuft wird. Insbesondere da sie teilweise von Brauereien gesponsert wurden.

Trotz der begrenzten und gemischten Forschungsergebnisse illustriert die Untersuchung von Hopfen und alkoholfreiem Bier die spannenden Möglichkeiten im Bereich des Biohacking für besseren Schlaf. Die potenzielle Wirkung von Hopfen, insbesondere durch seine Bittersäuren, auf die Verbesserung des Schlafs bleibt ein interessantes Feld für zukünftige Forschungen.

Kamille

Kamillenblüten sind seit Langem für ihre beruhigenden Eigenschaften bekannt. Eine umfassende Analyse, die sechs Studien einbezog, hat gezeigt, dass Kamille die wahrgenommene Schlafqualität verbessern kann. Allerdings zeigte sich keine signifikante Hilfe bei ernsthafteren Schlafstörungen. Interessanterweise deutet eine offene Studie darauf hin, dass Kamille den natürlichen Cortisolrhythmus unterstützen könnte: Teilnehmende erlebten einen stärkeren Cortisolanstieg am Morgen und einen niedrigeren Cortisolspiegel am Abend. Diese Veränderung korrelierte mit einer Verbesserung der Symptome von Depressionen, die ebenfalls in der Studie beobachtet wurden. Besonders Teilnehmende mit einem unausgeglichenen Cortisolspiegel vor Beginn der Studie zeigten eine positive Reaktion auf die Behandlung mit Kamille. Diese Erkenntnisse unterstreichen die Rolle von Kamille nicht nur als Mittel zur Verbesserung der Schlafqualität, sondern auch als potenzielle Unterstützung für die Regulierung des Stresshormons Cortisol und zur Linderung von depressiven Symptomen. Kamille wird üblicherweise als Tee genutzt und seltener als Nahrungsergänzungsmittel.

Johanniskraut

Johanniskraut ist vielen als natürliches Mittel zur Stimmungsaufhellung bekannt und wird häufig in der Behandlung von Depressionen eingesetzt. Was seinen Einfluss auf den Schlaf angeht, so sind die Informationen etwas spärlicher. Obwohl Schlafstörungen und Depressionen oft durch ähnliche biologische Prozesse beeinflusst werden, sollte man die Effekte von Johanniskraut auf beides nicht direkt gleichstellen. Studien zeigen, dass Johanniskraut den Anteil des non-REM-Schlafs erhöhen und den Übergang zum REM-Schlaf verlängern kann, während die Gesamtdauer des Schlafs unverändert bleibt. Das könnte bedeuten, dass der Schlaf nicht länger, aber möglicherweise erholsamer wird. Dennoch sind, wie so oft, die vorliegenden Daten noch zu begrenzt, um definitive Schlussfolgerungen zu ziehen.

Es ist auch wichtig zu beachten, dass Johanniskraut, wie auch 5-HTP, bei höheren Dosen potenziell das sogenannte Serotoninsyndrom auslösen kann, eine ernsthafte Nebenwirkung. Zudem kann Johanniskraut die Wirkung bestimmter Medikamente beeinträchtigen, da es Enzyme des sogenannten Cytochrom P450-Systems im Körper beeinflusst. Wer Johanniskraut ausprobieren möchte, sollte dies mit Bedacht und idealerweise nach Rücksprache mit Fachpersonal tun, um unerwünschte Wechselwirkungen zu vermeiden.

Passionsblume

Ein weiterer sehr bekannter pflanzlicher Wirkstoff ist die Passionsblume. Auch bekannt als Passiflora, ist die Passionsblume in der Forschung zu Schlafstörungen noch relativ unerforscht. Bisherige Studien mit Menschen haben gemischte und eher enttäuschende Ergebnisse geliefert. In einigen Fällen schliefen die Teilnehmenden zwar länger, aber konnten nicht schneller einschlafen als sonst. Auch auf das nächtliche Aufwachen hatte die Einnahme keinen positiven Effekt. In manchen Studien zeigte sich tatsächlich gar keine Wirkung. Aber interessanterweise berichteten viele Studienteilnehmer:innen über eine verbesserte subjektive Schlafqualität, obwohl objektive Messungen keine Veränderung im Vergleich zu einem Placebo-Tee zeigten.

In Tierstudien schnitt die Passionsblume deutlich besser ab. Hier wurden tatsächlich Verbesserungen im Tiefschlaf, reduzierte REM-Schlafphasen, schnelleres Einschlafen und insgesamt mehr Schlaf gemessen. Diese Ergebnisse deuten darauf hin, dass Passionsblume potenziell schlaffördernde Eigenschaften besitzt, die jedoch im menschlichen Körper noch nicht eindeutig nachgewiesen werden konnten. Daher scheint es, als müsste man sich vorerst auf den Weg des Ausprobierens und Erfahrens begeben.

Melisse

Erste Studien deuten darauf hin, dass Melisse in Kombination mit anderen Pflanzen beruhigende Eigenschaften besitzen kann. So konnte beispielsweise eine gemeinsame Anwendung mit Katzenminze subjektive Verbesserungen bei Schlafstörungen erzielen. Auch Tierexperimente bestätigen eine klare Dosis-Wirkungs-Beziehung, was die beruhigende Wirkung von Melisse angeht. Dennoch beruht die Nutzung von Melisse derzeit noch stärker auf traditionellen Anwendungen als auf umfassend wissenschaftlich untermauerten Erkenntnissen. Bis weitere Daten verfügbar sind, steht die Anwendung von Melisse zwischen traditionell bewährtem Einsatz und der Erwartung zukünftiger wissenschaftlicher Bestätigung ihrer Wirkungen.

Lavendel

Lavendel ist vielen als bewährtes Mittel zur Förderung des Einschlafens bekannt, sei es durch Lavendelsäckchen, Sprays, Duftöle oder Tee. Übersichtsarbeiten zeigen, dass Schlafprodukte auf Basis von Lavendelextrakt gute Ergebnisse erzielen, was vermutlich auf die angstlösenden Eigenschaften des Lavendels zurückgeht. Angesichts der engen Verbindung zwischen Angst und Schlaf könnte Lavendels beruhigende Wirkung hier entscheidend sein. Die Forschung zur oralen Aufnahme von Lavendel ist aber begrenzt, während die Anwendung in Form von Aromatherapie besser untersucht ist. Die Inhalation von Lavendelduft zeigt in Studien positive Effekte auf die subjektive Schlafqualität bei Erwachsenen jeder Altersgruppe und speziell bei postmenopausalen Frauen. Darüber hinaus könnte Lavendeltee dazu beitragen, Erschöpfungszustände zu verringern.

Safran - das rote Gold

Safran, bekannt als das „rote Gold" der Gewürzwelt, hat nicht nur in der kulinarischen Landschaft einen hohen Stellenwert, sondern auch in der traditionellen Medizin, insbesondere wenn es um die Verbesserung der Schlafqualität geht. Aufgrund seiner Inhaltsstoffe wie Crocin, Crocetin und Safranal, die beruhigende Eigenschaften besitzen und möglicherweise die Melatoninproduktion beeinflussen, bietet Safran eine vielversprechende natürliche Option für Menschen, die ihre Schlafqualität verbessern möchten.

Eine umfassende Metastudie, die acht unterschiedliche Untersuchungen zusammenfasst, unterstreicht das Potenzial von Safran in seiner unterstützenden

Wirkung auf den Schlaf. Des Weiteren gilt Safran auch bei höheren Dosen als sicher und zeigt keine Nebenwirkungen. Die Ergebnisse dieser Studien basieren jedoch vornehmlich auf subjektiven Wahrnehmungen der Teilnehmenden, was eine gewisse Einschränkung darstellt. Zudem stammen sämtliche dieser Untersuchungen aus dem Iran, einem Land, das gleichzeitig für die Produktion von etwa 80 % des weltweit verfügbaren Safrans verantwortlich ist. Diese geografische Konzentration der Forschung könnte potenziell die Objektivität der Ergebnisse beeinflusst haben.

Teil 2: Energieproduktion und Konzentration steigern

In diesem Buch haben wir die Ursachen von Stress und die damit verbundenen biochemischen Prozesse sowie Methoden zu deren Ausgleich betrachtet. Nun fragen wir uns, ob gezielte Nahrungsergänzung unsere Zellen direkt bei der Energieproduktion unterstützen und somit Antrieb und Konzentrationsfähigkeit steigern kann. Besonders nach langen Stressphasen, die Körper und Gehirn erschöpft haben, kann es hilfreich sein, mit einem „Quick-Fix" die Energiespeicher wieder aufzufüllen und die energieproduzierenden Systeme zu stärken. Diese Strategie und die folgenden Empfehlungen sind sowohl für eine schnelle Regeneration nach Belastungen als auch zur präventiven Unterstützung vor bevorstehenden stressreichen Zeiten sinnvoll.

Ein besonderer Fokus liegt auf Nahrungsergänzungsmitteln, die die Mitochondrien, unsere zellulären Kraftwerke, unterstützen und dadurch die ATP-Produktion steigern. Durch die direkte Versorgung dieser Mitochondrien fördern wir ihre tägliche, hochkomplexe Arbeit. Zudem ist die neuronale Kommunikation im Gehirn, die Energieverteilung im Körper und viele weitere energiebezogene Abläufe auf eine ausreichende Zufuhr von Mikronährstoffen angewiesen.

Mitochondrien-Support für mehr Energie im Alltag
Mikronährstoffe sind die unverzichtbaren Helfer bei der Energieproduktion auf zellulärer Ebene. Ohne kontinuierlichen Nachschub aus der Nahrung oder gezielten Ergänzungen kann es besonders in Zeiten hoher Belastung zu einer Schwächung der Energieproduktion kommen. Eine optimale Versorgung mit bestimmten Mikronährstoffen ist daher essenziell, um die Mitochondrien – die zellulären Kraftwerke – zu unterstützen und ihre Leistungsfähigkeit zu maximieren. Diese Ergänzungen können auch Ihnen hel-

fen, wenn Sie schon unter einem Energiemangel leiden. Natürlich ist eine Abstimmung mit qualifiziertem Fachpersonal wichtig, um die richtige Auswahl und Dosierung zu treffen.

Coenzym Q10

Coenzym Q10 ist ein echter Turbo für die Zellenergie und ein mächtiger Verbündeter im Kampf gegen Zellschäden durch Umwelteinflüsse. Es ist entscheidend für die Energieerzeugung in den Zellen und spielt eine besonders wichtige Rolle für die Herzgesundheit. Studien zeigen, dass Coenzym Q10 besonders bei Herzproblemen und anderen Bedingungen hilfreich ist, die durch eine ineffiziente Energieproduktion in den Zellen verursacht werden. Wählen Sie bitte die deutlich effektivere aktive Form Ubiquinol und nicht die inaktive Form Ubiquinon.

Coenzym Q10 unterstützt den Schutz der Telomere, der Chromosomenenden, die wie Schutzkappen wirken. Durch seine starken antioxidativen Eigenschaften hilft Q10, Schäden durch freie Radikale zu verringern. Diese Schäden können sonst die Telomere verkürzen, was laut Studien die Zellgesundheit beeinträchtigt und den Alterungsprozess der Zellen beschleunigt.

Magnesium

Magnesium ist ein wahrer Superheld im Körper. Es ist an über 300 enzymatischen Reaktionen beteiligt, die der Körper benötigt – von der Synthese der DNA und RNA bis hin zur Unterstützung der Muskelfunktion und der Regulation des Blutdrucks. Des Weiteren spielt dieses Mineral eine entscheidende Rolle bei der Produktion von ATP, dem Hauptenergielieferanten für nahezu alle Prozesse in den Zellen. Darüber hinaus spielt Magnesium eine Schlüsselrolle bei der Aktivierung vieler Enzyme, die für die Energieverteilung in Zellen notwendig sind. Magnesium ist ein zentraler Akteur in der Aufrechterhaltung des Wohlbefindens. Bei der Auswahl achten Sie darauf, biologisch gut verfügbare Formen zu verwenden, wie zum Beispiel Citrat oder Bisglycinat.

B-Vitamine

B-Vitamine, speziell Vitamin B12 und Riboflavin (Vitamin B2), sind wahre Kraftpakete für den Körper, vor allem wenn es um Energie geht. Sie sind unverzichtbar für den Stoffwechsel und helfen, die Nahrung, die man zu sich nimmt, effektiv in Energie umzuwandeln. Ihre Bedeutung für die

Energieproduktion und den allgemeinen Stoffwechsel wird durch eine Vielzahl von Untersuchungen hervorgehoben.

Riboflavin ist nicht nur ein Vitamin, sondern ein wahrer Schatz für die Zellen. Es dient als Vorläufer für die entscheidenden Coenzyme FAD und FMN, die eine zentrale Rolle in der Energieproduktion innerhalb der Mitochondrien spielen. Diese Coenzyme sind unverzichtbar für die Funktion mehrerer Schlüsselenzyme, die an der Atmungskette und der Energieerzeugung beteiligt sind. Ihre Präsenz und Aktivität sind entscheidend für die Aufrechterhaltung eines gesunden Energiestatus in den Zellen.

Auch die Europäische Behörde für *Lebensmittelsicherheit* (EFSA) bestätigt die Wichtigkeit von Riboflavin für den Stoffwechsel. Eine adäquate Zufuhr dieses Vitamins ist für Menschen jeden Alters essenziell, um den normalen Energiestoffwechsel aufrechtzuerhalten und die Zellen mit der benötigten Energie zu versorgen. Darüber hinaus wird die Rolle der B-Vitamine bei der Vermeidung von mitochondrialer Toxizität und oxidativen Stressschäden hervorgehoben. B-Vitamine sind in der Energieproduktion unerlässlich, und ihre Bedeutung für die Gesundheit und Vitalität kann nicht hoch genug eingeschätzt werden.

Kreatin

Kreatin ist als sehr effektives Supplement für Muskelaufbau und Kraftsteigerung bekannt, spielt aber auch eine entscheidende Rolle in der zellulären Energieversorgung. Es trägt wesentlich zur Befüllung und Erhaltung der ATP-Speicher bei und ist somit ein essenzieller Unterstützer unserer Energieproduktion. Interessante Forschungen zeigen, dass Kreatin in der Zellbiologie vielfältige Funktionen übernimmt. Es trägt zur Energiebalance bei, reguliert die Wärmeerzeugung in Fettgewebe und unterstützt das Immunsystem. Sein Potenzial wird auch in der Behandlung von Stoffwechselkrankheiten und Krebs erkundet.

Eine Schlüsselkomponente in diesem System ist die Kreatinkinase, ein Enzym, das die schnelle Regeneration von ATP aus Phosphokreatin und ADP ermöglicht. Dies ist besonders in Zellen mit hohem Energiebedarf entscheidend, wie in Muskeln, dem Herzen, dem Gehirn und sogar Spermien. Das Kreatinkinase-Phosphokreatin-System spielt eine zentrale Rolle bei der Energieverteilung und -regulierung innerhalb der Zelle, was Kreatin zu einem unverzichtbaren Helfer des Energiehaushaltes macht.

Darüber hinaus wird die therapeutische Wirkung von Kreatin-Supplementierung bei einer Reihe von Krankheiten erforscht, von Muskelschwäche über Knochenerkrankungen bis hin zu Lungen- und Gehirnerkrankungen. Wissenschaftliche Erkenntnisse zeigen, dass schon eine geringe tägliche Kreatin-Einnahme von nur 3g die Konzentrationsfähigkeit steigern kann. Dies wurde insbesondere bei Erwachsenen über 60 Jahren beobachtet. Die Fähigkeit von Kreatin, die zelluläre Energie zu fördern, macht es zu einem vielversprechenden Kandidaten nicht nur im Sport, sondern auch in der medizinischen Welt. Ein besonderer Vorteil von Kreatin liegt in seiner effektiven und kostengünstigen Anwendung, besonders bei der Wahl von einfachem Kreatin-Monohydrat.

L-Carnitin

Ein weiterer Schlüsselspieler im Energiestoffwechsel ist L-Carnitin, vor allem wenn es um den Transport von langkettigen Fettsäuren in die Mitochondrien geht. Dort werden sie als Brennstoff für die Energieproduktion verarbeitet. Dieser Prozess ist essenziell für die Energiebereitstellung in Herz und Muskeln, weshalb L-Carnitin besonders im Sport- und Ausdauerbereich als Nahrungsergänzungsmittel geschätzt wird. Auch bei Personen, die abnehmen möchten, ist es populär, obwohl in diesem Kontext die Gesamtkalorienbilanz eine größere Rolle spielt.

Besonders in Form von Acetyl-L-Carnitin (ALC) zeigt Carnitin seine positive Wirkung. Es überschreitet effektiv die Blut-Hirn-Schranke, was es für das Gehirn besonders wertvoll macht. ALC spielt eine entscheidende Rolle bei der Unterstützung der kognitiven Funktionen und der Energieversorgung des Gehirns, was es zu einem wichtigen Nährstoff für die Gehirngesundheit macht. Bei chronischer Müdigkeit, insbesondere beim chronischen Fatigue-Syndrom, gilt ALC als Ergänzungsmittel der ersten Wahl, da bei dieser Erkrankung die ALC-Spiegel im Blut häufig zu niedrig sind.

Wissenschaftliche Arbeiten zeigen, dass gerade bei älteren Menschen ALC signifikant kognitive Funktionen verbessert und besonders bei früher Behandlung von Demenz und Alzheimer vielversprechende Ergebnisse liefert. Besonders in Kombination mit Alpha-Liponsäure kann ALC die Effekte des geistigen Abbaus weiter mindern, indem es altersbedingte Veränderungen im Dopaminsystem des Gehirns verringert.

Alpha-Liponsäure
In der Welt der Nahrungsergänzungsmittel sticht eines besonders hervor: Alpha-Liponsäure. Die Faszination für Alpha-Liponsäure liegt in ihrer einzigartigen Fähigkeit, die mitochondriale Funktion zu verbessern – eine Eigenschaft, die sie zu einem wertvollen Verbündeten für die Gesundheit und Vitalität macht. Studien haben gezeigt, dass diese Substanz die mitochondriale Biogenese ankurbeln kann, was bedeutet, dass sie die Bildung neuer Mitochondrien fördert und somit zur Steigerung der zellulären Energieproduktion beiträgt.

Darüber hinaus kann Alpha-Liponsäure die antioxidative Kapazität innerhalb der Mitochondrien erhöhen, was dazu beiträgt, die Zellen vor den schädlichen Auswirkungen freier Radikale zu schützen. Des Weiteren hat sie die einzigartige Fähigkeit, andere Antioxidantien wie Glutathion, Q10, Vitamin C und E zu regenerieren. Zu guter Letzt kann es sogar Schäden an Fetten, Eiweißen, Enzymen und auch an der DNA reparieren. Somit zählt Alpha-Liponsäure zu den wohl wertvollsten Nahrungsergänzungsmitteln.

Aminosäuren für das Gehirn
Zwei weitere wichtige Akteure im Gehirnstoffwechsel verdienen ebenfalls Erwähnung, auch wenn sie weniger mit Entspannung und Schlaf zu tun haben, sondern sich mehr auf die Leistungsfähigkeit konzentrieren. Die Rede ist von Acetylcholin und Dopamin. Diese beiden wichtigen Neurotransmitter stärken die Konzentration und fördern das Antriebsverhalten. Bei unzureichender Ernährung, Mangel an wichtigen Aminosäuren und hohem Stress können sie in der körpereigenen Produktion geschwächt werden.

Antrieb braucht L-Dopa
Der Dopamin-Stoffwechsel beginnt mit der essenziellen Aminosäure Phenylalanin, die über die Nahrung aufgenommen wird. Phenylalanin kann vom Körper selbst in Tyrosin umgewandelt werden. Tyrosin, eine in vielen Nahrungsquellen wie Fleisch und Nüssen vorkommende Aminosäure, wird im Körper zuerst in L-DOPA und dann zu Dopamin umgewandelt. Somit können wir den antriebsfördernden Neurotransmitter Dopamin tatsächlich über die Nahrung unterstützen. Natürlich kann man diese Aminosäuren einzeln ergänzen, um den Dopaminspiegel zu unterstützen. Aminosäuren werden jedoch auch für viele andere Stoffwechselprozesse im Körper benötigt und können daher das Ziel im Gehirn möglicherweise

272

nicht ausreichend erreichen. Die direkteste Form, den Dopamin-Stoffwechsel zu beeinflussen, ist die Aufnahme des Wirkstoffs L-Dopa, der unmittelbar auf den Dopamin-Stoffwechsel einwirken kann. So können Sie in einer Mangelsituation mit einem Supplement direkt für ein höheres Gefühl des Antriebs im Gehirn sorgen.

Konzentration braucht Cholin

Betrachten wir nun den Stoffwechselweg von Acetylcholin und seinem Vorläufer Cholin. Acetylcholin spielt eine wesentliche Rolle als Neurotransmitter für die Konzentrationsfähigkeit und die kognitive Gesundheit. Cholin, als Vorläufer, spielt eine essenzielle Rolle bei der Bildung von Acetylcholin.

Cholin ist in einer Vielzahl von Nahrungsmitteln wie Eiern und anderen tierischen Quellen enthalten. Es kann auch als Nahrungsergänzungsmittel eingenommen werden, um den Bedarf des Körpers zu garantieren. Dies ist besonders vorteilhaft für Personen, die Schwierigkeiten haben, ihren Cholinbedarf allein durch die Ernährung zu decken, oder die aufgrund hoher Belastung im Alltag einen erhöhten Bedarf haben. Die ideale Darreichungsform als Supplement ist Alpha-GPC (Alpha-Glycerylphosphorylcholin).

Food First!

Im Verlauf dieses Kapitels haben wir eine Vielzahl an Nahrungsergänzungsmitteln betrachtet, die das Potenzial besitzen, uns in stressigen Zeiten und Phasen der Schlaflosigkeit zu unterstützen. Sie zeigen eindrucksvoll, wie wertvoll sie als Hilfsmittel sein können, um unser Wohlbefinden zu fördern und unsere Lebensqualität zu verbessern. Es ist jedoch wichtig, zu betonen, dass diese Supplements niemals eine ausgewogene Ernährung ersetzen, sondern lediglich ergänzen können. Eine gesunde und vielfältige Ernährung bleibt die Grundlage unserer Gesundheit.

Der beste Weg für die eigene Gesundheit

Darüber hinaus ist es entscheidend, stets die Ursachen hinter den Schlafproblemen, dem Unwohlsein oder Gefühlen der Traurigkeit zu erforschen. Supplements können zwar Symptome lindern, doch die Behandlung der zugrunde liegenden Probleme ist unerlässlich, um langfristige Besserung zu erzielen. Selbstmedikation sollte dabei vermieden werden. Übermäßige und unkontrollierte Einnahme von Ergänzungen wie Zink, L-Dopa oder 5-HTP können gravierende Probleme verursachen und gehören professionell dosiert. Vor der Einnahme ist es empfehlenswert, Ratschläge von Fachpersonal wie Ernährungsexpert:innen oder Orthomolekularmediziner:innen einzuholen. Oder idealerweise eine Kombination daraus. Diese Expert:innen können individuell angepasste Lösungen bieten, die nicht nur auf die Symptome abzielen, sondern auf eine ganzheitliche Verbesserung des Wohlbefindens. Indem man professionelle Beratung in Anspruch nimmt, stellt man sicher, dass man den besten Weg für seine Gesundheit und sein Wohlergehen einschlägt.

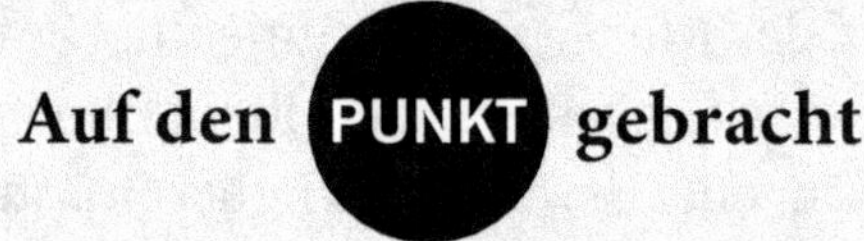

Auf den PUNKT gebracht

Ständige Erreichbarkeit: Moderne Technologien können durch Dauererreichbarkeit unsere Konzentrationsfähigkeit beeinträchtigen und unser Stresslevel erheblich steigern. Zudem führt der permanente Strom von Benachrichtigungen zu kontinuierlichen Unterbrechungen des Arbeitsflusses. Falsch eingesetzt, führen moderne Kommunikationsmittel zur Verringerung der Produktivität.

Reizüberflutung: Die moderne Gesellschaft und Konsumkultur fördern durch ständige Reize wie Werbung und Medien einen kontinuierlichen Konsumdrang, der selten zu echter Zufriedenheit führt. Diese ständigen digitalen Reize können das Belohnungssystem des Gehirns beeinträchtigt. Langfristig verändert dies die Gehirnchemie, insbesondere das Gleichgewicht des Neurotransmitters Dopamin, was zu emotionalen und gesundheitlichen Problemen führen kann.

Lärmbeeinträchtigungen: Städtischer Lärm, insbesondere von Verkehr, führt zu erheblichen Gesundheitsproblemen wie Schlafstörungen, Stoffwechselstörungen und Herz-Kreislauf-Erkrankungen.

Zusätzlich belasten und schädigen moderne elektronische Geräte wie Smartphones, insbesondere mit Kopfhörern unser Gehör und steigern das Stressniveau.

Der Ton macht die Musik: Musik kann Stress und Angst lindern, indem sie den Cortisolspiegel und den Blutdruck senkt und umfassende Entspannung fördert. Speziell komponierte Stücke wie „Weightless" haben klinisch nachweisbare Effekte, die Stresssymptome signifikant reduzieren. Zusätzlich können speziell entwickelte Töne wie binaurale Beats oder White Noise entspannen, motivieren oder die Kreativität steigern.

Tiefenentspannung im Wasser: Floating-Tanks ermöglichen durch sensorische Deprivation und Schwerelosigkeit eine intensive Tiefenentspannung, die Stress reduziert und die mentale Klarheit fördert. Diese Methode bietet eine effektive Möglichkeit, sich bewusst und tiefgreifend vom Alltag zu lösen.

Dunkelretreats: Abgehalten in völliger Dunkelheit, bieten diese Retreats tiefgehende Selbstreflexion und spirituelle Erlebnisse, die das innere Selbst nachhaltig beeinflussen können. Fortgeschrittene Meditationspraktizierende berichten oft von signifikanten Entwicklungen nach solch einem Retreat.

Fitness-Tracker als Gesundheitswächter: Moderne Fitness-Tracker überwachen Herzratenvariabilität und andere essenzielle Gesundheitsparameter, um Überanstrengung zu verhindern und die Erholung zu unterstützen. Zusätzlich können sie wertvolle Einblicke in unsere Schlafstruktur geben und die Qualität unserer Nachtruhe beurteilen.

Sitting Breaks: Langes Sitzen kann verschiedene negative Auswirkungen auf die Gesundheit haben, wie z.B. eine erhöhte Belastung der Wirbelsäule, reduzierte Blutzirkulation und ein erhöhtes Risiko für bestimmte chronische Krankheiten. Eine effektive Strategie, um die negativen Auswirkungen des langen Sitzens zu minimieren, sind regelmäßige „Sitzpausen".

Bewegung: Regelmäßiger Sport verbessert die Herz-Kreislauf-Gesundheit, senkt das Risiko für Demenz und steigert die kognitive Performance. Er steigert das psychische Wohlbefinden durch die Freisetzung von Endorphinen, die Stress reduzieren und gegen Depressionen und Angst helfen. Zudem fördert er die körperliche Fitness, unterstützt den Muskelaufbau und die Gewichtskontrolle durch einen erhöhten Kalorienverbrauch.

Guter Schlaf: Schlaf ist eine essenzielle Säule unserer Gesundheit und dient als natürliche Erneuerung für Körper und Geist. Er verbessert die emotionale Ausgeglichenheit, die kognitive Leistungsfähigkeit und unterstützt die körperliche Gesundheit durch wichtige Regenerationsprozesse während der Nacht. Durch die Einhaltung eines regelmäßigen Schlaf-Wach-Rhythmus, die Vermeidung von blauem Licht vor dem Schlafengehen und die Schaffung einer ruhigen, dunklen Schlafumgebung können wir die Qualität unseres Schlafes erheblich verbessern.

Supplements: Nahrungsergänzungsmittel wie Magnesium oder 5-HTP können eine positive Wirkung auf unseren Schlaf, unsere Gehirnleistung und unser allgemeines Wohlbefinden haben. Dennoch ist es wichtig zu betonen, dass eine ausgewogene Ernährung und ein gesunder Lebensstil Vorrang haben sollten. Ergänzungsmittel können nützlich sein, aber sie sollten nicht als Ersatz für eine gesunde Ernährung und regelmäßige körperliche Aktivität betrachtet werden.

NUTZE DEN TAG

Nachdenken und Handeln

Zum Abschluss dieses Buches möchte ich Sie nicht nur zum Nachdenken anregen, sondern auch dazu inspirieren, aktiv zu werden. In unserem Leben begegnen wir zahlreichen Herausforderungen: persönliche Krisen, die uns zu überwältigen drohen, finanzielle Engpässe, die uns Sorgen bereiten, Krankheiten, die uns oder unsere Liebsten heimsuchen, bis hin zu globalen Krisensituationen, die uns alle betreffen.

Trotz dieser Widrigkeiten möchte ich Sie ermutigen, Krisen nicht nur als Belastungen, sondern auch als Chancen zu betrachten. Diese Sichtweise soll keineswegs eine leere Phrase sein, sondern ein echter Anstoß für Sie, tiefgründig über Ihr Leben nachzudenken. Es geht darum, regelmäßig innezuhalten, sich Zeit für Reflexion zu nehmen und sich selbst kritische Fragen zu stellen: Was kann ich aus dieser schwierigen Situation lernen? Wie kann ich das Gelernte als Werkzeug für meine persönliche Weiterentwicklung nutzen?

Krisen bieten uns die Möglichkeit, langfristige Probleme, die oft im Verborgenen schwelen, endlich anzuerkennen und anzugehen. Sie fordern uns heraus, unsere Gewohnheiten, unser Handeln und die daraus resultierenden Konsequenzen für unsere Zukunft und unser soziales Umfeld zu überdenken.

Nachzudenken und über Veränderungen zu reden reicht nicht aus; es sind konkrete Maßnahmen erforderlich, um die angestrebten Veränderungen wirklich zu leben.

‚Carpe diem' – nutzen Sie den Tag, denn die Zeit wartet auf niemanden!

Praxisguide: 15 schnelle Wege zur Gelassenheit

Hier finden Sie eine kompakte Orientierungshilfe für Ihren Alltag.
Mit ein wenig Übung können Sie diese Tipps mühelos in Ihre täglichen Routinen integrieren.

1 Stress und Angst wegatmen: Nutzen Sie kurze Atemübungen,
um schnell Ruhe und Klarheit in Ihren stressigen Alltag zu bringen. Atmen Sie 4 Sekunden ein und 6 Sekunden aus, um ihr
parasympathisches Nervensystem zu aktivieren und rasch zu entspannen. Eine Minute wirkt oft schon, zwei bis fünf Minuten
bringt eine sehr tiefgründige Entspannung und sogar Panikatta-
cken in ihrer Entstehung stoppen.

2 Meditative Momente: Beginnen Sie oder beenden Sie Ihren Tag
mit einer kurzen Meditation, um Ihren Geist zu beruhigen und
zu zentrieren. Setzen Sie sich aufrecht hin und schließen Sie die
Augen. Bewerten Sie aufkommende Gedanken nicht und lassen
Sie diese einfach ziehen. Wenige Minuten sind bereits wirkungsvoll, um nach einem anstrengenden Tag das Stresslevel zu senken.

3 Tauchen Sie ab: Mussten Sie sich wirklich sehr ärgern oder sind
Sie besonders besorgt? Dann helfen Sie Ihrem Körper und
Gehirn, die notwendige Bremse zu finden. Der Tauchreflex ist
eine der wirkungsvollsten Möglichkeiten, schnell zu entspannen.
Stellen Sie eine Schale mit Wasser bereit und halten Sie Ihr
Gesicht für einige Momente in diese. Nur so lange, wie es sich
angenehm anfühlt. Machen Sie mehrere Durchgänge und atmen
Sie dazwischen ruhig und fokussieren Sie auf die Ausatmung.

4 Abkühlen: Nutzen Sie kalte Duschen oder Bäder, um Ihr Stress-
system langfristig zu trainieren. Auch wenn die natürliche *Kälte-
schock-Reaktion* am Anfang oft eine Herausforderung ist, werden
Sie die Vorteile bald spüren. Sie werden mental resilienter und
stärker für Stresssituationen in Ihrem Alltag. Starten Sie nach
dem regulären Duschen damit, Ihre Beine für einige Sekunden
mit kaltem Wasser abzubrausen und steigern Sie die Dauer und
Intensität allmählich.

❺ Werden Sie richtig heiß: Integrieren Sie regelmäßige Saunagänge in Ihre Routine, um Ihre Resilienz gegen Stress zu stärken. Hitzetherapie zählt zu den ältesten und effektivsten Methoden, um die Resilienz zu stärken und insbesondere das Herz-Kreislauf-System und das Gehirn gegen alltägliche Belastungen zu wappnen.

❻ Erden Sie sich: Gehen Sie barfuß, um eine direkte Verbindung zur Erde herzustellen und Stress zu reduzieren. Obwohl die wissenschaftlichen Belege dafür noch unklar sind, sprechen meine Erfahrungen dafür, dass schon kurze Momente des Barfußgehens auf Wiesen, Waldböden oder am Strand eine spürbare Entspannung bewirken können. Probieren Sie es heute in Ihrer Mittagspause in einem Park aus.

❼ Ergriffenheit: Forschungen belegen, dass der Anblick beeindruckender Naturschauspiele tiefgehende Entspannung in uns auslöst. Diese Ergriffenheit, ausgelöst durch etwas Beeindruckendes und Größeres als wir selbst, erinnert uns an die Wunder der Welt. Nehmen Sie sich heute einige Augenblicke Zeit, um einen großen Baum oder ein ähnlich eindrucksvolles Naturphänomen zu betrachten.

❽ Niksen Sie: Gönnen Sie sich eine Auszeit in einem Café bei einer Tasse Kaffee oder Tee. Nutzen Sie diese Zeit, um Ihre Gedanken zur Ruhe kommen zu lassen und voll und ganz im Moment zu sein. Ohne Smartphone, Laptop oder Zeitung. Beobachten Sie das Treiben auf der Straße oder im Lokal.

❾ Seien Sie dankbar: Dankbarkeit senkt nicht nur das Stresslevel, es ist eine einfache Methode, um uns auf die positiven Aspekte in unserem Leben zu fokussieren. Schließen Sie jeden Tag mit einer Dankbarkeitsübung ab, um positive Gedanken zu fördern. Sprechen Sie im Gedanken 2-3 Dinge aus, für die Sie an diesem Tag dankbar sind. Der Anrufe eines Freundes, das Abendessen mit der Familie oder den sonnigen Nachmittag im Park. Der nächste Schritt wäre, ein Dankbarkeitstagebuch zu führen.

⑩ Birkenbihl-Minute: Lächeln Sie eine Minute lang, um stressige Situationen zu bewältigen. Selbst ein künstliches Lächeln kann helfen, Ihre Stimmung zu heben und den Stress zu mindern. Nutzen Sie diese einfache Technik von Psychologin Dr. Vera Birkenbihl, um vor oder nach anstrengenden Situationen Ihre gute Stimmung zu bewahren.

⑪ Mental Walk: Unternehmen Sie einen entspannenden Spaziergang im Park, Wald oder an einem anderen ruhigen Ort, um Ihre Gedanken zu sortieren und Stress abzubauen. Nutzen Sie diese Gelegenheit, um den Moment zu genießen und geistige Klarheit zu gewinnen.

⑫ Weightless: Erleben Sie Musik, die speziell zur Entspannung komponiert wurde. Das achtminütige Stück „Weightless" von Marconi Union ist speziell dafür entwickelt worden. Lassen Sie sich von den beruhigenden Klängen und Basslinien in die Entspannung führen. Es ist auf Spotify und anderen Musikplattformen verfügbar.

⑬ Blaulicht: Vermeiden Sie blaues Licht von Bildschirmen und Displays zwei Stunden vor dem Zu-Bett-Gehen, um die Qualität Ihres Schlafs zu verbessern. Falls der Gebrauch von Smartphone oder Laptop unvermeidbar ist, können Blaulichtfilterbrillen eine hilfreiche Lösung sein.

⑭ Sitting Breaks: Unterbrechen Sie spätestens stündlich das Sitzen durch kurze Bewegungspausen von etwa einer Minute. Damit verbessern Sie die Durchblutung und aktivieren Ihren Stoffwechsel. Diese regelmäßigen Pausen fördern nicht nur Ihre Gesundheit, sondern steigern auch Ihre Konzentrationsfähigkeit und Produktivität.

⑮ Smartphone-Notifications: Minimieren Sie Ablenkungen! Schalten Sie Smartphone-Benachrichtigungen aus, um fokussierter und weniger gestresst zu sein.

Danksagung

Das Verfassen eines Buches stellt eine herausfordernde Unternehmung dar, die erhebliche Aufmerksamkeit und Zeit beansprucht. Im Verlauf eines solchen Vorhabens verdienen zahlreiche Personen Dank, da sie Geduld gezeigt, Nachsicht geübt und Unterstützung geleistet haben. Aufgrund des begrenzten Raumes kann ich hier aber leider nur einige wenige namentlich erwähnen.

Mein tiefster Dank gilt all jenen, die mich auf meinem Lebensweg unterstützt und begleitet haben. Eure Hilfe war von unschätzbarem Wert für mich. Ein besonderer Dank geht an meine Mutter für ihren unermüdlichen Beistand von meiner Kindheit bis heute und meinem Vater, den ich leider nicht mehr selbst danke sagen kann. Mein Dank gilt auch Laura für ihre grenzenlose Liebe und meinem Sohn Philip, er ist mein größter Lehrer. Mein Dank gilt auch Suzana für ihre unendliche Güte.

Ebenso danke ich Heinz Lederer, der von einem Kunden zu einem Freund und schließlich zu meinem Mentor wurde. Mein Dank erstreckt sich auch auf Markus Stark und Leo Pruimboom, die mir beruflich neue Wege aufgezeigt und (ohne es zu wissen) mein Leben maßgeblich verändert haben. Nicht zuletzt danke ich Aleksandar Rakić, der mir die Bedeutung des Weitermachens in schweren Zeiten eindrucksvoll vor Augen geführt hat.

Ich danke allen, die an der Entstehung dieses Buches beteiligt waren und sein Erscheinen ermöglicht haben. Unter anderem Vivienne Schricker, Sue Fanschek-Burton und Axel Ferro.

Ich möchte auch den Menschen meinen Dank aussprechen, deren Herausforderungen und Widerstände entscheidend zur Formung meiner Persönlichkeit beigetragen haben. Heute erkenne und würdige ich den Wert dieser Erfahrungen. Ohne die einzigartige Kombination all dieser Begegnungen und Erlebnisse hätte dieses Buch niemals das Licht der Welt erblickt.

Über den Autor

Richard Staudner lebt mit seiner Familie in Wien und betreut seit 2010 als Performance- und Health-Coach Menschen, die ihre Leistungsfähigkeit und Gesundheit optimieren möchten. Er hat Psycho-Neuro-Immunologie in Deutschland studiert und ist derzeit in Krems im Bereich Ernährung und Sport eingeschrieben. In seiner täglichen Arbeit denkt er interdisziplinär und verknüpft verschiedene Aspekte des Körpers, um die Probleme seiner Klient:innen zu lösen. Dabei setzt er auf eine ganzheitliche Betrachtung des Menschen und sieht alle physischen 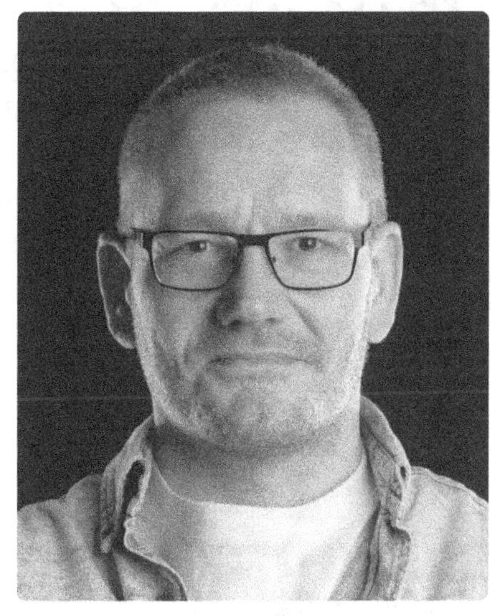 Systeme in untrennbarer Verbindung mit der Psyche und unserer Umwelt.

Zu seinen langjährigen Kunden zählen prominente Persönlichkeiten wie der Entertainer RAF Camora, Sportler wie Aleksandar Rakić und Dejan Ljubičić, der Österreichische Skiverband, diverse Bundesliga-Fußballclubs, Konzerne, Banken sowie viele High Performer aus Management und Politik.

Seit vielen Jahren betreibt Richard unter dem Namen *Rich Headroom* einen Podcast und veröffentlicht regelmäßig Beiträge über Biohacking, Gesundheit und Langlebigkeit (Longevity) auf seinem Blog unter www.richardstaudner.at. Er ist überzeugt, dass kontinuierliches Lernen und persönliche Entwicklung der Schlüssel zu einem erfüllten und gesunden Leben sind. Seine Leidenschaft für Biohacking und Longevity inspiriert ihn dazu, stets nach den neuesten wissenschaftlichen Erkenntnissen und innovativen Ansätzen zu suchen, um seinen Leser:innen und Klient:innen die bestmögliche Versorgung zu bieten. Neben seiner beruflichen Tätigkeit engagiert er sich auch als Sprecher auf internationalen Konferenzen und teilt sein Wissen regelmäßig in TV- und Podcast-Auftritten.

Quellen

Quellen

In meinen Arbeiten strebe ich danach, meine umfassenden praktischen Erfahrungen mit fundierten wissenschaftlichen Erkenntnissen zu verbinden, um meinen Leser:innen und Klient:innen die bestmögliche Perspektive auf ein Thema zu bieten. Dieses Buch basiert auf einer Analyse von mehr als 300 Studien und ich freue mich, dass Sie daran interessiert sind. Da eine detaillierte Liste hier den Rahmen sprengen würde, habe ich mich entschieden, diese online zur Verfügung zu stellen. Scannen Sie einfach diesen QR-Code mit Ihrem Smartphone, um direkt zum Quellenverzeichnis auf meiner Website zu gelangen.

Immer up-to-date bleiben

Website

Newsletter

Tauchen Sie ein in die Welt des Biohackings und heben Sie Ihr Leben auf ein neues Niveau. Auf meiner Website finden Sie wertvolle Informationen zu Gesundheitsprävention, Leistungsoptimierung und Langlebigkeit. Bleiben Sie inspiriert – besuchen Sie regelmäßig meine Website und entdecken Sie interessante Artikel in meinem Blog und Podcast für tiefgehende Einblicke.

Wenn Sie als Erste:r über Themen wie Stressmanagement, Biohacking, Gesundheitsprävention und Langlebigkeit informiert sein möchten und praktische Tipps sowie die neuesten wissenschaftlichen Erkenntnisse direkt erhalten wollen, dann empfehle ich Ihnen, sich für meinen Newsletter anzumelden. In regelmäßigen Abständen erhalten Sie hilfreiche Artikel und Informationen zu Veröffentlichungen und Events rund um Ihre Gesundheit. Scannen Sie den QR-Code, um keine wichtigen Neuigkeiten zu verpassen.